线装经典

本草纲目

（明）李时珍◎著

《线装经典》编委会◎编

地震出版社

图书在版编目（CIP）数据

本草纲目 / (明) 李时珍著 ;《线装经典》编委会编.
-- 北京：地震出版社，2024.2
ISBN 978-7-5028-5638-0

Ⅰ.①本… Ⅱ.①李… ②线… Ⅲ.①《本草纲目》
Ⅳ.①R281.3

中国国家版本馆CIP数据核字（2024）第031310号

地震版 XM5706/R（6479）

本草纲目

（明）李时珍 著

《线装经典》编委会 编

责任编辑：鄂真妮
责任校对：凌 樱

出版发行：**地震出版社**

北京市海淀区民族大学南路9号 邮编：100081
发行部：68423031 68467993 传真：68467991
总编办：68462709 68423029
http://seismologicalpress.com
E-mail:dz_press@163.com

经销：全国各地新华书店
印刷：三河市中晟雅豪印务有限公司

版（印）次：2024年2月第一版 2024年2月第一次印刷
开本：715×975 1/16
字数：311千字
印张：23.5
书号：ISBN 978-7-5028-5638-0
定价：68.00元

　　《本草纲目》是成书于我国明代的一部杰出的药物学著作，也是一部集16世纪以前中国本草学之大成的药典，对我国近代药物学的发展有着不可估量的推动作用，在世界范围内也有着极佳的声誉，被誉为"东方药物巨典"。它的作者是明代最优秀的医药学家——李时珍。

　　李时珍，字东璧，晚年自号濒湖山人，1518年生于湖北蕲州瓦硝坝（今湖北蕲春县蕲州镇）。李家世代行医，李时珍的祖父和父亲均是当地名医。李时珍天资聪颖，自幼熟读儒家经典，14岁时即考中秀才。当时，蕲州官府辖下的"药局"不为穷人看病，贫苦百姓生了病都来找李时珍的父亲李言闻。出于对父亲的敬仰和对底层人民的同情，李时珍渐渐有了放弃科举考试、专心学医的打算，他向父亲表示："身如逆流船，心比铁石坚。望父全儿志，至死不怕难。"李言闻深受触动，开始精心教授儿子医术。

　　李时珍白天随父亲坐诊，晚上在油灯下苦读《黄帝内经》《本草经》《伤寒杂病论》《千金方》等古典医学著作。他"读书十年，不出户庭，博学无所弗睹"，终成一代名医。通过多年行医，李时珍逐渐发现古代医书存在不少问题，书中记录的药材"品数既繁，名称多杂。或一物析为二三，或二物混为一品"，分类时"草木不分，虫鱼互混"，比如"萎蕤"与"女萎"本是两种药材，有的医书却说是一种；"兰花"只具观赏价值，不能入药，一些医书却将其误当作可以入药的"兰草"。更为严重的是，许多有毒性的药材竟被加以"久服延年"的注释。李时珍深知，作为一个医生，不仅要懂医理，也要懂药理，如果将药物的形态和性能混淆，极有可能闹出人命。因此，他认为很有必要在前人医书的基础上进行修改和补充，于是他决心重新编纂一部医书。

　　为了完成这个艰巨的任务，李时珍阅读了大量参考书，"长耽典籍，若啖蔗饴"，家中藏书读完了，他就"穷搜博采"，向乡中的豪门大户借。后来，他相继进了武昌楚王府和北京太医院，就有了更好的学习环境。在此期间，他不但阅读了大量医学典籍，还仔细观察了当时能够接触到的各种贵重药材，并详细记录了它们的形态、特性和产地。

　　虽然已经"读万卷书"，但李时珍并没有忘记"行万里路"的重要性。在读书的同时，他也进行实地考察，几乎走遍了湖北、湖南、江西、安徽、江苏等地

的名川大山。在30余年的时间里，他行程不下万里、三次修改书稿，终于在花甲之年完成了医学巨著《本草纲目》。"本草"在古代即指中药，因中药中草药最多而得名。

《本草纲目》共52卷，190多万字，记载了1892种药物（其中374种是李时珍新加的）、11096个药方（其中8100多个是李时珍自己收集和拟定的），1100多幅图。它是到16世纪为止我国最系统、最完整、最科学的一部药物学专著，书中不仅吸收了历代医学典籍的精华，尽可能地纠正了里面的错误、完善其不足之处，还有很多重要发现和突破。

面对浩瀚的药材宝库，李时珍创造性地阐释了自己对药物分类的新见解，打破了自《神农本草经》成书以来的近2000年间，医学界使用的上、中、下三品分类法，将药物分为水、火、土、金石、草、谷、菜、果、木、器服、虫、鳞、介、禽、兽、人共16部60类。每部药材标正名为纲，纲下列目，纲目清晰。全书对所收录药材的形态、功能、可调配的方剂均有详细介绍，包括校正、释名、集解、正误、修治、气味、主治、发明、附录、附方诸项。其中"发明"一项，主要介绍了李时珍在长年行医的过程中总结出的新经验、新方法，极大地丰富了本草学知识。

《本草纲目》不仅是一部药物学巨著，也是我国古代一部伟大的百科全书，对化学、地质学、天文学等学科，都有突出贡献。比如它在化学方面，较早地记载了蒸馏、结晶、升华、沉淀、干燥等现代化学实验中经常使用的一些操作乃法；在天文学方面，指出月球与地球一样，都是具有山河的天体——"窃谓月乃阴魂，其中婆娑者，山河之影尔"。李时珍之子李建元曾在《进〈本草纲目〉疏》中说："上自坟典、下至传奇，凡有相关，靡不收采，虽命医书，实该物理。"

由于《本草纲目》原书卷帙浩繁，现代人阅读和理解起来有一定难度，因此我们特地为读者量身定做了这本《本草纲目》。本书选取了近400种药材，几乎囊括了古书《本草纲目》中所有适合现代人养生保健的药方，翔实严谨地为读者展现了古书的精华，力图使读者在最短时间内了解博大精深的中医养生文化，从而生活得更加精彩。

目录

序例

百病主治药

草部

本草纲目

目录

本草纲目目录

4

本草纲目

目录

本草纲目目录

5

菜部

果部

谷部

木部

本草纲目

目 录

本草纲目目录

禽部

虫部

鳞部

介部

兽部

水部

金石部

本草纲目

目 录

序例

本草

纲目

七方

「岐伯曰」气有多少，形有盛衰，治有缓急，方有大小。又曰：病有远近，证有中外，治有轻重。近者奇之，远者偶之。汗不以奇，下不以偶。补上治上制以缓，补下治下制以急。近而偶奇，制小其服；远而奇偶，制大其服。大则数少，小则数多。多则九之，少则二之。奇之不去则偶之，偶之不去则反佐以取之，所谓寒热温凉，反从其病也。

「王冰曰」脏位有高下，腑气有远近，病证有表里，药用有轻重。单方为奇，复方为偶。心肺为近，肝肾为远，脾胃居中。肠膛胞胆，亦有远近。识见高远，权以合宜。方奇而分两偶，方偶而分两奇。近而偶制，多数服之；远而奇制，少数服之。则肺服九，心服七，脾服五，肝服三，肾服一，为常制也。方与其重也宁轻；与其毒也宁善；与其大也宁小。是以奇方不去，偶方主之；偶方不去，则反佐以同病之气而取之。夫微小之热，折之以寒；微小之冷，消之以热。甚大寒热，则必能与异气相格。声不同不相应，气不同不相合。是以反其佐以同其气，复令寒热参合，使其始同终异也。

「时珍曰」逆者正治，从者反治。反佐，即从治也。谓热在下而上有寒邪拒格，则寒药中入热药为佐，下膈之后，热气既散，寒性随发也。寒在下而上有浮火拒格，则热药中入寒药为佐，下膈之后，寒气既消，热性随发也。此寒因热用，热因寒用之妙也。温凉仿此。

「完素曰」流变在乎病，主病在乎方，制方在乎人。方有七：大、小、缓、

李时珍像
李时珍是一位伟大的医学家和药物学家。其著作《本草纲目》已被译成多种文字在全世界流传。

急、奇、偶、复也。制方之体，本于气味。寒、热、温、凉，四气生于天；酸、苦、辛、咸、甘、淡，六味成于地。是以有形为味，无形为气。气为阳，味为阴。辛甘发散为阳，酸苦涌泄为阴；咸味涌泄为阴，淡味渗泄为阳。或收或散，或缓或急，或燥或润，或软或坚，各随脏腑之证，而施药之品味，乃分七方之制也。故奇、偶、复者，三方也。大、小、缓、急者，四制之法也。故曰：治有缓急，方有大小。

【大方】

「岐伯曰」君一臣二佐九，制之大也。君一臣三佐五，制之中也。君一臣二，制之小也。又曰：远而奇偶，制大其服；近而奇偶，制小其服。大则数少，小则数多。多则九之，少则二之。

「完素曰」身表为远，里为近。大小者，制奇偶之法也。假如小承气汤、调胃承气汤，奇之小方也；大承气汤、抵当汤，奇之大方也，所谓因其攻里而用之也。桂枝、麻黄，偶之小方也；葛根、青龙，偶之大方也，所谓因其发表而用之也。故曰：汗不以奇，下不以偶。

「张从正曰」大方有二：有君一臣三佐九之大方，病有兼证而邪不一，不可以一二味治者宜之；有分两大而顿服之大方，肝肾及下部之病道远者宜之。王太仆以心肺为近，肾肝为远，脾胃为中；刘河间以身表为远，身里为近。以予观之，身半以上其气三，天之分也；身半以下其气三，地之分也；中脘，人之分也。

【小方】

「从正曰」小方有二：有君一臣二之小方，病无兼证，邪气专一，可一二味治者宜之；有分两少而频服之小方，心肺及在上之病者宜之，徐徐细呷是也。

「完素曰」肝肾位远，数多则其气缓，不能速达于下；必大剂而数少，取其迅急下走也。心肺位近，数少则其气急下走，不能升发于上；必小剂而数多，取其易散而上行也。王氏所谓肺服九、心服七、脾服五、肝服三、肾服一，乃五脏生成之数也。

【缓方】

「岐伯曰」补上治上制以缓，补下治下制以急，急则气味厚，缓则气味薄，适其至所。病所远而中道气味之者，食而过之，无越其制度也。

「王冰曰」假如病在肾而心气不足，服药宜急过之，不以气味饲心，肾药凌心，心复益衰矣。余上下远近例同。

「完素曰」圣人治上不犯下；治下

不犯上；治中上下俱无犯。故曰：诛伐无过，命曰大惑。

「好古曰」治上必妨下，治表必连里。用黄芩以治肺必妨脾；用苁蓉以治肾必妨心；服干姜以治中必僭上；服附子以补火必涸水。

「从正曰」缓方有五：有甘以缓之之方，甘草、糖、蜜之属是也，病在胸膈，取其留恋也。有丸以缓之之方，比之汤散，其行迟慢也。有品件众多之缓方，药众则递相拘制，不得各骋其性也。有无毒治病之缓方，无毒则性纯功缓也。有气味俱薄之缓方，气味薄则长于补上治上，比至其下，药力已衰矣。

【急方】

「完素曰」味厚者为阴，味薄者为阴中之阳；故味厚则下泄，味薄则通气。气厚者为阳，气薄为阳中之阴；故气厚则发热，气薄则发汗是也。

「好古曰」治主宜缓，缓则治其本也；治客宜急，急则治其标也。表里汗下，皆有所当缓、所当急。

「从正曰」急方有四：有急病急攻之急方，中风关格之病是也。有汤散荡涤之急方，下咽易散而行速也。有毒药之急方，毒性能上涌下泄以夺病势也。有气味俱厚之急方，气味俱厚，直趋于下而力不衰也。

【奇方】

「王冰曰」单方也。

「从正曰」奇方有二：有独用一物之奇方，病在上而近者宜之。有药合阳数一、三、五、七、九之奇方，宜下不宜汗。

「完素曰」假如小承气，调胃承气，奇之小方也；大承气、抵当汤，奇之大方

也，所谓因其攻下而为之也。桂枝、麻黄，偶之小方也；葛根、青龙，偶之大方也，所谓因其发散而用之也。

【偶方】

「从正曰」偶方有三：有两味相配之偶方；有古之二方相合之偶方，古谓之复方，皆病在下而远者宜之；有药合阴数二、四、六、八、十之偶方，宜汗不宜下。王太仆言汗药不以偶，则气不足以外发；下药不以奇，则药毒攻而致过。意者下本易行，故单行则力孤而微；汗或难出，故并行则力齐而大乎？而仲景制方，桂枝汗药，反以五味为奇；大承气下药，反以四味为偶，何也？岂临事制宜，复有增损乎？

【复方】

「岐伯曰」奇之不去则偶之，是谓重方。

「好古曰」奇之不去复以偶，偶之不去复以奇，故曰复。复者，再也，重也。所谓十补一泄，数泄一补也。又伤寒见风脉，伤风得寒脉，为脉证不相应，宜以复方主之。

「从正曰」复方有三：有二方、三方及数方相合之复方，如桂枝二越婢一汤、五积散之属是也。有本方之外别加余药，如调胃承气加连翘、薄荷、黄芩、栀子为凉膈散之属是也。有分两均齐之复方，如胃风汤各等分之属是也。王太仆以偶为复方，今七方有偶又有复，岂非偶乃二方相合、复乃数方相合之谓乎？

十剂

纲目　本草

「徐之才曰」药有宣、通、补、泄、轻、重、涩、滑、燥、湿十种，是药之大体，而《本经》不言，后人未述。凡用药者，审而详之，则靡所遗失矣。

【宣剂】

「之才曰」宣可去壅，生姜、橘皮之属是也。

「杲曰」外感六淫之邪，欲传入里，三阴实而不受，逆于胸中，天分气分窒塞不通，而或哕或呕，所谓壅也。三阴者，脾也。故必破气药，如姜、橘、藿香、半夏之类，泻其壅塞。

「从正曰」俚人以宣为泻，又以宣为通，不知十剂之中已有泻与通矣。仲景曰：春病在头，大法宜吐，是宣剂即涌剂也。《经》曰：高者因而越之，木郁则达之。宣者，升而上也，以君召臣曰宣是矣。凡风痫中风，胸中诸实，痰饮寒结，胸中热郁，上而不下，久则嗽喘、满胀、水肿之病生焉，非宣剂莫能愈也。吐中有汗，如引涎、追泪、嚏鼻，凡上行者，皆吐法也。

「完素曰」郁而不散为壅，必宣以散之，如痞满不通之类是矣。攻其里，则宣者上也，泄者下也。涌剂则瓜蒂、栀子之属是矣。发汗通表亦同。

「好古曰」《经》有五郁：木郁达

之，火郁发之，土郁夺之，金郁泄之，水郁折之，皆宣也。

「敩曰」宣，扬制曰宣朗，君召臣曰宣唤，臣奉君命宣布上意，皆宣之意也。

「时珍曰」壅者，塞也；宣者，布也，散也。郁塞之病，不升不降，传化失常。或郁久生病，或病久生郁。必药以宣布敷散之，如承流宣化之意，不独涌越为宣也。是以气郁有余，则香附、抚芎之属以开之，不足则补中益气以运之。火郁微则山栀、青黛以散之，甚则升阳解肌以发之。湿郁微则苍术、白芷之属以燥之，甚则风药以胜之。痰郁微则南星、橘皮之属以化之，甚则瓜蒂、藜芦之属以涌之。血郁微则桃仁、红花以行之，甚则或吐或利以逐之。食郁微则山楂、神曲以消之，甚则上涌下利以去之，皆宣剂也。

【通剂】

「之才曰」通可去滞，通草、防己之属是也。

「完素曰」留而不行，必通以行之，如水病为痰澼之类。以木通、防己之属攻其内，则留者行也。滑石、茯苓、芫花、甘遂、大戟、牵牛之类是也。

「从正曰」通者，流通也。前后不得溲便，宜木通、海金沙、琥珀、大黄之属通之。痹痛郁滞，经隧不利，亦宜通之。

「时珍曰」滞，留滞也。湿热之邪留于气分，而为痛痹癃闭者，宜淡味之药上助肺气下降，通其小便，而泄气中之滞，木通、猪苓之类是也。湿热之邪留于血分，而为痹痛肿注、二便不通者，宜苦寒之药下引，通其前后，而泄血中之滞，防己之类是也。《经》曰味薄者通，故淡味之药谓之通剂。

【补剂】

「之才曰」补可去弱，人参、羊肉之属是也。

「杲曰」人参甘温，能补气虚；羊肉甘热，能补血虚。羊肉补形，人参补气。凡气味与二药同者皆是也。

「从正曰」五脏各有补泻，五味各补其脏，有表虚、里虚、上虚、下虚、阴虚、阳虚、气虚、血虚。《经》曰：精不足者补之以味，形不足者补之以气。五谷、五菜、五果、五肉，皆补养之物也。

「时珍曰」《经》云：不足者补之。又云：虚则补其母。生姜之辛补肝，炒盐之咸补心，甘草之甘补脾，五味子之酸补肺，黄柏之苦补肾。又如茯神之补心气，生地黄之补心血；人参之补脾气，白芍药之补脾血；黄芪之补肺气，阿胶之补肺血；杜仲之补肾气，熟地黄之补肾血；芎䓖之补肝气，当归之补肝血之类，皆补剂。不特人参、羊肉为补也。

【泄剂】

「之才曰」泄可去闭，葶苈、大黄之属是也。

「杲曰」葶苈苦寒，气味俱厚，不减大黄，能泄肺中之闭，又泄大肠。大黄走而不守，能泄血闭肠胃渣秽之物。一泄气闭利小便，一泄血闭利大便。凡与二药同者皆然。

「从正曰」实则泻之。诸痛为实，痛随利减。芒硝、大黄、牵牛、甘遂、巴豆之属，皆泻剂也。其催生下乳，磨积逐水，破经泄气，凡下行者，皆下法也。

「时珍曰」去闭当作去实。《经》云：实者泻之，实则泻其子是矣。五脏五味皆有泻，不独葶苈、大黄也。肝实泻以芍药之酸，心实泻以甘草之甘，脾

实泻以黄连之苦，肺实泻以石膏之辛，肾实泻以泽泻之咸是矣。

【轻剂】

「之才曰」轻可去实，麻黄、葛根之属是也。

「从正曰」风寒之邪，始客皮肤，头痛身热，宜解其表，《内经》所谓轻而扬之也。痈疮疥痤，俱宜解表，汗以泄之，毒以熏之，皆轻剂也。几熏洗蒸炙，熨烙刺砭，导引按摩，皆汗法也。

「时珍曰」当作轻可去闭。有表闭、里闭，上闭、下闭。表闭者，风寒伤营，腠理闭密，阳气佛郁，不能外出，而为发热、恶寒、头痛、脊强诸病，宜轻扬之剂发其汗，而表自解也。里闭者，火热郁抑，津液不行，皮肤干闭，而为肌热、烦热、头痛、目肿、昏瞀、疮疡诸病，宜轻扬之剂以解其肌，而火自散也。上闭有二：一则外寒内热，上焦气闭，发为咽喉闭痛之证，宜辛凉之剂以扬散之，则闭自开。一则饮食寒冷抑遏阳气在下，发为胸膈痞满闭塞之证，宜扬其清而抑其浊，则痞自泰也。下闭亦有二：有阳气陷下，发为里急后重，数至圊而不行之证，但升其阳而大便自顺，所谓下者举之也。有燥热伤肺，金气膹郁，窍闭于上，而膀胱闭于下，为小便不利之证，以升麻之类探而吐之，上窍通而小便自利矣，所谓病在下取之上也。

【重剂】

「之才曰」重可去怯，磁石、铁粉之属是也。

「从正曰」重者，镇缒之谓也。怯则气浮，如丧神守，而惊悸气上，朱砂、水银、沉香、黄丹、寒水石之伦，皆体重也。久病咳嗽，涎潮于上，形羸不可

攻者，以此缒之。《经》云：重者因而减之，贵其渐也。

「时珍曰」重剂凡四：有惊则气乱，而魂气飞扬，如丧神守者；有怒则气逆，而肝火激烈，病狂善怒者，并铁粉、雄黄之类以平其肝。有神不守舍，而多惊健忘、迷惑不宁者，宜朱砂、紫石英之类以镇其心。有恐则气下，精志失守而畏，如人将捕者，宜磁石、沉香之类以安其肾。大抵重剂压浮火而坠痰涎，不独治怯也。故诸风掉眩及惊痫痰喘之病，吐逆不止及反胃之病，皆浮火痰涎为害，俱宜重剂以坠之。

【滑剂】

「之才曰」滑可去着，冬葵子、榆白皮之属是也。

「完素曰」涩则气着，必滑剂以利之。滑能养窍，故润利也。

「从正曰」大便燥结，宜麻仁、郁李之类；小便淋沥，宜葵子、滑石之类。前后不通，两阴俱闭也，名曰三焦约。约者，束也。宜先以滑剂润养其燥，然后攻之。

「时珍曰」着者，有形之邪，留着于经络脏腑之间也。便尿浊带、痰涎、胞胎、痈肿之类是矣。皆宜滑药以引去其留着之物。此与木通、猪苓通以去滞相类而不同。木通、猪苓，淡泄之物，去湿热无形之邪；葵子、榆皮，甘滑之类，去湿热有形之邪。故彼曰滞，此曰着也。大便涩者，菠蔆、牵牛之属；小便涩者，车前、榆皮之属；精窍涩者，黄柏、葵花之属；胞胎涩者，黄葵子、王不留行之属；引痰涎自小便去者，则半夏、茯苓之属；引疮毒自小便去者，则五叶藤、萱草根之属，皆滑剂也。半夏、南星皆辛而涎滑，能泄湿气、通大便，盖辛能润、能走气、能化

液也。或以为燥物，谬矣。湿去则土燥，非二物性燥也。

【涩剂】

「之才曰」涩可去脱，牡蛎、龙骨之属是也。

「完素曰」滑则气脱，如开肠洞泄、便溺遗失之类，必涩剂以收敛之。

「从正曰」寝汗不禁，涩以麻黄根、防风；滑泄不已，涩以豆蔻、枯矾、木贼、罂粟壳；喘嗽上奔，涩以乌梅、诃子。凡酸味同乎涩者，收敛之义也。然此种皆宜先攻其本，而后收之可也。

「时珍曰」脱者，气脱也，血脱也，精脱也，神脱也。脱则散而不收，故用酸涩温平之药，以敛其耗散。汗出亡阳，精滑不禁，泄痢不止，大便不固，小便自遗，久嗽亡津，皆气脱也。下血不已，崩中暴下，诸大亡血，皆血脱也。牡蛎、龙骨、海螵蛸、五倍子、五味子、乌梅、榴皮、诃黎勒、罂粟壳、莲房、棕灰、赤石脂、麻黄根之类，皆涩药也。气脱兼以气药，血脱兼以血药及兼气药，气者血之帅也。脱阳者见鬼，脱阴者目盲，此神脱也，非涩药所能收也。

【燥剂】

「之才曰」燥可去湿，桑白皮、赤小豆之属是也。

「完素曰」湿气淫胜，肿满脾湿，必燥剂以除之，桑皮之属。湿胜于上，以苦吐之，以淡渗之是也。

「从正曰」积寒久冷，吐利腥秽，上下所出水液澄彻清冷，此大寒之病，宜姜、附、胡椒辈以燥之。若病湿气，则白术、陈皮、木香、苍术之属除之，亦燥剂也。而黄连、黄柏、栀子、大黄，其味皆苦，苦属火，皆能燥湿，此《内经》之本旨也，岂独姜、附之俦为燥剂乎。

「好古曰」湿有在上、在中、在下、在经、在皮、在里。

「时珍曰」湿有外感，有内伤。外感之湿，雨露岚雾地气水湿，袭于皮肉筋骨经络之间；内伤之湿，生于水饮酒食及脾弱肾强，固不可一例言也。故风药可以胜湿，燥药可以除湿，淡药可以渗湿，泄小便可以引湿，利大便可以逐湿，吐痰涎可以祛湿。湿而有热，苦寒之剂燥之；湿而有寒，辛热之剂燥之；不独桑皮、小豆为燥剂也。湿去则燥，故谓之燥。

【湿剂】

「之才曰」湿可去枯，白石英、紫石英之属是也。

「从正曰」湿者，润湿也。虽与滑类，少有不同。《经》云：辛以润之，辛能走气、能化液故也。盐硝味虽咸，属真阴之水，诚濡枯之上药也。人有枯涸皱揭之病，非独金化，盖有火以乘之，故非湿剂不能愈。

「完素曰」津耗为枯。五脏痿弱，荣卫涸流，必湿剂以润之。

「好古曰」有减气而枯，有减血而枯。

「时珍曰」湿剂当作润剂。枯者燥也，阳明燥金之化，秋令也，风热怫甚，则血液枯涸而为燥病。上燥则渴，下燥则结，筋燥则强，皮燥则揭，肉燥则裂，骨燥则枯，肺燥则痿，肾燥则消。凡麻仁、阿胶膏润之属，皆润剂也。养血，则当归、地黄之属；生津，则麦门冬、栝楼根之属；益精，则苁蓉、枸杞之属。若但以石英为润药则偏矣，古人以服石为滋补故尔。

「刘完素曰」制方之体，欲成七方十剂之用者，必本于气味也。寒、热、

温、凉，四气生于天；酸、苦、辛、咸、甘、淡，六味成乎地。是以有形为味，无形为气。气为阳，味为阴。阳气出上窍，阴味出下窍。气化则精生，味化则形长。故地产养形，形不足者温之以气；天产养精，精不足者补之以味。辛甘发散为阳，酸苦涌泄为阴；咸味涌泄为阴，淡味渗泄为阳。辛散、酸收、甘缓、苦坚、咸软，各随五脏之病，而制药性之品味。故方有七，剂有十。方不七，不足以尽方之变；剂不十，不足以尽剂之用。方不对证，非方也；剂不蠲疾，非剂也。此乃太古先师，设绳墨以取曲直；叔世方士，乃出规矩以为方圆。夫物各有性，制而用之，变而通之，施于品剂，其功用岂有穷哉。如是有因其性为用者，有因其所胜而为制者，有气同则相求者，有气相克则相制者，有气有余而补不足者，有气相感则以意使者，有质同而性异者，有名异而实同者。故蛇之性上窜而引药，蝉之性外脱而退翳，虻饮血而用以治血，鼠善穿而用以治漏，所谓因其性而为用者如此。弩牙速产，以机发而不括也；杵糠下噎，以杵筑下也，所谓因其用而为使者如此。浮萍不沉水，可以胜酒；独活不摇风，可以治风，所谓因其所胜而为制如此。麻，木谷而治风；豆，水谷而治水，所谓气相同则相求者如此。牛，土畜，乳可以止渴疾；豕，水畜，心可以镇恍惚，所谓因其气相克则相制也如此。熊肉振羸，兔肝明视，所谓其气有余补不足也如此。鲤之治水，鹜之利水，所谓因其气相感则以意使者如此。蜜成于蜂，蜜温而蜂寒；油生于麻，麻温而油寒，兹同质而异性也。蘼芜生于芎䓖，蓬藁生于覆盆，兹名异而实同者也。所以如此之类，不可胜举。故天地赋形，不离阴阳，形色自然，皆有法象。毛羽之类，生于阳而属于阴；鳞甲之类，生于阴而属于阳。空青法木，色青而主肝；丹砂法火，色赤而主心；云母法金，色白而主肺；磁石法水，色黑而主肾；黄石脂法土，色黄而主脾。故触类而长之，莫不有自然之理也。欲为医者，上知天文，下知地理，中知人事，三者俱明，然后可以语人之疾病。不然，则如无目夜游，无足登涉，动致颠殒，而欲愈疾者，未之有也。

「**雷敩《炮炙论》序曰**」若夫世人使药，岂知自有君臣；既辨君臣，宁分相制。只如枙毛（今盐草也）沾溺，立消斑肿之毒；象胆挥粘，乃知药有情异。鲑鱼插树，立便干枯；用狗涂之（以犬胆灌之，插鱼处立如故也），却当荣盛。无名（无名异，形似玉仰面，又如石炭，味别）止楚，截指而似去甲毛；圣石开盲，明目而如云离日。当归止血破血，头尾效各不同（头止血，尾破血）；蕤子熟生，足睡不眠立据。弊箅淡卤（常使者甑中箅，能淡盐味）；如酒沾交（今蜜枳缴枝，又云交加枝）。铁遇神砂，如泥似粉；石经鹤粪，化作尘飞。枙见橘，花似髓。断弦折剑，遇鸾血而如初（以鸾血炼作胶，粘折处，铁物永不断）；海竭江枯，投游波（燕子是也）而立泛。令铅拒火，须仗修天（今呼为补天石）；如要形坚，岂忘紫背（有紫背天葵，如常食葵菜，只是背紫面青，能坚铅形）。留砒住鼎，全赖宗心（别有宗心草，今呼石竹，不是食者粽心，恐误。其草出歙州，生处多虫兽）；雌得芹花（其草名为立起，其形如芍药，花色青，可长三尺已来，叶上黄斑色，味苦涩，堪用，煮雌黄立住火），立便成庚。硇遇赤须（其草名赤须，今呼为虎须草是，用煮硇砂即生火）；水留金鼎。水中生火，非猾髓而莫能（海中有兽名曰猾，以髓入在油中，其

油粘水，水中火生，不可救之。用酒喷之即止。勿于屋下收）。长齿生牙，赖雄鼠之骨末（其齿若年多不生者，取雄鼠脊骨作末，揩折处，齿立生如故）。发眉堕落涂半夏而立生（眉发堕落者，以生半夏茎杵之取涎，涂发落处。立生）；目辟眼瞤，有五花而自正（五加皮，其叶有雄雌，三叶为雄，五叶为雌，须使五叶者，作末酒浸饮之，其目瞤者正）；脚生肉枕，裈系苦根（脚有肉枕者，取莨苦根于裈带上系之，感应永不痛）；囊皱溲多，夜煎竹木（多小便者，夜煎草薢一件服之，永不夜起也）。体寒腹大，全赖鸬鹚（若患腹大如鼓，米饮调鸬鹚末服，立枯如故也）；血泛经过，饮调瓜子（甜瓜子内仁捣作末，去油，饮调服之，立绝）。咳逆数数，酒服熟雄（天雄炮过，以酒调一钱服，立定也）；遍体疹风，冷调生侧（附子旁生者为侧子，作末冷酒服，立瘥也）。肠虚泻痢，须假草零（捣五倍子作末，以熟水下之，立止也）。久渴心烦，宜投竹沥。除症去块，全仗硝硇（硝、硇，即硇砂、硝石二味，于乳钵中研作粉，同煅了，酒服，神效也）；益

食加鲋，须煎芦朴（不食者，并饮酒少者，煎逆水芦根并厚朴二味，汤服）。强筋健骨，须是苁鳝（苁蓉并鳝鱼二味，作末，以黄精汁丸服之。可力倍常也。出《干宁记》中）；驻色延年，精蒸神锦（黄精自然汁拌细研神锦，于柳木甑中蒸七日了，以水蜜丸服。颜貌可如幼女之容色也）。知疮所在，口点阴胶（阴胶，即是甑中气垢，少许于口中，可知脏腑所起，直至住处知痛，乃可医也）；产后肌浮，甘皮酒服（产后肌浮，酒服甘皮，立愈）。口疮舌坼，立愈黄苏（口疮舌坼，以根黄涂苏炙作末，含之立瘥）。脑痛欲亡，鼻投硝末（头痛者，以硝石作末内鼻中，立止）；心痛欲死，速觅延胡（以延胡索作散，酒服之，立愈）。如斯百种，是药之功。某忝遇明时，谬看医理；虽寻圣法，难可穷微。略陈药饵之功能，岂溺仙人之要术，其制药、炮、熬、煮、炙，不能记年月哉？欲审元由，须看海集。某不量短见，直录炮、熬、煮、炙，列药制方，分为上、中、下三卷，有三百件名，具陈于后。

五味宜忌

纲目　本草

「岐伯曰」木生酸，火生苦，土生甘，金生辛，水生咸。辛散，酸收，甘缓，苦坚，咸软。毒药攻邪，五谷为养，五果为助，五畜为益，五菜为充，气味合而服之，以补精益气。此五味各有所利，四时五脏，病随所宜也。又曰：阴之所生，本在五味；阴之五宫，

伤在五味。骨正筋柔，气血以流，腠理以密，骨气以精，长有天命。又曰：圣人春夏养阳，秋冬养阴，以从其根，二气常存（春食凉，夏食寒，以养阳；秋食温，冬食热，以养阴）。

【五欲】

肝欲酸，心欲苦，脾欲甘，肺欲辛，肾欲咸，此五味合五脏之气也。

【五宜】

青色宜酸，肝病宜食麻、犬、李、韭。赤色宜苦，心病宜食麦、羊、杏、薤。黄色宜甘，脾病宜食粳、牛、枣、葵。白色宜辛，肺病宜食黄黍、鸡、桃、葱。黑色宜咸，肾病宜食大豆黄卷、猪、栗、藿。

【五禁】

肝病禁辛，宜食甘：粳、牛、枣、葵。心病禁咸，宜食酸：麻、犬、李、韭。脾病禁酸，宜食咸：大豆、豕、栗、藿。肺病禁苦，宜食：麦、羊、杏、薤。肾病禁甘，宜食辛：黄黍、鸡、桃、葱。

「思邈曰」春宜省酸增甘以养脾，夏宜省苦增辛以养肺，秋宜省辛增酸以养肝，冬宜省咸增苦以养心，四季宜省甘增咸以养肾。

「时珍曰」五欲者，五味入胃，喜归本脏，有余之病，宜本味通之。五禁者，五脏不足之病，畏其所胜，而宜其所不胜也。

【五走】

酸走筋，筋病毋多食酸，多食令人癃。酸气涩收，胞得酸而缩卷，故水道不通也。苦走骨，骨病毋多食苦，多食令人变呕。苦入下脘，三焦皆闭，故变呕也。甘走肉，肉病毋多食甘，多食令人悗心。甘气柔润，胃柔则缓，缓则虫动，故悗心也。辛走气，气病毋多食辛，多食令人洞心。辛走上焦，与气俱行，久留心下，故洞心也。咸走血，血病毋多食咸，多食令人渴。血与咸相得则凝，凝则胃汁注之，故咽路焦而舌本干。

【五伤】

酸伤筋，辛胜酸。苦伤气，咸胜苦。甘伤肉，酸胜甘。辛伤皮毛，苦胜辛。咸伤血，甘胜咸。

【五过】

味过于酸，肝气以津，脾气乃绝，肉胝䐢而唇揭。味过于苦，脾气不濡，胃气乃厚，皮槁而毛拔。味过于甘，心气喘满，色黑，肾气不平，骨痛而发落。味过于辛，筋脉沮绝，精神乃失，筋急而爪枯。味过于咸，大骨气劳，短肌，心气抑，脉凝涩而变色。

「时珍曰」五走五伤者，本脏之味自伤也，即阴之五宫伤在五味也。五过者，本脏之味伐其所胜也，即脏气偏胜也。

五味偏胜

「岐伯曰」五味入胃，各归所喜。酸先入肝，苦先入心，甘先入脾，辛先入肺，咸先入肾。久而增气，物化之常；气增而久，夭之由也。

「王冰曰」入肝为温，入心为热，入肺为清，入肾为寒，入脾为至阴而四气兼之，皆为增其味而益其气。故各从本脏之气，久则从化。故久服黄连、苦参反热，从苦化也。余味仿此。气增不已，则脏气偏胜，必有偏绝；脏有偏绝，必有暴夭。是以药不具五味，不备四气，而久服之，虽暂获胜，久必致夭。故绝粒服饵者不暴亡，无五味资助也。

「杲曰」一阴一阳之谓道，偏阴偏阳之谓疾。阳剂刚胜，积若燎原，为消狂、痈疽之属，则天癸竭而荣涸。阴剂柔胜，积若凝水，为洞泄、寒中之病，则真火微而卫散。故大寒、大热之药，当从权用之，气平而止。有所偏助，令人脏气不平，夭之由也。

升降浮沉

「李杲曰」药有升、降、浮、沉、化，生、长、收、藏、成，以配四时。春升，夏浮，秋收，冬藏，土居中化。是以味薄者，升而生；气薄者，降而收；气厚者，浮而长；味厚者，沉而藏；气味平者，化而成。但言补之以辛、甘、温、热及气味之薄者，即助春夏之升浮，便是泻秋冬收藏之药也。在人之身，肝心是矣。但言补之以酸、苦、咸、寒及气味之厚者，即助秋冬之降沉，便是泻春夏生长之药也。在人之身，肺肾是矣。淡味之药，渗即为升，泄即为降，佐使诸药者也。用药者，循此则生，逆此则死；纵令不死，亦危困矣。

「王好古曰」升而使之降，须知抑也；沉而使之浮，须知载也。辛散也，而行之也横；甘发也，而行之也上；苦泄也，而行之也下；酸收也，其性缩；咸软也，其性舒，其不同如此。鼓掌成声，沃火成沸，二物相合，象在其间矣。五味相制，四气相和，其变可轻用哉。本草不言淡味、凉气，亦缺文也。

「味薄者升」甘平、辛平、辛微温、微苦平之药是也。

「气薄者降」甘寒、甘凉、甘淡寒凉、酸温、酸平、咸平之药是也。

「气厚者浮」甘热、辛热之药是也。

「味厚者沉」苦寒、咸寒之药是也。

「气味平者，兼四气四味」甘平、甘温、甘凉、甘辛平、甘微苦平之药是也。

「李时珍曰」酸咸无升，甘辛无降，寒无浮，热无沉，其性然也。而升者引之以咸寒，则沉而直达下焦；沉者引之以酒，则浮而上至颠顶。此非窥天地之奥而达造化之权者，不能至此。一物之中，有根升、梢降，生升、熟降，是升降在物亦在人也。

本草纲目

序例

升降浮沉

一二

标本阴阳

「李杲曰」夫治病者，当知标本。以身论之，外为标，内为本；阳为标，阴为本。故六腑属阳为标，五脏属阴为本；脏腑在内为本，十二经络在外为标。而脏腑、阴阳、气血、经络，又各有标本焉。以病论之，先受为本，后传为标。故百病必先治其本，后治其标。否则邪气滋甚，其病益蓄。纵先生轻病，后生重病，亦先治其轻，后治其重，则邪气乃伏。有中满及病大小便不利，则无问先后标本，必先治满及大小便，为其急也。故曰：缓则治其本，急则治其标。又从前来者，为实邪；后来者，为虚邪。实则泻其子，虚则补其母。假如肝受心火为前来实邪，当于肝经刺荣穴以泻心火，为先治其本；于心经刺荣穴以泻心火，为后治其标。用药则入肝之药为引，用泻心之药为君。《经》云：本而标之，先治其本，后治其标是也。又如肝受肾水为虚邪，当于肾经刺井穴以补肝木，为先治其标；后于肝经刺合穴以泻肾水，为后治其本。用药则入肾之药为引，补肝之药为君。《经》云：标而本之，先治其标，后治其本是也。

四时用药例

「李时珍曰」《经》云：必先岁气，毋伐天和。又曰：升降浮沉则顺之，寒热温凉则逆之。故春月宜加辛温之药，薄荷、荆芥之类，以顺春升之气；夏月宜加辛热之药，香薷、生姜之类，以顺夏浮之气；长夏宜加甘苦辛温之药，人参、白术、苍术、黄柏之类，以顺化成之气；秋月宜加酸温之药，芍药、乌梅之类，以顺秋降之气；冬月宜加苦寒之药，黄芩、知母之类，以顺冬沉之气，所谓顺时气而养天和也。《经》又云：春省酸、增甘以养脾气，夏省苦、增辛以养肺气，长夏省甘、增咸以养肾气，秋省辛、增酸以养肝气，冬省咸、增苦以养心气。此则既不伐天和，而又防其太过，所以体天地之大德也。昧者，舍本从标，春用辛凉以伐木，夏用咸寒以抑火，秋用苦温以泄金，冬用辛热以涸水，谓之时药。殊背《素问》逆顺之理，以夏月伏阴，冬月伏阳，推之可知矣。虽然月有四时，日有四时，或春得秋病，夏得冬病，神而明之，机而行之，变通权宜，又不可泥一也。

「王好古曰」四时总以芍药为脾剂，苍术为胃剂，柴胡为时剂，十一脏皆取决于少阳，为发生之始故也。凡用纯寒、纯热之药，及寒热相杂，并宜用甘草以调和之，惟中满者禁用甘尔。

六腑六脏用药气味补泻

肝、胆，温补凉泻。辛补酸泻。

心、小肠，热补寒泻。咸补甘泻。

肺、大肠，凉补温泻。酸补辛泻。

肾、膀胱，寒补热泻。苦补咸泻。

脾、胃，温热补，寒凉泻，各从其宜。甘补苦泻。

三焦、命门，同心。

「张元素曰」五脏更相平也。一脏不平，所胜平之。故云安谷则昌，绝谷则亡。水去则营散，谷消则卫亡，神无所居。故血不可不养，卫不可不温。血温气和，营卫乃行，常有天命。

五脏五味补泻

【肝】

苦急，急食甘以缓之，甘草；以酸泻之，赤芍药；实则泻子，甘草。欲散，急食辛以散之，川芎；以辛补之，细辛；虚则补母，地黄、黄柏。

【心】

苦缓，急食酸以收之，五味子；以甘泻之，甘草、参、芪；实则泻子，甘草。欲软，急食咸以软之，芒硝；以咸补之，泽泻；虚则补母，生姜。

【脾】

苦湿，急食苦以燥之，白术；以苦泻之，黄连；实则泻子，桑白皮。脾欲缓，急食甘以缓之，炙甘草；以甘补之，人参；虚则补母，炒盐。

【肺】

苦气逆，急食苦以泄之，诃子；以辛泻之，桑白皮；实则泻子，泽泻。欲收，急食酸以收之，白芍药；以酸补之，五味子；虚则补母，五味子。

【肾】

苦燥，急食辛以润之，黄柏、知母；以咸泻之，泽泻；实则泻子，芍药。欲坚，急食苦以坚之，知母；以苦补之，黄柏；虚则补母，五味子。

「张元素曰」凡药之五味，随五脏所入而为补泻，亦不过因其性而调之。酸入肝，苦入心，甘入脾，辛入肺，咸入肾。辛主散，酸主收，甘主缓，苦主坚，咸主软。辛能散结润燥，致津液，通气；酸能收缓敛散；甘能缓急调中；苦能燥湿坚软；咸能软坚；淡能利窍。

「李时珍曰」甘缓、酸收、苦燥、辛

本草纲目 序例 六腑六脏用药气味补泻 五脏五味补泻 一三

散、咸软、淡渗，五味之本性，一定而不变者也；其或补或泻，则因五脏四时而迭相施用者也。温、凉、寒、热，四气之本性也；其于五脏补泻，亦迭相施用也。此特洁古张氏因《素问》饮食补泻之义，举数药以为例耳，学者宜因意而充之。

脏腑虚实标本用药式 （纲目 本草）

【肝】

藏魂，属木。胆火寄于中。主血，主目，主筋，主呼，主怒。

「**本病**」诸风眩运，僵仆强直惊痫，两胁肿痛，胸肋满痛，呕血，小腹疝痛痃瘕，女人经病。

「**标病**」寒热疟，头痛吐涎，目赤面青，多怒，耳闭颊肿，筋挛卵缩，丈夫癀疝，女人少腹肿痛阴病。

有余泻之

泻子，甘草

行气，香附、芎劳、瞿麦、牵牛、青橘皮。

行血，红花、鳖甲、桃仁、莪术、京三棱、穿山甲、大黄、水蛭、虻虫、苏木、牡丹皮。

镇惊，雄黄、金箔、铁落、真珠、代赭石、夜明砂、胡粉、银箔、铅丹、龙骨、石决明。

搜风，羌活、荆芥、薄荷、槐子、蔓荆子、白花蛇、独活、防风、皂荚、乌头、白附子、僵蚕、蝉蜕。

不足补之

补母，枸杞、杜仲、狗脊、熟地黄、苦参、萆薢、阿胶、菟丝子。

补血，当归、牛膝、续断、白芍药、血竭、没药、芎劳。

补气，天麻、柏子仁、白术、菊花、细辛、密蒙花、决明、谷精草、生姜。

本热寒之

泻木，芍药、乌梅、泽泻。

泻火，黄连、龙胆草、黄芩、苦茶、猪胆。

攻里，大黄。

标热发之

和解，柴胡、半夏。

解肌，桂枝、麻黄。

【心】

藏神，为君火。包络为相火，代君行令。主血，主言，主汗，主笑。

「**本病**」诸热瞀瘛，惊惑谵妄烦乱，啼笑骂詈，怔忡健忘，自汗，诸痛痒疮疡。

「**标病**」肌热畏寒战栗，舌不能言，面赤目黄，手心烦热，胸胁满痛，引腰背、肩胛、肘臂。

火实泻之

泻子，黄连、大黄。

气，甘草、人参、赤茯苓、木通、黄柏。

血，丹参、牡丹、生地黄、玄参。

镇惊，朱砂、牛黄、紫石英。

神虚补之

补母，细辛、乌梅、酸枣仁、生姜、陈皮。

气，桂心、泽泻、白茯苓、茯神、远志、石菖蒲。

血，当归、乳香、熟地黄、没药。

本热寒之

泻火，黄芩、竹叶、麦门冬、芒硝、炒盐。

凉血，地黄、栀子、天竺黄。

标热发之

散火，甘草、独活、麻黄、柴胡、龙脑。

【脾】

藏意，属土，为万物之母。主营卫，主味，主肌肉，主四肢。

「**本病**」诸湿肿胀，痞满噫气，大小便闭，黄胆痰饮，吐泻霍乱，心腹痛，饮食不化。

「**标病**」身体浮肿，重困嗜卧，四肢不举，舌本强痛，足大趾不用，九窍不通，诸痉项强。

土实泻之

泻子，诃子、防风、桑白皮、葶苈。

吐，豆豉、栀子、萝卜子、常山、瓜蒂、郁金、韭汁、藜芦、苦参、赤小豆、盐汤、苦茶。

下，大黄、芒硝、青礞石、大戟、甘遂、续随子、芫花。

土虚补之

补母，桂心、茯苓。

气，人参、黄芪、升麻、葛根、甘草、陈橘皮、藿香、葳蕤、缩砂仁、木香、扁豆。

血，白术、苍术、白芍药、胶饴、大枣、干姜、木瓜、乌梅、蜂蜜。

本湿除之

燥中宫，白术、苍术、橘皮、半夏、吴茱萸、南星、豆蔻草、白芥子。

洁净府，木通、赤茯苓、猪苓、藿香。

标湿渗之

开鬼门，葛根、苍术、麻黄、独活。

【肺】

藏魄，属金，总摄一身元气。主闻，主哭，主皮毛。

「**本病**」诸气膹郁，诸痿喘呕，气短，咳嗽上逆，咳唾脓血，不得卧，小便数而欠，遗失不禁。

「**标病**」洒淅寒热，伤风自汗，肩背痛冷，臑臂前廉痛。

气实泻之

泻子，泽泻、葶苈、桑白皮、地骨皮。

除湿，半夏、白矾、白茯苓、薏苡仁、木瓜、橘皮。

泻火，粳米、石膏、寒水石、知母、诃子。

通滞，枳壳、薄荷、干生姜、木香、厚朴、杏仁、皂荚、桔梗、紫苏梗。

气虚补之

补母，甘草、人参、升麻、黄芪、山药。

润燥，蛤蚧、阿胶、麦门冬、贝母、百合、天花粉、天门冬。

敛肺，乌梅、粟壳、五味子、芍药、五倍子。

本热清之

清金，黄芩、知母、麦门冬、栀子、沙参、紫菀、天门冬。

本寒温之

温肺，丁香、藿香、款冬花、檀香、白豆蔻、益智、缩砂、糯米、百部。

标寒散之

解表，麻黄、葱白、紫苏。

【肾】

藏志，属水，为天一之源。主听，主骨，主二阴。

「**本病**」诸寒厥逆，骨痿腰痛，腰冷如冰，足胻肿寒，少腹满急疝瘕，大便闭泄，吐利腥秽，水液澄彻，清冷不禁，消

渴引饮。

「标病」发热不恶热，头眩头痛，咽痛舌燥，脊股后廉痛。

水强泻之

泻子，大戟、牵牛。

泻腑，泽泻、猪苓、车前子、防己、茯苓。

水弱补之

补母，人参、山药。

气，知母、玄参、补骨脂、砂仁、苦参。

血，黄柏、枸杞、熟地黄、锁阳、肉苁蓉、山茱萸、阿胶、五味子。

本热攻之

下，伤寒少阴证，口燥咽干，大承气汤。

本寒温之

温里，附子、干姜、官桂、蜀椒、白术。

标寒解之

解表，麻黄、细辛、独活、桂枝。

标热凉之

清热，玄参、连翘、甘草、猪肤。

【胆】

属木，为少阳相火，发生万物，为决断之官，十一脏之主，主同肝。

「本病」口苦，呕苦汁，善太息，澹澹如人将捕状，目昏不眠。

「标病」寒热往来，痁疟，胸胁痛，头额痛，耳痛鸣聋，瘰疬结核马刀，足小指、次指不用。

实火泻之

泻胆，龙胆、牛胆、猪胆、生蕤仁、生酸枣仁、黄连、苦茶。

虚火补之

温胆，人参、细辛、半夏、炒蕤仁、炒酸枣仁、当归、地黄。

本热平之

降火，黄芩、黄连、芍药、连翘、甘草。

镇惊，黑铅、水银。

标热和之

和解，柴胡、芍药、黄芩、半夏、甘草。

【胃】

属土，主容受，为水谷之海。主同脾。

「本病」噎膈反胃，中满肿胀，呕吐泻痢，霍乱腹痛，消中善饥，不消食，伤饮食，胃管当心痛，支两胁。

「标病」发热蒸蒸，身前热，身前寒，发狂谵语，咽痹，上齿痛，口眼㖞斜，鼻痛鼽衄赤齄。

胃实泻之

湿热，大黄、芒硝。

饮食，巴豆、神曲、山楂、阿魏、硇砂、郁金、三棱、轻粉。

胃虚补之

湿热，苍术、白术、半夏、茯苓、橘皮、生姜。

寒湿，干姜、附子、草果、官桂、丁香、肉豆蔻、人参、黄芪。

本热寒之

降火，石膏、地黄、犀角、黄连。

标热解之

解肌，升麻、葛根、豆豉。

【大肠】

属金，主变化，为传送之官。

「本病」大便闭结，泄痢下血，里急后重，痔漏脱肛，肠鸣而痛。

「标病」齿痛喉痹，颈肿口干，咽中如核，鼽衄目黄，手大指、次指痛，宿食发热寒栗。

肠实泻之

热，大黄、芒硝、桃花、牵牛、巴豆、郁李仁、石膏。

气，枳壳、木香、橘皮、槟榔。

肠虚补之

气，皂荚。

燥，桃仁、麻仁、杏仁、地黄、乳香、松子、当归、肉苁蓉。

湿，白术、苍术、半夏、硫黄。

陷，升麻、葛根。

脱，龙骨、白垩、诃子、粟壳、乌梅、白矾、赤石脂、禹余粮、石榴皮。

本热寒之

清热，秦艽、槐角、地黄、黄芩。

本寒温之

温里，干姜、附子、肉豆蔻。

标热散之

解肌，石膏、白芷、升麻、葛根。

【小肠】

主分泌水谷，为受盛之官。

「**本病**」大便水谷利，小便短，小便闭，小便血，小便自利，大便后血，小肠气痛，宿食夜热旦止。

「**标病**」身热恶寒，嗌痛颔肿，口糜耳聋。

实热泻之

气，木通、猪苓、滑石、瞿麦、泽泻、灯草。

血，地黄、蒲黄、赤茯苓、栀子、牡丹皮。

虚寒补之

气，白术、楝实、茴香、砂仁、神曲、扁豆。

血，桂心、玄胡索。

本热寒之

降火，黄柏、黄芩、黄连、连翘、栀子。

标热散之

解肌，藁本、羌活、防风、蔓荆。

【膀胱】

主津液，为胞之府，气化乃能出，号州都之官，诸病皆干之。

「**本病**」小便淋沥，或短数，或黄赤，或白，或遗失，或气痛。

「**标病**」发热恶寒，头痛，腰脊强，鼻窒，足小指不用。

实热泻之

泄火，滑石、猪苓、泽泻、茯苓。

下虚补之

热，黄柏、知母。

寒，桔梗、升麻、益智、乌药、山茱萸。

本热利之

降火，地黄、栀子、茵陈、黄柏、牡丹皮、地骨皮。

标寒发之

发表，麻黄、桂枝、羌活、苍术、防己、黄芪、木贼。

相反诸药

凡三十六种

「**甘草**」反大戟、芫花、甘遂、海藻。

「**大戟**」反芫花、海藻。

「**乌头**」反贝母、栝楼、半夏、白蔹、白及。

「**藜芦**」反人参、沙参、丹参、玄参、苦参、细辛、芍药、狸肉。

00:00「河豚」反煤炲、荆芥、防风、菊花、桔梗、甘草、乌头、附子。

「蜜」反生葱。

「柿」反蟹。

服药食忌

「甘草」忌猪肉、菘菜、海菜。

「黄连、胡黄连」忌猪肉、冷水。

「苍耳」忌猪肉、马肉、米泔。

「桔梗、乌梅」忌猪肉。

「仙茅」忌牛肉、牛乳。

「半夏、菖蒲」忌羊肉、羊血、饴糖。

「牛膝」忌牛肉。

「阳起石、云母、钟乳、硇砂、礜石」并忌羊血。

「商陆」忌犬肉。

「丹砂、空青、轻粉」并忌一切血。

「吴茱萸」忌猪心、猪肉。

「地黄、何首乌」忌一切血、葱、蒜、萝卜。

「补骨脂」忌诸血、芸薹。

「细辛、藜芦」忌狸肉、生菜。

「荆芥」忌驴肉。反河豚、一切无鳞鱼、蟹。

「紫苏、天门冬、丹砂、龙骨」忌鲤鱼。

「巴豆」忌野猪肉、菰笋、芦笋、酱、豉、冷水。

「苍术、白术」忌雀肉、青鱼、菘菜、桃、李。

「薄荷」忌鳖肉。

「麦门冬」忌鲫鱼。

「常山」忌生葱、生菜。

「附子、乌头、天雄」忌豉汁、稷米。

「牡丹」忌蒜、胡荽。

「厚朴、蓖麻」忌炒豆。

「鳖甲」忌苋菜。

「威灵仙、土茯苓」忌面汤、茶。

「当归」忌湿面。

「丹参、茯苓、茯神」忌醋及一切酸。

凡服药，不可杂食肥猪、犬肉、油腻羹鲙、腥臊陈臭诸物。

凡服药，不可多食生蒜、胡荽、生葱、诸果、诸滑滞之物。

凡服药，不可见死尸、产妇、淹秽等事。

妊娠禁忌

00:00乌头、附子、天雄、乌喙、侧子、野葛、羊踯躅、桂、南星、半夏、巴豆、大戟、芫花、藜芦、薏苡仁、薇衔、牛膝、皂荚、牵牛、厚朴、槐子、桃仁、牡丹皮、槐根、茜根、茅根、干漆、瞿麦、蔄茹、赤箭、草三棱、莴草、鬼箭、通

草、红花、苏木、麦蘖、葵子、代赭石、常山、水银、锡粉、硇砂、砒石、芒硝、硫黄、石蚕、雄黄、水蛭、虻虫、芫青、斑蝥、地胆、蜘蛛、蝼蛄、葛上亭长、蜈蚣、衣鱼、蛇蜕、蜥蜴、飞生、䗪虫、樗鸡、蚱蝉、蛴螬、猬皮、牛黄、麝香、雌黄、兔肉、蟹爪甲、犬肉、马肉、驴肉、羊肝、鲤鱼、蛤蟆、鳅鳝、龟鳖、蟹、生姜、小蒜、雀肉、马刀。

饮食禁忌

纲目 本草

「**猪肉**」忌生姜、荞麦、葵菜、胡荽、梅子、炒豆、牛肉、马肉、羊肝、麋鹿、龟鳖、鹌鹑、驴肉。

「**猪肝**」忌鱼鲙、鹌鹑、鲤鱼肠子。

「**猪心肺**」忌饴、白花菜、吴茱萸。

「**羊肉**」忌梅子、小豆、豆酱、荞麦、鱼鲙、猪肉、醋、酪、鲊。

「**羊心肝**」忌梅、小豆、生椒、苦笋。

「**白狗血**」忌羊、鸡。

「**犬肉**」忌菱角、蒜、牛肠、鲤鱼、鳝鱼。

「**驴肉**」忌凫茈、荆芥茶、猪肉。

「**牛肉**」忌黍米、韭薤、生姜、猪肉、犬肉、栗子。

「**牛肝**」忌鲇鱼。

「**牛乳**」忌生鱼、酸物。

「**马肉**」忌仓米、生姜、苍耳、粳米、猪肉、鹿肉。

「**兔肉**」忌生姜、橘皮、芥末、鸡肉、鹿肉、獭肉。

「**獐肉**」忌梅、李、生菜、鹄、虾。

「**麋鹿**」忌生菜、菰蒲、鸡、鲍鱼、雉、虾。

「**鸡肉**」忌胡蒜、芥末、生葱、糯米、李子、鱼汁、犬肉、鲤鱼、兔肉、獭肉、鳖肉、野鸡。

「**鸡子**」忌同鸡。

「**雉肉**」忌荞麦、木耳、蘑菇、胡桃、鲫鱼、猪肝、鲇鱼、鹿肉。

「**野鸭**」忌胡桃、木耳。

「**鸭子**」忌李子、鳖肉。

「**鹌鹑**」忌菌子、木耳。

「**雀肉**」忌李子、酱、诸肝。

「**鲤鱼**」忌猪肝、葵菜、犬肉、鸡肉。

「**鲫鱼**」忌芥菜、蒜、糖、猪肝、鸡雉、鹿肉、猴肉。

「**青鱼**」忌豆藿。

「**鱼鲊**」忌豆藿、麦酱、蒜、葵、绿豆。

「**黄鱼**」忌荞麦。

「**鲈鱼**」忌乳酪。

「**鲟鱼**」忌干笋。

「**鲖鱼**」忌野猪、野鸡。

「**鲇鱼**」忌牛肝、鹿肉、野猪。

「**鳅鳝**」忌犬肉、桑柴煮。

「**鳖肉**」忌苋菜、薄荷、芥菜、桃子、鸡子、鸭肉、猪肉、兔肉。

「**螃蟹**」忌荆芥、柿子、橘子、软枣。

「**虾子**」忌猪肉、鸡肉。

「**李子**」忌蜜、浆水、鸭、雀肉、鸡、獐。

序例

饮食禁忌

一九

「橙橘」忌槟榔、獭肉。

「桃子」忌鳖肉。

「枣子」忌葱、鱼。

「枇杷」忌热面。

「杨梅」忌生葱。

「银杏」忌鳗鲡。

「慈姑」忌茱萸。

「诸瓜」忌油饼。

「砂糖」忌鲫鱼、笋、葵菜。

「荞麦」忌猪肉、羊肉、雉肉、黄鱼。

「黍米」忌葵菜、蜜、牛肉。

「绿豆」忌榧子，杀人。鲤鱼鲊。

「炒豆」忌猪肉。

「生葱」忌蜜、鸡、枣、犬肉、杨梅。

「韭薤」忌蜜、牛肉。

「胡荽」忌猪肉。

「胡蒜」忌鱼脍、鱼鲊、鲫鱼、犬肉、鸡。

「苋菜」忌蕨、鳖。

「白花菜」忌猪心肺。

「梅子」忌猪肉、羊肉、獐肉。

「凫茈」忌驴肉。

「生姜」忌猪肉、牛肉、马肉、兔肉。

「芥末」忌鲫鱼、兔肉、鸡肉、鳖。

「干笋」忌砂糖、鲟鱼、羊心肝。

「木耳」忌雉肉、野鸭、鹌鹑。

「胡桃」忌野鸭、酒、雉。

「栗子」忌牛肉。

百病主治药

本草纲目

诸风

纲目 本草

本草纲目

百病主治药

诸风

二二

【擦牙】

白梅肉、南星末、蜈蚣末、苏合丸、白矾、盐、龙脑、南星。

【吐痰】

藜芦：或煎，或散。

皂荚末：酒服。

食盐：煎汤。

人参芦：或煎，或散。

瓜蒂、赤小豆：韲汁调服。

莱菔子：擂汁。

桐油：扫入。

桔梗芦：为末，汤服二钱。

牙皂、莱菔子：为末，煎灌。

醋、蜜：和服。

胆矾末：醋调灌。

牙皂、晋矾末：水服。

大虾：煮熟，食虾饮汁，探吐。

苦茗茶：探吐。

地松：捣汁。

豨莶：捣汁。

石胡荽：汁。

三白草：汁。

橘红：一斤，熬逆流水一碗服，乃吐痰圣药也。

【贴喎】

蓖麻仁：捣贴。

炒石灰：醋调贴。

乌头末：龟血调贴。

鸡冠血、蜗牛：捣贴。

鲇鱼尾：切贴。

皂荚末：醋调贴。

寒食面：醋贴。

桂末：水调贴。

蟹膏：贴。

蜘蛛：向火摩之。

大蒜膏：贴合谷穴。

巴豆：贴手掌心。

【发散】

麻黄：发散贼风、风寒、风热、风湿、身热麻痹不仁。熬膏服之，治风病取汗。

薄荷：治贼风，散风热、风寒，利关节，发毒汗，为小儿风涎要药。

葛根：发散肌表风寒、风热，止渴。

白芷：解利阳明及肺经风寒、风热，皮肤风痹瘙痒，利九窍，表汗不可缺之。

升麻：发散阳明风邪。

葱白：散风寒、风热、风湿、身痛。

生姜：散风寒、风湿。

桂枝：治一切风冷、风湿，骨节挛痛，解肌开腠理，抑肝气，扶脾土，熨阴痹。

黄荆根：治肢体诸风、心风、头风，解肌发汗。

水萍：治热毒风湿麻痹，左瘫右痪，三十六风，蜜丸酒服取汗。治风热瘙痒，煎水浴取汗。

【痰气】

草部

前胡：化痰热，下气散风。

旋覆花：风气湿痹，胸上痰结留

饮。中风壅滞，蜜丸服。

木香：中气不省人事，研末服之，行肝气，调诸气。

藿香：升降诸气。

苏叶：散风寒，行气利肺。

苏子：治腰脚中湿气风结，治风顺气化痰，利膈宽肠。煮粥食，治风寒湿痹，四肢挛急，不能践地。

兰叶：浴风痛，俗名风药。

大戟、甘遂：并治经络痰饮留滞，麻痹隐痛，牵引走注。

威灵仙：治诸风，宣通五脏，去冷滞痰水，利腰膝。

牵牛子：除风毒，下一切壅滞。

■ 果木 ——————

杏仁：头面风气，往来烦热，散风、降气、化痰。逐日生吞，治偏风不遂，失音不语，肺中风热。

陈橘皮：理气除湿痰。

槟榔：除一切风、一切气，宣利脏腑。

乌药：治中风中气，气顺则风散，气降则痰下。

龙脑香：入骨治骨痛，散经络壅滞。

苏合香、安息香：通诸窍脏腑，一切不正之气。

【血滞】

■ 草部 ——————

当归、芎藭：并主一切风、一切气、一切虚。破恶血，养新血，蜜丸服，治风痰，行气解郁。

芍药：治风，除血痹，泻肝，安脾肺。风毒在骨髓痛，同虎骨浸酒饮。

地黄：逐血痹，填骨髓。

茺蔚子：治风解热。茎叶治血风痛。

地榆：汁酿酒，治风痹补脑。

虎杖：煮酒，治风在骨节间。

姜黄：止暴风痛，除风热，理血中之气。

■ 谷菜 ——————

麻仁：中风出汗，下气，逐一切风，利血脉。

韭汁：肥白人中风失音。

■ 果木 ——————

桃仁：血滞风痹，大便结。酒浸作丸，治偏风。

苏方木：男女中风口噤，同乳香服。

乳香：中风口噤，烧烟熏口目㖞斜。活血止痛。

■ 虫兽 ——————

阿胶：男女一切风病，骨节痛不随。

野驼脂：一切风疾，皮肤急痹，酒服并摩之。

【风虚】

■ 草部 ——————

天麻：主肝气不足，风虚内作，头运目旋，麻痹不仁，语言不遂，为定风神药。

人参：补元气，定魂魄，止烦躁，生津液，消痰。

沙参：去皮肌浮风，宣五脏风气，养肝气。

黄精：补中，除风湿。

葳蕤：治中风暴热，不能动摇，虚风湿毒，风温自汗灼热，一切虚乏。

牛膝：寒湿痿痹，拘挛膝痛，强筋，补肝脏风虚。

列当：煮酒，去风血，补腰肾。

仙茅：一切风气，腰脚风冷，挛痹不能行，九蒸九晒，浸酒服。

淫羊藿：一切冷风，挛急不仁，老人昏耄。浸酒服，治偏风。

蛇床子：男女风虚，湿痹毒风，腰胯酸痛，浴大风身痒。

补骨脂：风虚冷痹，骨髓伤败，一切风气痛，作丸服。

菟丝子：补肝风虚，利腰脚。

覆盆子：劳损风虚，补肝明目。

石斛：脚膝软弱，久冷风痹。酥浸蒸，服至一镒，永不骨痛。

菜果

薯蓣：去冷风，头面游风，强筋骨，壮脾胃。

栗：肾虚腰脚无力，日食十颗。栗

楔，治筋骨风痛。

松子：诸风，骨节风。

木部

松叶：风痛脚痹，浸酒服，出汗。

松节：风虚久痹，骨节痛，能燥血中之湿。

杜仲、海桐皮、山茱萸、枸杞子：并主风虚，腰脚痛。

冬青子：浸酒，去风虚。

神木：治周痹偏风，毒风不语。

癫痫

【吐痰】

白梅：擦牙追涎，或加白矾。

皂荚：水浸，揉汁熬膏，入麝摊晒，每以一片化浆水，灌鼻取涎。

【风热惊痰】

草木

钓藤：卒痫，同甘草煎服。

防葵：癫痫狂走者，研末酒服。

莨菪子：癫狂风痫，浸酒煎丸服。

蛇含、紫菀、半夏：并主寒热惊痫瘛疭。

郁金：失心风癫，痰血络聚心窍，同明矾丸。

甘遂：心风癫痫，痰迷心窍，猪心煮食。

黄连：泄心肝火，去心窍恶血。

苦参：童尿煎汁，酿酒饮，主三十年痫。

天门冬：风癫发则作吐，耳鸣引胁

痛，为末酒服。

附子：暗风痫疾，同五灵脂末、猪心血丸服。

苍耳：大风痫疾。

艾叶：癫痫诸风，灸谷道正门当中，随年壮。

茯神、琥珀、雷丸、莽草、蔓荆子、木兰皮：并主风癫惊邪狂走。

芦荟：小儿癫痫。

苏合香：痫痉邪气。

皂荚：搜肝通肺，风痫五种，烧研，同苍耳、密陀僧丸服。

蓖麻仁：五种风痫，用黄连、石膏煮食。

桑白皮：惊痫客忤，泻肺气。

芫荑：小儿虫痫，发则恶症昏搐。同漆灰水服。

鳞介

白花蛇、乌蛇：定痫搐。

玳瑁：热痫。

兽部

羊齿、羊头骨：羊痫。

马齿、马目、马悬蹄、马绳索、野马肉：并马痫。

驴乳：心热气痫。

驴脂：酒服，主狂癫不能语，不识人。

【风虚】

草部

人参：消胸中痰，治惊痫。小儿风痫，同辰砂、蛤粉末、猪心血丸服。

石菖蒲：开心孔，通九窍，出音声。为末，猪心汤日服，治癫痫风疾。

远志：安心志。

天麻：小儿风痫，善惊失志，补肝定风。

蛇床子、芍药、牡丹、女萎：并主惊痫，寒热瘈疭。

当归、芎䓖、地黄：并养血。

果木

酸石榴：小儿痫，酿蝎五枚，泥煅研，乳服五分。

柏实：定痫养血。

虫禽

蜂蜜、鸡子：并痫痓。

白雄鸡及脑：癫邪狂妄。

【中暍】

草谷

水蓼：煮汁灌。

胡麻：炒黑，井水搵灌。

菜果

大蒜：同道中热土捣，水澄服。

瓜蒂：吐之即省。

【泻火益元】

草部

黄芪：伤暑自汗，喘促肌热。

人参：暑伤元气，大汗痿躄，同麦门冬、五味子煎服，大泻阴火，补元气，助金水。

甘草：生泻火，熟补火，与参、芪同为泻火益气之药。

麦门冬：清肺金，降心火，止烦渴咳嗽。

黄芩、知母：泻肺火，滋肾水。

果木

苦茗：同姜煎饮，或醋同饮，主伤暑泻痢。

石南叶：煎服解暑。

乌梅：生津止渴。

西瓜、甜瓜、椰子浆：解暑毒。

湿

【风湿】

草部

羌独活、防风、细辛、麻黄、木贼、浮萍、藁本、芎䓖、蛇床子、黄芪、黄精、葳蕤、秦艽、菖蒲、漏卢、菊花、马先蒿、白蒿、庵䕡、旋覆、豨莶、苍耳、薇衔、蒴藋、石龙芮、茵陈、防己、茜根、忍冬、苏子、南星、草薢、土茯苓、龙常、葱白、薏苡、胡麻、大豆、秦椒、蔓椒、蜀椒红、柏实、松叶、沉香、龙脑、蔓荆、皂荚、枸杞、五加皮、桂枝、伏牛花、厚朴，与苍术、橘皮同除湿病。

虫鳞

蝎：风淫湿痹，炒研入麝香，酒服。

鳝鱼：湿风恶气，作臛食。

脾胃

【劳倦】

草部

甘草：补脾胃，除邪热，益三焦元气，养阴血。

人参：劳倦内伤，补中气，泻邪火。煎膏合姜、蜜服。

黄芪：益脾胃，实皮毛，去肌热，止自汗。

白术：熬膏服良。

苍术：安脾除湿，熬膏作丸散，有四制、八制、坎离、交感诸丸。

柴胡：平肝，引清气自左而上。

升麻：入胃，引清气自右而上。

芍药：泻肝，安脾肺，收胃气。

石斛：厚脾胃，长肌肉。

连翘：脾胃湿热。

菜谷

罗勒、莳萝、马芹：并理元气。

茴香：同生姜炒黄丸服，开胃进食。

果木

大枣：同姜末点服。

虫部

蜂蜜、蚕蛹、乳虫。

鳞介

鳟、鲻、鲸、鳢、鲌、鲫、鲂、鲤、鲈、鳜、鲳、鲨、白鲞、鲙残鱼、比目鱼、虾鳖、淡菜、海蛇。

禽兽

鸡、雉、猪脾舌、狗肉、羊肉、牛肉、牛腥、兔肉。

【虚寒】

▌草部
附子、草豆蔻、高良姜、山姜、廉姜、益智子、荜茇、蒟酱、肉豆蔻

▌菜谷
干姜、生姜、蒜、韭、薤、芥、芜菁、糯米、秋、烧酒。

▌果木
胡椒、毕澄茄、秦椒、蜀椒、吴茱萸、食茱萸、丁香、桂。

【食滞】

▌草部
大黄：荡涤宿食，推陈致新。

地黄：去胃中宿食。

香附、三棱、莪术、木香、柴胡：消谷。

▌果木
杏仁：停食，用巴豆炒过，末服。

橘皮：为末，煎饮代茶。

青皮：盐、醋、酒、汤四制为末，煎服。

柑皮、橙皮、柚皮、木瓜、榅桲、山楂：消肉。

奈子、杨梅、银杏：生食。

槟榔、大腹子、椰子、无漏子、茶、皂荚、蜀椒、胡椒、毕澄茄、茱萸、巴豆：一切生冷硬物。

皂荚、楸白皮、厚朴、乌药、樟材、檀香、桂：食果腹胀，饭丸吞七枚。

▌金石
食盐：酒肉过多胀闷，擦牙漱下，如汤沃雪。

▌介禽
鳖甲、淡菜、海月、白鳝：并消宿食。

鳝头：烧服，去痞症，食不消。

脚气

【风寒湿气】

▌草部
忍冬：脚气筋骨引痛，热酒服末。

高良姜：脚气人晚食不消，欲作吐者，煎服即消。

丹参：风痹足软，渍酒饮。

▌谷菜
芸薹：并主风寒湿痹脚气。

薏苡仁：干湿脚气，煮粥食，大验。

茴香：干湿脚气，为末酒服。

▌果木
杏仁、秦椒、蜀椒、蔓椒、大腹皮：并主风寒湿脚气。

槟榔：风湿脚气冲心，不识人，为末，童尿服。沙牛尿亦可。老人弱人脚气胀满，以豉汁服。

吴茱萸：寒湿脚气，利大肠壅气。冲心，同生姜捣汁服。

乌药：脚气掣痛，浸酒服。

五加皮：风湿脚痛五缓，煮酒饮，或酒制作丸服。

松叶：十二风痹脚气，酿酒尽一剂，便能行远。

乳香：同血竭、木瓜丸服，主久新脚气。

金石

硫黄：牛乳煎。

禽兽

乌雄鸡、牛酥、羊脂、麋脂：并主风湿脚气。

猪肚：烧研酒服。

羊乳、牛乳：调硫黄末服，取汗。

牛皮胶：炒研酒服，寒湿脚气痛立止。

【湿热流注】

草部

木通、防己、泽泻、香薷、荆芥、车前子、海金沙、海藻、大黄、商陆：合小豆、绿豆煮饭食。

牵牛：风毒脚气肠秘，蜜丸日服，亦生吞之。

谷菜

胡麻：腰脚痛痹，炒末，日服至一年，永瘥。

大麻仁：脚气腹痹，浸酒服。肿渴，研汁煮小豆食。

赤小豆：同鲤鱼煮食，除湿热脚气。

马齿苋：脚气浮肿，尿涩，煮食。

百合、竹笋：风热脚气。

果木

木瓜：湿痹，脚气冲心，煎服。枝、叶皆良。

橘皮：脚气冲心，同杏仁丸服。

桃仁：脚气腰痛，为末酒服，一夜即消。

枇杷叶：脚气恶心。

杨梅核仁：湿热脚气。

桑叶及枝：脚气水气，浓煎汁服，利大小肠。

兽部

猪肝、肾、肚：作生食，治老人脚气。

明代《本草品汇精要》所绘药物彩图

【洗渫】

杉材、楠材、樟材、钓樟：并煎水熏洗。

白矾汤、鳖肉：同苍术、苍耳、寻风藤煮汁洗。

【敷贴】

天雄、草乌头：姜汁调，或加大黄、木鳖子末。

白芥子：同白芷末。

皂荚：同小豆末。

蓖麻仁：同苏合香丸贴足心，痛即止。

田螺：脚气攻注，同盐杵，傅股上即定。

木瓜：袋盛踏之。

蜀椒：袋盛踏之。

【熨熏】

麦麸：醋蒸热熨。

蓖麻叶：蒸裹频易。

荆叶：蒸热卧之，取汗。烧烟熏涌泉穴。

针砂：同川乌末炒，包熨。

食盐：蒸热踏之，或擦腿膝后洗之，并良。

咳嗽

【风寒】

草菜

麻黄：发散风寒，解肺经火郁。

细辛：去风湿，泄肺破痰。

白前：风寒上气，能保定肺气，多以温药佐使。久咳唾血，同桔梗、桑白皮、甘草煎服。

百部：止暴嗽，浸酒服。三十年嗽，煎膏服。小儿寒嗽，同麻黄、杏仁丸服。

款冬花：为温肺治嗽要药。

牛蒡根：风寒伤肺壅咳。

飞廉：风邪咳嗽。

生姜：寒湿嗽，烧含之。久嗽，以白饧或蜜煮食。小儿寒嗽，煎汤浴之。

虫鱼

蜂房：小儿咳嗽，烧灰服。

鲫鱼：烧服，止咳嗽。

禽兽

白鸡：卒嗽，煮苦酒服。

鸡子白皮：久咳，同麻黄末服。

羊胰：远年咳嗽，同大枣浸酒服。

【痰湿】

草部

葶苈子：久嗽不止，煮炒研末，同酥煮枣食。三十年呷嗽，同木香熏黄烧烟吸。

葶苈：肺壅痰嗽，同知母、贝母、枣肉丸服。

芫花：卒得痰嗽，煎水煮枣食。有痰，入白糖，少少服。

菜谷

白芥子、蔓菁子：并主痰气咳嗽。

莱菔子：痰气咳嗽，炒研和糖含。上气痰嗽，唾脓血，煎汤服。

莱菔：痨瘦咳嗽，煮食之。

丝瓜：化痰止嗽，烧研，枣肉丸服。

果木

橘皮：痰嗽，同甘草丸服。经年气嗽，同神曲、生姜，蒸饼丸服。

枳壳：咳嗽痰滞。

皂荚：咳嗽囊结。卒寒嗽，烧研，豉汤服。咳嗽上气，蜜炙丸服。又同桂心、干姜丸服。

金石

雄黄：冷痰劳嗽。

介虫

马刀、蛤蜊粉：并主痰嗽。

蚌粉：痰嗽面浮，炒红，甯水入油服。

海蛤、白僵蚕：酒后痰嗽，焙研茶服。

【痰火】

草部

甘草：除火伤肺咳。小儿热嗽，猪胆汁浸炙，蜜丸服。

沙参：益肺气，清肺火，水煎服。

麦门冬：心肺虚热，火嗽，嚼食甚妙，寒多人禁服。

灯笼草：肺热咳嗽喉痛，为末汤服，仍傅喉外。

贝母：清肺消痰止咳，砂糖丸食。又治孕嗽。小儿晬嗽，同甘草丸服。

本草纲目

百病主治药

咳嗽

二九

知母：消痰润肺，滋阴降火。久近痰嗽，同贝母末，姜片蘸食。

射干：老血在心脾间，咳唾气臭。散胸中热气。

谷菜

百合：肺热咳嗽，蜜蒸含之。

果木

杏仁：除肺中风热咳嗽，童尿浸，研汁熬酒丸服。

干柿：润心肺，止热咳。嗽血，蒸熟，参青黛食。

柿霜、余甘子：丹石伤肺咳嗽。

甘蔗汁：虚热咳嗽涕唾，入青粱米煮粥食。

大枣、石蜜、刺蜜、桑叶：并主热咳。

金石

石膏：热盛喘咳，同甘草末服。热嗽痰涌如泉，煅过，醋糊丸服。

五倍子：敛肺降火，止嗽。

【虚劳】

草部

黄芪：补肺泻火，止痰嗽、自汗及咳脓血。

人参：补肺气。肺虚久嗽，同鹿角胶末煎服。化痰止嗽，同明矾丸服。喘嗽有血，鸡子清五更调服。小儿喘嗽，发热自汗，有血，同天花粉服。

五味子：收肺气，止咳嗽，乃火热必用之药。久咳肺胀，同粟壳丸服。久嗽不止，同甘草、五倍子、风化硝末噙。又同甘草、细茶末噙。

紫菀：止咳脓血，消痰益肺。肺伤咳嗽，水煎服。吐血咳嗽，同五味子丸服。久嗽，同款冬花、百部末服。小儿咳嗽，同杏仁丸服。

款冬花：肺热劳咳，连连不绝，涕

唾稠粘，为温肺治嗽之最。痰嗽带血，同百合丸服。以三两烧烟，筒吸之。

地黄：咳嗽吐血，为末酒服。

柴胡：除劳热胸胁痛，消痰止嗽。

牛蒡子：咳嗽伤肺。

果部

桃仁：急劳咳嗽，同猪肝、童尿煮，丸服。

胡桃：润燥化痰。久咳不止，同人参、杏仁丸服。

鳞介

鲫鱼头：烧研服。

鳖：骨蒸咳嗽，同柴胡诸药煮食。

兽部

猪肾：同椒煮食。卒嗽，同干姜煮食，取汗。

猪胰：二十年嗽，浸酒饮。同腻粉煅研服。

猪肺：肺虚咳嗽，麻油炒食。

猪胆：瘦病咳嗽，同人尿、姜汁、橘皮、诃子煮汁服。

羊胰：久嗽，温肺润燥，同大枣浸酒服。

羊肺、羊肉、貓骨、獭肝、阿胶：并主劳咳。

狐 臭

纲目 本草

【内治】

鳝鱼：作臛，空肠饱食，覆取汗，汗出如白胶，从腰脚中出，后以五木汤浴之，慎风一日，每五日一作。

水乌鸡：生水中，形似家鸡，香油入姜汁四两，炒熟，用酒醋三四碗同食，嚼生葱下，被盖出汗，数次断根，不忌口。

【外治】

▌草谷

郁金：鸦、鹊等一切臭。

甘遂：二两为末，掺新杀牙猪肉上，乘热夹之。内服热甘草汤，必大泄，气不可近。

马齿苋：杵团入袋盛，泥裹火烧过，入蜜热夹。

生姜：频擦。

肺痿肺痈

纲目 本草

【排逐】

▌草谷

防己：肺痿咯血，同葶苈末，糯米汤服。肺痿喘咳，浆水煎呷。

桔梗：肺痈，排脓养血，补内漏。仲景治胸满振寒，咽干吐浊唾，久久吐脓血，同甘草煎服，吐尽脓血愈。

芦根：骨蒸肺痿，不能食，同麦门冬、地骨皮、茯苓、橘皮、生姜煎服。

甘草：去肺痿之脓血。久咳肺痿，寒热烦闷，多唾，每以童尿调服一钱。肺痿吐涎沫，头眩，小便数而不咳，肺中冷也，同干姜煎服。

薏苡仁：肺痈，咳脓血，水煎入酒服。煮醋服，当吐血出。

宋佚名《采药图》

果木

橘叶：肺痈，捣汁一盏服，吐出脓血愈。

【补益】

草部

人参：消痰，治肺痿，鸡子清调服。

天门冬：肺痿，咳涎不渴，捣汁入饴、酒，紫菀末丸含。

栝楼：肺痿咳血，同乌梅、杏仁末，猪肺蘸食。

款冬花：劳咳肺痿，同百合末服。

麦门冬：肺痿肺痈，咳唾脓血。

蒺藜子：肺痿唾脓。

五味子、女菀、沙参。

果石

白柿：并润肺止咳。

白石英：肺痿唾脓。

鳞兽

鲫鱼：肺痿咳血，同羊肉、莱菔煮服。

蛤蚧：久咳肺痿，肺痈咯血。

羊肺：久咳肺痿，同杏仁、柿霜、豆粉、真酥、白蜜炙食。

猪肺：肺痿嗽血，蘸薏苡食。

猪胰：和枣浸酒服。

疠疡癜风 纲目 本草

【内治】

草谷

蒺藜：白癜风，每酒服二三钱。

女菀、何首乌：白癜，同苍术、荆芥等分，皂角汁煎膏，丸服。

胡麻油：和酒服。

木鳞

桑枝：同益母草熬膏服。

枳壳：紫癜风。

白花蛇：白癜疠疡斑点，酒浸，同蝎梢、防风末服。

乌蛇：同天麻诸药，浸酒服。

禽兽

白鸽：炒熟，酒服。

猪胰：酒浸蒸食，不过十具。

猪肚：白煮食。

【外治】

草谷

附子：紫白癜风，同硫黄，以姜汁调，茄蒂蘸擦。

白附子：同上。

知母：醋磨涂。

茵陈：洗疠疡。

防己：同浮萍煎，浴擦。

苍耳草、酸草：同水萍。

蒺藜、小麦：烧油涂。

果木

胡桃青皮：并同硫黄擦。或入硇砂、酱汁少许。

杏仁：每夜擦。

薰陆香：同白敛揩。

水石

轻粉：同水银、姜汁擦。

雄黄：身面白驳。

胆矾：同牡蛎、醋，擦赤白癜。

硫黄：同附子、醋，擦疬疡风。同密陀僧。同轻粉、杏仁。同鸡子白。

虫鳞 ————

蜣螂：捣涂白驳，一宿即瘥。

鳝鱼：同蒜汁、墨汁，频涂赤疵。小儿赤疵，刺父足心血贴之，即落。

鳗鲡鱼骨：涂白驳风，即时转色，五七度乃愈。

乌贼鱼骨：磨醋涂。同硫黄、姜汁擦。

虚损

【气虚】

草部 ————

甘草：五劳七伤，一切虚损，补益五脏。大人羸瘦，童尿煮服。小儿羸瘦，炙焦蜜丸服。

人参：五劳七伤，虚而多梦者加之，补中养营。虚劳发热，同柴胡煎服。房劳吐血，独参汤煎服。

黄芪：五劳羸瘦，寒热自汗，补气实表。

五味子：壮水锁阳，收耗散之气。

蛇床子：暖男子阳气、女子阴气。

淫羊藿、狗脊：并主冷风虚劳。

柴胡、秦艽、薄荷：并解五劳七伤虚热。

菜谷 ————

五芝、石耳、韭白、薤白、山药：并补中益气。

大麻子：虚劳内热，大小便不利，水煎服。

果木 ————

柿霜、藕：并补中益元气，厚肠。

莲实：补虚损，交心肾，固精气，利耳目，厚肠胃，酒浸入猪肚煮丸服，或蒸熟蜜丸服，仙方也。

枸杞叶：五劳七伤，煮粥食。

地骨皮：去下焦肝肾虚热。虚劳客热，末服。热劳如燎，同柴胡煎服。虚劳寒热苦渴，同麦门冬煎服。

五加皮：五劳七伤，采茎叶末服。

冬青：风热，浸酒服。

沉香：补脾胃、命门。

桂：补命门营卫。

石虫 ————

云母粉：并主五劳七伤虚损。

五色石脂：补五脏。

白石英、紫石英：补心气下焦。

枸杞虫：起阳益精，同地黄丸服。

蚕蛹：炒食，治劳瘦，杀虫。

海蚕：虚劳冷气，久服延年。

鳞介禽兽 ————

鲫鱼、鲥鱼、鳜鱼、鳖肉、鸡肉：炙食。

犬肉、牛肉、牛肚：作脍生食。

狗肾：产后肾劳，如疟体冷。

猪肚：同人参、粳米、姜、椒煮食，补虚。

【血虚】

‖ 草木

地黄：男子五劳七伤，女子伤中失血。同人参、茯苓熬，琼玉膏。酿酒、煮粥皆良。面炒研末酒服，治男女诸虚积冷，同菟丝子丸服。

麦门冬：五劳七伤客热。男女血虚，同地黄熬膏服。

泽兰：妇人频产劳瘦，丈夫面黄，丸服。

黄柏：下焦阴虚，同知母丸服，或同糯米丸服。

‖ 兽部

羊肉：益产妇。

羊脂：产后虚赢，地黄汁、姜汁、白蜜煎服。

羊肝：同枸杞根汁作羹食。

羊胃：久病虚赢，同白术煮饮。

【精虚】

‖ 草木

肉苁蓉：五劳七伤，茎中寒热痛，强阴益精髓。同羊肉煮食。

覆盆子：益精强阴，补肝明目。每旦水服三钱，益男子精，女人有子。

何首乌：益精血气，久服有子，服食有方。

‖ 兽部

羊肾：虚劳精竭，作羹食。五劳七伤，同肉苁蓉煮羹食。虚损劳伤，同白术煮粥饮。

鹿茸：虚劳洒洒如疟，四肢酸痛，腰脊痛，小便数，同当归丸服。同牛膝丸服。

不眠

【清热】

‖ 草部

灯心草：夜不合眼，煎汤代茶。

半夏：阳盛阴虚，目不得瞑，同秫米，煎以千里流水，炊以苇火，饮之即得卧。

地黄：助心胆气。

麦门冬：除心肺热，安魂魄。

‖ 谷菜

秫米、大豆：日夜不眠，以新布火炙熨目，并蒸豆枕之。

干姜：虚劳不眠，研末二钱，汤服取汗。

‖ 果木

乌梅、椰榆：并令人得睡。

榆荚仁：作糜羹食，令人多睡。

酸枣：胆虚烦心不得眠，炒熟为末，竹叶汤下，或加人参、茯苓、白术、甘草，煎服。或加人参、辰砂、乳香，丸服。

大枣：烦闷不眠，同葱白煎服。

乳香：治不眠，入心活血。

‖ 虫禽

蜂蜜、白鸭：煮汁。

阴痿

【湿热】

草菜

天门冬、麦门冬、知母、石斛：并强阴益精。

车前子：男子伤中。养肺强阴，益精生子。

葛根：起阴。

丝瓜汁：阴茎挺长，肝经湿热也，调五倍子末傅之，内服小柴胡加黄连。

金石

丹砂：同茯苓丸服。

【虚弱】

草部

人参：益肺肾元气，熬膏。

黄芪：益气利阴。

甘草：益肾气内伤，令人阴不痿。

熟地黄：滋肾水，益真阴。

肉苁蓉：茎中寒热疼痒，强阴，益精气，多子。男子绝阳不生，女子绝阴不产，壮阳，日御过倍，同羊肉煮粥食之。

锁阳：益精血，大补阴气，润燥治痿，功同苁蓉。

何首乌：长筋骨，益精髓，坚阳道，令人有子。

远志：益精强志，坚阳道，利丈夫。

巴戟天：同上。

附子、天麻：益气长阴，助阳强筋。

蓬蘽：益精长阴，令人坚强有子。

覆盆子：强阴健阳，男子精虚阴痿，酒浸为末，日服三钱，能令坚长。

菟丝子：强阴，坚筋骨，茎寒精出。

蛇床子：主阴痿，久服令人有子，益女人阴气，同五味、菟丝，丸服。

五味子：强阴，益男子精，壮水镇阳，为末酒服，尽一斤，可御十女。

补骨脂：主骨髓伤败肾冷，通命门，暖丹田，兴阳事，同胡桃诸药丸服。

菜果

山药：益气强阴。

韭、薤：归肾壮阳。

葫：温补。

胡桃：阳痿，同补骨脂、蜜丸服。

吴茱萸：女子阴冷，嚼细纳人，良久如火。

木部

枸杞：补肾强阴。

白棘：丈夫虚损，阴痿精出。

虫鱼

鲤鱼胆：同雄鸡肝丸服。

虾米：补肾兴阴，以蛤蚧、茴香、盐治之良。

禽兽

雀肉：冬月食之，起阳道，秘精髓。

牡狗阴茎：伤中阴痿，令强热生子。

消渴

【生津润燥】

草部

栝楼根：为消渴要药，煎汤、作粉、熬膏皆良。

白芍药：同甘草煎服，日三，渴十年者亦愈。

兰叶：生津止渴，除陈气。

芭蕉根汁：日饮。

牛蒡子、葵根：消渴，小便不利，煎服；消中尿多，亦煎服。

谷菜

青粱米、粟米、麻子仁：煮汁。

蔓菁根、竹笋、生姜：鲫鱼胆和丸服。

果木

乌梅：止渴生津，微研水煎，入豉再煎服。

椑柿：止烦渴。

禽兽

煮鸡汤：澄清饮，不过三只。

煮猪汤：澄清日饮。

【降火清金】

草部

麦门冬：心肺有热，同黄连丸服。

浮萍：捣汁服，同栝楼根丸服。

紫葛：产后烦渴，煎水服。

款冬花：消渴喘息。

谷菜

小麦：作粥饭食。

薏苡仁：煮汁。

大豆苗：酥炙末服。

赤小豆：煮汁。

豌豆：淡煮。

冬瓜：利小便，止消渴，杵汁饮。干瓢煎汁。苗、叶、子俱良。

果木

桑白皮：煮汁。

地骨皮、荆沥、竹沥：日饮。

竹叶、茯苓：上盛下虚，火炎水涸，消渴，同黄连等分，天花粉糊丸服。

虫兽

蚕茧：煮汁饮。

蚕蛹：煎酒服。

田螺：浸水饮。

蜗螺、蚬：浸水饮。

雄猪胆：同定粉丸服。

牛胆：除心腹热渴。

【补虚滋阴】

草部

地黄、知母、葳蕤：止烦渴，煎汁饮。

人参：生津液，止消渴，为末，鸡子清调服。同栝楼根，丸服。同粉草、猪胆汁，丸服。同葛粉、蜜，熬膏服。

黄芪：诸虚发渴，生痈或痈后作渴，同粉草半生半炙末服。

香附：消渴累年，同茯苓末，日服。

牛膝：下虚消渴，地黄汁浸曝，为丸服。

五味子：生津补肾。

菟丝子：煎饮。

蔷薇根：水煎。

谷菜果木

糯米粉：作糜一斗食，或绞汁和蜜服。

韭菜：淡煮，吃至十斤效。

藕汁、椰子浆、栗壳：煮汁服。

枸杞、桑葚：单食。

石鳞禽兽

礜石、石钟乳、蛤蚧、鲤鱼、嘉鱼、鲫鱼：酿茶煨食，不过数枚。

鹅：煮汁。

白雄鸡、黄雌鸡：煮汁。

白鸽：切片，同土苏煎汁，咽之。

雄猪肚：煮汁饮。仲景方：黄连、知母、麦门冬、栝楼根、粱米同蒸，丸服。

猪脊骨：同甘草、木香、石莲、大枣煎服。

猪肾、羊肾：下虚消渴。

羊肚：胃虚消渴。

羊肺、羊肉：同瓠子、姜汁、白面煮食。

牛胃、牛髓、牛脂：同栝楼汁，熬膏服。

牛脑、水牛肉、牛鼻：同石燕，煮汁服。

兔及头骨：煮汁服。

眼 目

【赤肿】

草部

黄连：消目赤肿，泻肝胆心火，不可久服。赤目痛痒，出泪羞明，浸鸡子白点。蒸人乳点。同冬青煎点。同干姜、杏仁煎点。水调贴足心。烂弦风赤，同人乳、槐花、轻粉蒸熨。风热盲翳，羊肝丸服。

黄芩：消肿赤瘀血。

芍药：目赤涩痛，补肝明目。

葳蕤：目痛眦烂泪出，赤目涩痛，同芍药、当归、黄连煎洗。

薄荷：去风热。烂弦，以姜汁浸研，泡汤洗。

荆芥：头目一切风热疾，为末酒服。

防己：目睛暴痛，酒洗三次，末服。

菖蒲：诸般赤目，捣汁熬膏点之。同盐，敷挑针。

地黄：血热，睡起目赤，煮粥食。暴赤痛，小儿蓐内目赤，并贴之。

地肤子：风热赤目，同地黄作饼，晒研服。

苦参、细辛：并明目，益肝胆，止风眼下泪。

黄芪、连翘：又洗烂弦。

五味子：同蔓荆子煎。

覆盆草汁：滴风烂眼，去虫。

狗尾草：戛赤目，去恶血。

谷菜

豆腐：热贴。

黑豆：袋盛泡热，互熨数十次。

生姜：目暴赤肿，取汁点之。

干姜：目睛久赤，及冷泪作痒，泡汤洗之。取粉点之，尤妙。末，贴足心。

果部

西瓜：日干，末服。

梨汁：点弩肉。赤目，入腻粉、黄连末。

甘蔗汁：合黄连煎，点暴赤肿。

杏仁：同古钱埋之，化水点目中赤脉。同腻粉，点小儿血眼。油烧烟，点胎赤眼。

木部

黄柏：目热赤痛，泻阴火。时行赤目，浸水蒸洗。婴儿赤目，浸人乳点。

栀子：目赤热痛，明目。

枸杞根皮：洗天行赤目。

槐花：退目赤。胎赤，以枝磨铜器汁涂之。

丁香：百病在目，同黄连煎乳点之。

蕤核仁：和胡粉、龙脑，点烂赤眼。

桑叶：赤目涩疼，为末，纸卷烧烟熏鼻中。

水部

热汤：沃赤目。

金石

玛瑙：熨赤烂。

水精、玻璃：熨热肿。

介部

田螺：入盐化汁，点肝热目赤。入黄连、珍珠，止目痛。入铜绿，点烂眼。

蚌：赤目、目暗，入黄连，取汁点。

禽兽

乌鸡胆、鸭胆、鸡子白：并点赤目。

鸡卵白皮：风眼肿痛，同枸杞白皮嗜鼻。

鸡冠血：点目泪不止。

驴乳：浸黄连，点风热赤目。

猪胆、犬胆、羊胆：蜜蒸九次。熊胆：并点赤目。

【昏盲】

草部

人参：益气明目。酒毒目盲，苏木汤调末服。小儿惊后，瞳仁不正，同阿胶煎服。

黄精：补肝明目，同蔓荆子九蒸九晒为末，日服之。

玄参：补肾明目。赤脉贯瞳，猪肝蘸末服。

当归：内虚目暗，同附子丸服。

地黄：补阴，主目眈眈无所见。补肾明目，同椒红丸服。

麦门冬：明目轻身，同地黄、车前丸服。

决明子：除肝胆风热，淫肤赤白膜，青盲。益肾明目，每旦吞一匙，百日后夜见物光。补肝明目，同蔓菁酒煮为末，日服。积年失明，青盲雀目，为末，米饮服。或加地肤子丸服。

营实：目热暗，同枸杞子、地肤子丸服。

淫羊藿：病后青盲，同淡豉煎服。小儿雀目，同蚕蛾、甘草、射干末，入羊肝内煮食。

天麻、芎䓖、萆薢：并补肝明目。

菊花：风热，目疼欲脱，泪出，养目去盲，作枕明目。叶同。

五味子：补肾明目，收瞳子散。

覆盆子：补肝明目。

龙脑薄荷：暑月目昏，取汁点之。

柴胡：目暗，同决明子末，人乳和傅目上，久久目视五色。

谷菜

大豆：肝虚目暗，牛胆盛之，夜吞三七粒。

葱白：归目益精，除肝中邪气。

葱实：煮粥食，明目。

芥子：雀目，炒末，羊肝煮食。掭入目中，去翳。

果部

梅核仁、胡桃：并明目。

石蜜：明目，去目中热膜，同巨胜子丸服。

木部

桂、辛夷、枳实、山茱萸：并明目。

沉香：肾虚目黑，同蜀椒丸服。

槐子：久服除热明目除泪，煮饮，或入牛胆中风干吞之。或同黄连末丸服。

五加皮：明目。浸酒，治目僻目瞤。

黄柏：目暗，每旦含洗，终身无目疾。

金石

丹砂：目昏内障，神水散大，同慈石、神曲丸服。

食盐：洗目，明目止泪。

虫介鳞部

蜂蜜：目肤赤胀。肝虚雀目，同蛤粉、猪肝煮食。

蚌粉：雀目夜盲，同猪肝、米泔煮食，与夜明砂同功。

玳瑁：迎风目泪，肝肾虚热也。同羚羊角、石燕子末服。

鲫鱼：热病目雀，作鲙食，弩肉，贴之。

鲤鱼脑：和胆，点青盲。

禽兽

雄鸡胆：目为物伤，同羊胆、鲤鱼胆点。

乌鸡肝：风热目暗，作羹食。

猪肝：补肾明目。雀目，同海螵蛸、黄蜡煮食。同石决明、苍术末煮食。

牛肝：补肝明目。

犬胆：肝虚目暗，同萤火末点。目中脓水，上伏日酒服。

牛胆：明目，酿槐子吞。酿黑豆吞。和柏叶、夜明砂丸服。

鹿茸：补虚明目。

口舌

【舌胀】

草谷

甘草：木强肿胀塞口，不治杀人，浓煎噙漱。

芍药：同甘草煎。

蓖麻油：燃熏。

赤小豆：同醋。

木部

龙脑香：伤寒舌出数寸，掺之随消。

冬青叶：舌胀出口，浓煎浸之。

黄柏：浸竹沥。

虫鳞禽兽

五倍子：并掺之。

白僵蚕：或加黄连。

蜂房：炙。

鲫鱼头：烧。

鸡冠血：中蜈蚣毒，舌胀出口，浸之咽下。

羊乳、牛乳：饮。

【强痹】

雄黄：中风舌强，同荆芥末，豆淋酒服。

乌药：因气舌麻。

皂荚、矾石：并擦痰壅舌麻。

人参：主气虚舌短。

黄连、石膏：主心热舌短。

【舌苦】

柴胡、黄芩、苦参、黄连、龙胆：泻胆。

麦门冬：清心。

耳

纲目　本草

【补虚】

草谷

熟地黄、当归、肉苁蓉、菟丝子、枸杞子：肾虚耳聋，诸补阳药皆可通用。

黄芪、白术、人参：气虚聋鸣，诸补中药皆可通用。

百合：为末，日服。

果木

干柿：同粳米、豆豉煮粥，日食，治聋。

茯苓：卒聋，黄蜡和嚼。

禽兽

鸡子：作酒，止耳鸣。和蜡炒食，治聋。

猪肾：煮粥，治聋。

羊肾：补肾治聋。脊骨，同慈石、白术诸药煎服。

【耳痛】

草木

连翘、柴胡、黄芩、龙胆、鼠粘子、商陆：塞。

蓖麻子：并涂。

菖蒲：作末炒罨，甚效。

茱萸：同大黄、乌头末，贴足心，引热下行，止耳鸣耳痛。

石部

炒盐：枕。

虫兽

桑螵蛸：灰掺。

麝香：通窍。

【聤耳】

草木

白附子：同羌活、猪羊肾煨食。

附子、红蓝花：同矾末。

败酱、狼牙、蒲黄、桃仁：炒。

杏仁：炒。

兽部

犬胆：同矾塞。

面

【瘢痕】

蒺藜：洗。

葵子：涂。

马齿苋：洗。

大麦麸：和酥傅。秋冬用小麦麸。

冬青子及木皮灰：入面脂。

真玉：摩面。

马蔺根：洗。

鸡子黄：炒黑拭之。

羊髓、獭髓、牛髓、牛酥：并灭瘢痕。

【面疮】

■ 草部

蓖麻子：肺风面疮，同大枣、瓦松、白果、肥皂为丸，日洗。

何首乌：洗。

牵牛：涂。

蛇床子：同轻粉。

■ 谷菜果木

白米：并涂小儿面上甜疮。

丝瓜：同牙皂烧，擦面疮。

枇杷叶：茶服，治面上风疮。

桃花：面上黄水疮，末服。

杏仁：鸡子白和涂。

银杏：和糟嚼涂。

柳絮：面上脓疮，同腻粉涂。

柳叶：洗面上恶疮。

■ 土石

盐汤：搨面上恶疮。

■ 虫鳞

乌蛇：烧。并涂面疮。

鲫鱼头：烧，和酱汁，涂面上黄水疮。

鼻

【窒息】

【内治】

■ 草菜

白微：肺实鼻塞，不知香臭，同贝母、款冬、百部为末服。

小蓟：煎服。

■ 果木

干柿：同粳米煮粥食。

毕澄茄：同薄荷、荆芥丸服。

槐叶：同葱、豉煎服。

■ 鳞兽

蛇肉：肺风鼻塞。

羊肺：鼻息，同白术、肉苁蓉、干姜、芎䓖为末，日服。

【外治】

细辛：鼻齆，不闻香臭，时时吹之。

瓜蒂：吹之。或加白矾，或同细辛、

麝香，或同狗头灰。

皂荚、麻鞋灰、礬石、麝香：并吹。

蒺藜：同黄连煎汁，灌入鼻中，嚏出息肉如蛹。

菖蒲：同皂荚末塞。

蓖麻子：同枣塞，一月闻香臭。

雄黄：一块塞，不过十日，自落。

【鼻痛】

石硫黄：搽。

酥、羊脂：并涂之。

【赤齄】

【内治】

使君子：酒齄面疮，以香油浸润，卧时嚼三五个，久久自落。

苍耳叶：酒蒸焙研服。

栀子：鼻齄面疮，炒研，黄蜡丸服。同枇杷叶为末，酒服。

橘核：鼻赤酒齄，炒研三钱，同胡桃一个，擂酒服。

【外治】

蜀葵花：夜涂旦洗。

牵牛：鸡子白调，夜涂旦洗。

银杏：同酒糟嚼傅。

硫黄：同枯矾末，茄汁调涂。或加黄丹，或加轻粉。

槟榔：同硫黄、龙脑涂，仍研蓖麻、酥油搽。

大枫子：同硫黄、轻粉、木鳖子涂。

雄黄：同硫黄、水粉，乳汁调敷，不过三五次。或同黄丹。

须发

【发落】

草部

骨碎补：病后发落，同野蔷薇枝煎刷。

香薷：小儿发迟，同猪脂涂。

茉莉花：蒸油。

蓬藟子：榨汁。

芭蕉油、蓖麻子、金星子、兰草、蕙草、昨叶何草：并浸油梳头，长发令黑。

谷菜

胡麻油及叶、大麻子及叶：并沐日梳，长发。

公英、旱莲：并揩牙乌须。

生姜：擦。

莴苣子、白苋子油、芸薹子油。

果木

枣根：蒸汁。

蜀椒：浸酒。

皂荚：地黄、姜汁炙研，揩牙乌须。

桑葚：浸水。并涂头，生毛发。

桐叶：同麻子煮米泔，沐发则长。连子蒸取汁，沐发则黑。

桑白皮：同柏叶，沐发不落。

禽兽

鸡子白、猪胆：沐头解腪。

犬乳：涂赤发。

【生眉】

草谷

香附：长须眉。

苦参、仙茅：大风，眉发脱落。

昨叶何草：生眉发膏为要药。

半夏：眉发堕落，涂之即生。茎涎同。

菜木

芥子：同半夏、姜汁。蔓菁子：醋和，并涂。

生姜：擦。

柳叶：同姜汁，擦眉落。

金石

雄黄：和醋涂。

跌仆折伤

【内治活血】

大黄：同当归煎服。或同桃仁。

刘寄奴：同玄胡索、骨碎补，水煎服。

土当归：煎酒服。或同葱白、荆芥，水煎服。

三七：磨酒。

虎杖：煎酒。

蒲黄：酒服。

何首乌：同黑豆、皂角等丸服，治损宽筋。

黑大豆：煮汁频饮。

生姜：汁，同香油，入酒。

补骨脂：同茴香、辣桂末，酒服。

干藕：同茴香末，日服。

荷叶：烧研，童尿服，利血甚效。

白蔹苣子：同乳香、乌梅、白术服，止痛。

胡桃：擂酒。

杏枝、松节、白杨皮：并煎酒服。

羊角：砂糖水炒焦，酒服，止痛。

雄鸡血：和酒热饮至醉，痛立止也。

鲍鱼：煎服，主损伤，瘀血在四肢不收者。

麻油：入酒服，烧热地卧之，觉即疼肿俱消。

猪肉：伤损血在胸膈不食者，生剉，温水送下一钱，即思食。

【外治散瘀接骨】

大黄：姜汁调涂，一夜变色。

糯米：寒食浸至小满，晒研，如用，水调涂之。

白杨皮：血沥在骨肉间，痛不可忍，杂五木煎汤服之。

乌鸡：一切折伤，兽触胸腹者，连毛捣烂醋和，隔布揾之，待振寒欲吐，徐取下，再上。

牛马血：折伤垂死，破牛或马腹纳入，浸热血中，即愈。

地黄：炒热杵泥。

麦麸：醋炒。

麦面：水和，并服。

稗草、绿豆粉：炒紫。

豆黄、豆腐：贴，频易。

酒糟、葱白：煨。

萝卜、生姜：同葱白、面炒。汁，同

酒调面。

桃仁、李核仁、肥皂：醋调。

桑白皮：煎膏。

鳖肉：生捣。

龟肉、摄龟：并生捣。

羊脂、野驼脂、犛牛酥、牛髓、猪髓：并摩。

猪肉：炙贴。

牛肉：炙贴。

栗子：筋骨断碎，瘀血肿痛，生嚼涂之，有效。

蟹肉：筋骨折伤断绝，连黄捣泥，微纳罥，筋即连也。

母猪蹄：煮，洗伤挞诸败疮。

五灵脂：骨折肿痛，同白及、乳、没，油调涂。接骨，同茴香，先傅乳香，次涂小米粥，乃上药，帛裹木夹，三五日效。

狗头骨：接骨，烧研，热醋调涂。

牛蹄甲：接骨，同乳、没烧研，黄米糊和傅。

小儿初生诸病 <small>纲目 本草</small>

【便闭】

胡麻油：初生大小便不通，入芒硝少许，煎沸，徐灌即通。

甘草：同枳壳煎水灌。

葱白：尿不通，煎乳灌之。

【吐乳】

莪术：同绿豆煎乳，调牛黄服。

【行迟】

五加皮：同木瓜末服。

【流涎】

半夏：同皂荚子仁，姜汁丸服。

桑白皮汁：涂。

天南星：水调贴足。

【夜啼】

当归：胎寒好啼，日夜不止，焙研，乳和灌。

刘寄奴：同地龙为末服。

胡粉：水服三豆。

硫黄：同黄丹煅，埋过，丸服。

牛黄：乳汁化豆许灌。

巴豆：［时珍曰］小儿夜啼，多是停乳腹痛，余每以蜡匦巴豆药一二丸服之，屡效。

【囟陷】

乌鸡骨：同地黄末服。

半夏：涂足心。

【囟肿】

黄柏：水和，贴足心。

【项软】

附子：同南星贴。

李时珍曰：天造地化而草木生焉。刚交于柔而成根荄，柔交于刚而成枝干。叶萼属阳，华实属阴。由是草中有木，木中有草。得气之粹者为良，得气之戾者为毒。故有五形焉，金、木、水、火、土。五气焉，香、臭、臊、腥、膻。五色焉，青、赤、黄、白、黑。五味焉，酸、苦、甘、辛、咸。五性焉，寒、热、温、凉、平。五用焉，升、降、浮、沉、中。

草部

本草

纲目

甘草

本经上品

[释名] 蜜甘、国老。[弘景曰]国老即帝师之称，虽非君而为君所宗，是以能安和草石而解诸毒也。[甄权曰]诸药中甘草为君，治七十二种乳石毒，解一千二百般草木毒，调和众药有功，故有国老之号。

[集解] [李时珍曰]按沈括《笔谈》云：《本草注》，引《尔雅》蘦大苦之注为甘草者，非矣。郭璞之注，乃黄药也，其味极苦，故谓之大苦，非甘草也。甘草枝叶悉如槐，高五六尺，但叶端微尖而糙涩，似有白毛，结角如相思角，作一本生，至熟时角拆，子扁如小豆，极坚，齿啮不破，今出河东西界。寇氏《衍义》亦取此说，而不言大苦非甘草也。以理度之，郭说形状殊不相类，沈说近之。今人惟以大径寸而结紧断纹者为佳，谓之粉草。其轻虚细小者，皆不及之。刘绩《霏雪录》，言安南甘草大者如柱，土人以架屋，不识果然否也？

根

【修治】 [时珍曰]方书炙甘草皆用长流水蘸湿炙之，至熟刮去赤皮，或用浆水炙熟，未有酥炙、酒蒸者。大抵补中宜炙用，泻火宜生用。

【气味】 甘，平，无毒。

【主治】 五脏六腑寒热邪气，坚筋骨，长肌肉，倍气力，金疮尰，解毒。久服轻身延年。（《本经》。尰音时勇切，肿也）

温中下气，烦满短气，伤脏咳嗽，止渴，通经脉，利血气，解百药毒，为九土之精，安和七十二种石，一千二百种草。（《别录》）

主腹中冷痛，治惊痫，除腹胀满，补益五脏，肾气内伤，令人阴不痿，主妇人血沥腰痛，凡虚而多热者加用之。（甄权）

安魂定魄，补五劳七伤，一切虚损，惊悸烦闷健忘，通九窍，利百脉，益精养气，壮筋骨。（《大明》）

生用泻火热，熟用散表寒，去咽痛，除邪热，缓正气，养阴血，补脾胃，润肺。（李杲）

吐肺痿之脓血，消五发之疮疽。（好古）

解小儿胎毒惊痫，降火止痛。（时珍）

稍

【主治】 生用治胸中积热，去茎中痛，加酒煮玄胡索、苦楝子尤妙。（元素）

头

【主治】 生用能行足厥阴、阳明二经

污浊之血，消肿导毒。（震亨）

主痈肿，宜入吐药。（时珍）

【发明】［震亨曰］甘草味甘，大缓诸火，黄中通理，厚德载物之君子也。欲达下焦，须用梢子。

［杲曰］甘草气薄味厚，可升可降，阴中阳也。阳不足者，补之以甘。甘温能除大热，故生用则气平，补脾胃不足而大泻心火；炙之则气温，补三焦元气而散表寒，除邪热，去咽痛，缓正气，养阴血。凡心火乘脾，腹中急痛，腹皮急缩者，宜倍用之。其性能缓急，而又协和诸药，使之不争。故热药得之缓其热，寒药得之缓其寒，寒热相杂者用之得其平。

［时珍曰］甘草外赤中黄，色兼坤离；味浓气薄，资全土德。协和群品，有元老之功；普治百邪，得王道之化。赞帝力而人不知，敛神功而己不与，可谓药中之良相也。然中满、呕吐、酒客之病，不喜其甘；而大戟、芫花、甘遂、海藻，与之相反。是亦迂缓不可以救昏昧，而君子尝见嫉于宵人之意欤？

［颂曰］按孙思邈《千金方》论云：甘草解百药毒，如汤沃雪。有中乌头、巴豆毒，甘草入腹即定，验如反掌。方称大豆汁解百药毒，予每试之不效，加入甘草为甘豆汤，其验乃奇也。又葛洪《肘后备急方》云：席辩刺史尝言岭南俚人解蛊毒药，并是常用之物，畏人得其法，乃言三百头牛药，或言三百两银药。久与亲狎，乃得其详。凡饮食时，先取炙熟甘草一寸，嚼之咽汁，若中毒随即吐出。仍以炙甘草三两，生姜四两，水六升，煮二升，日三服。或用都淋藤、黄藤二物，酒煎温常服，则毒随大小溲出。又常带甘草数寸，随身备急。若经含甘草而食物不吐者，非毒物也。

伤寒咽痛少阴证。甘草汤主之。用甘草二两，蜜水炙，水二升，煮一升半，服五合，日二服。（张仲景《伤寒论》）

小儿遗尿。大甘草头煎汤，夜夜服之。（《危氏得效方》）

小儿羸瘦。甘草三两，炙焦为末，蜜丸绿豆大。每温水下五丸，日二服。（《金匮玉函》）

阴头生疮。蜜煎甘草末，频频涂之神效。（《千金方》）

阴下湿痒。甘草煎汤，日洗三五度。（《古今录验》）

代指肿痛。甘草煎汤渍之。（《千金方》）

汤火灼疮。甘草煎蜜涂。（《李楼奇方》）

肺热喉痛有痰热者。甘草炒二两，桔梗米泔浸一夜一两，每服五钱，水一钟半，入阿胶半片，煎服。（钱乙《直诀》）

肺痿多涎。肺痿吐涎沫，头眩，小便数而不咳者，肺中冷也，甘草干姜汤温之。甘草炙四两，干姜炮二两，水三升，煮一升五合，分服。（张仲景《金匮要略》）

肺痿久嗽涕唾多，骨节烦闷，寒热。以甘草三两炙，捣为末。每日取小便三合，调甘草末一钱，服之。（《广利方》）

小儿热嗽。甘草二两，猪胆汁浸五宿，炙研末，蜜丸绿豆大，食后薄荷汤下十丸。名凉膈丸。（《圣惠方》）

初生便闭。甘草、枳壳煨各一钱，水半盏煎服。（《全幼心鉴》）

大人羸瘦。甘草三两炙，每日以小便煮三四沸，顿服之，良。（《外台秘要》）

黄耆

本经上品

【释名】 ［时珍曰］耆，长也。黄耆色黄，为补药之长，故名。今俗通作黄芪。

【集解】 ［时珍曰］黄耆叶似槐叶而微尖小，又似蒺藜叶而微阔大，青白色。开黄紫花，大如槐花。结小尖角，长寸许。根长二三尺，以紧实如箭竿者为良。嫩苗亦可煠淘茹食。

【修治】 ［时珍曰］今人但捶扁，以蜜水涂炙数次，以熟为度。亦有以盐汤润透，器盛，于汤瓶蒸熟切用者。

 根

【气味】 甘，微温，无毒。

【主治】 痈疽久败疮，排脓止痛，大风癞疾，五痔鼠瘘，补虚，小儿百病。（《本经》）

妇人子脏风邪气，逐五脏间恶血，补丈夫虚损，五劳羸瘦，止渴，腹痛泄痢，益气，利阴气。（《别录》）

主虚喘，肾衰耳聋，疗寒热，治发背，内补。（甄权）

助气壮筋骨，长肉补血，破症癖，瘰疬瘿赘，肠风血崩，带下赤白痢，产前后一切病，月候不匀，痰嗽，头风热毒赤目。（《日华》）

治虚劳自汗，补肺气，泻肺火心火，实皮毛，益胃气，去肌热及诸经之痛。（元素）

主太阴疟疾，阳维为病苦寒热，督脉为病逆气里急。（好古）

【发明】 ［元素曰］黄耆甘温纯阳，其用有五：补诸虚不足，一也；益元气，二也；壮脾胃，三也；去肌热，四也；排脓止痛，活血生血，内托阴疽，为疮家圣药，五也。

［好古曰］黄耆治气虚盗汗，并自汗及肤痛，是皮表之药；治咯血，柔脾胃，是中州之药；治伤寒尺脉不至，补肾脏元气，是里药，乃上中下内外三焦之药也。

［嘉谟曰］人参补中，黄耆实表。凡内伤脾胃，发热恶寒，吐泄怠卧，胀满痞塞，神短脉微者，当以人参为君，黄耆为臣；若表虚自汗亡阳，溃疡痘疹阴疮者，当以黄耆为君，人参为臣，不可执一也。

附方

小便不通。绵黄耆二钱，水二盏，煎一盏，温服。小儿减半。（《总微论》）

尿血沙淋，痛不可忍。黄耆、人参等分，为末。以大萝卜一个，切一指厚大、四五片，蜜二两，淹炙令尽，不令焦，点末食无时，以盐汤下。（《永类方》）

阴汗湿痒。绵黄耆，酒炒为末，以

熟猪心点吃妙。（《赵真人济急方》）

咳嗽脓血咽干，乃虚中有热，不可服
凉药。以好黄耆四两，甘草一两，为末。
每服二钱，点汤服。（《席延赏方》）

【主治】疗渴及筋挛，痈肿疽疮。
（《别录》）

|释名| 王连、支连。［时珍曰］其根连珠而色黄，故名。

|集解| ［时珍曰］黄连，汉末《李
当之本草》，惟取蜀郡黄肥而坚者为善。
唐时以澧州者为胜。今虽吴、蜀皆有，惟
以雅州、眉州者为良。药物之兴废不同如
此。大抵有二种：一种根粗无毛有珠，如
鹰鸡爪形而坚实，色深黄；一种无珠多毛
而中虚，黄色稍淡。各有所宜。

【修治】［时珍曰］五脏六腑皆有
火，平则治，动则病，故有君火相火之说，
其实一气而已，黄连入手少阴心经，为治
火之主药：治本脏之火，则生用之；治肝
胆之实火，则以猪胆汁浸炒；治肝胆之虚
火，则以醋浸炒；治上焦之火，则以酒炒；
治中焦之火，则以姜汁炒；治下焦之火，则
以盐水或朴硝炒；治气分湿热之火，则以
茱萸汤浸炒；治血分块中伏火，则以干漆
水炒。诸法不独为之引导，盖辛热能制其
苦寒，咸寒能制其燥性，在用者详酌之。

【气味】苦，寒，无毒。

【主治】热气，目痛眦伤泣出，明
目，肠澼腹痛下痢，妇人阴中肿痛。久服

令人不忘。（《本经》）

主五脏冷热，久下泄澼脓血，止消
渴大惊，除水利骨，调胃厚肠益胆，疗口
疮。（《别录》）

治五劳七伤，益气，止心腹痛，惊悸
烦躁，润心肺，长肉止血，天行热疾，止
盗汗并疮疥。猪肚蒸为丸，治小儿疳气，
杀虫。（《大明》）

治郁热在中，烦躁恶心，兀兀欲吐，
心下痞满。（元素）

主心病逆而盛，心积伏梁。（好古）

去心窍恶血，解服药过剂烦闷及巴豆、轻粉毒。（时珍）

【发明】［好古曰］黄连苦燥，苦入心，火就燥。泻心者其实泻脾也，实则泻其子也。

［刘完素曰］古方以黄连为治痢之最。盖治痢惟宜辛苦寒药，辛能发散开通郁结，苦能燥湿，寒能胜热，使气宣平而已。诸苦寒药多泄，惟黄连、黄柏性冷而燥，能降火去湿而止泻痢，故治痢以之为君。

［杲曰］诸痛痒疮疡，皆属心火。凡诸疮宜以黄连、当归为君，甘草、黄芩为佐。凡眼暴发赤肿，痛不可忍者，宜黄连、当归以酒浸煎之。宿食不消，心下痞满者，须用黄连、枳实。

［弘景曰］俗方多用黄连治痢及渴，道方服食长生。

［慎微曰］刘宋王微黄连赞云：黄连味苦，左右相因。断凉涤暑，阐命轻身。缙云昔御，飞跸上旻。不行而至，吾闻其人。又梁江淹黄连颂云：黄连上草，丹砂之次。御孽辟妖，长灵久视。骖龙行天，驯马匝地。鸿飞以仪，顺道则利。

［时珍曰］《本经》《别录》并无黄连久服长生之说，惟陶弘景言道方久服长生。《神仙传》载封君达、黑穴公，并服黄连五十年得仙。窃谓黄连大苦大寒之药，用之降火燥湿，中病即当止。岂可久服，使肃杀之令常行，而伐其生发冲和之气乎？《素问》载岐伯言：五味入胃，各归所喜攻。久而增气，物化之常也。气增而久，夭之由也。王冰注云：酸入肝为温，苦入心为热，辛入肺为清，咸入肾为寒，甘入脾为至阴而四气兼之，皆增其味而益其气，故各从本脏之气为用。所以久服黄连、苦参反热，从火化也。余味皆然。久则脏气偏胜，即有偏绝，则有暴夭之道。是以绝粒服饵之人不暴亡者，无五味偏助也。又《秦观与乔希圣论黄连书》云：闻公以眼疾饵黄连，至十数两犹不已，殆不可也。医经有久服黄连、苦参反热之说。此虽大寒，其味至苦，入胃则先归于心，久而不已，心火偏胜则热，乃其理也。况眼疾本于肝热，肝与心为子母。心火也，肝亦火也，肾孤脏也，人患一水不胜二火。岂可久服苦药，使心有所偏胜，是以火救火，其可乎？秦公此书，盖因王公之说而推详之也。我明荆端王素多火病，医令服金花丸，乃芩、连、栀、檗四味，饵至数年，其火愈炽，遂至内障丧明。观此则寒苦之药，不但使人不能长生，久则气增偏胜，速夭之由矣。当以《素问》之言为法，陶氏道书之说，皆谬谈也。

附方

消渴尿多。《肘后方》：用黄连末，蜜丸梧子大。每服三十丸，白汤下。《总录》：用黄连末，入猪肚内蒸烂，捣，丸如梧子大，饭饮下。

热毒血痢。宣黄连一两，水二升，煮取半升，露一宿，空腹热服，少卧将息，一二日即止。（《千金方》）

小儿下痢，赤白多时，体弱不堪。以宣连用水浓煎，和蜜，日服五六次。（《子母秘录》）

鸡冠痔疾。黄连末傅之。加赤小豆末尤良。（《斗门方》）

痢痔脱肛。冷水调黄连末涂之，良。（《经验良方》）

牙痛恶热。黄连末掺之，立止。（《李楼奇方》）

口舌生疮。《肘后》：用黄连煎酒，时含呷之。赴筵散：用黄连、干姜等分，为末掺之。

茈胡

本 经 之 品

释名 ［时珍曰］茈字有柴、紫二音。茈姜、茈草之茈皆音紫，茈胡之茈音柴。茈胡生山中，嫩则可茹，老则采而为柴，故苗有芸蒿、山菜、茹草之名，而根名柴胡也。

集解 ［时珍曰］银州所产柴胡长尺余而微白且软，不易得也。北地所产者，亦如前胡而软，今人谓之北柴胡是也，入药亦良。南土所产者，不似前胡，正如蒿根，强硬不堪使用。

 根

【气味】苦，平，无毒。

【主治】心腹肠胃中结气，饮食积聚，寒热邪气，推陈致新。久服轻身明目益精。（《本经》）

治热劳骨节烦疼，热气肩背疼痛，劳乏赢瘦，下气消食，宣畅气血，主时疾内外热不解，单煮服之良。（甄权）

补五劳七伤，除烦止惊，益气力，消痰止嗽，润心肺，添精髓，健忘。（《大明》）

治阳气下陷，平肝胆三焦包络相火，及头痛眩运，目昏赤痛障翳，耳聋鸣，诸疟，及肥气寒热，妇人热入血室，经水不调，小儿痘疹余热，五疳赢热。（时珍）

【发明】［宗奭曰］柴胡《本经》并无一字治劳，今人治劳方中鲜有不用者。呜呼！凡此误世甚多。尝原病劳，有一种其脏虚损，复受邪热，因虚而致劳，故曰劳者牢也，当须斟酌用之，如《经验方》中治劳热，青蒿煎之用柴胡，正合宜尔，服之无不效，热去即须急止。若或无热，得此愈甚，虽至死，人亦不怨，目击甚多。《日华子》又谓补五劳七伤，《药性论》亦谓治劳乏赢瘦。若此等病，苟无实热，医者执而用之，不死何待？注释本草，一字亦不可忽。盖万世之后，所误无穷，可不谨哉？如张仲景治寒热往来如疟状，用柴胡汤，正合其宜也。

［时珍曰］劳有五劳，病在五脏。若劳在肝、胆、心，及包络有热，或少阳经寒热者，则柴胡乃手足厥阴少阳必用之药。劳在脾胃有热，或阳气下陷，则柴胡乃引清气、退热必用之药。惟劳在肺、肾者，不用可尔。

附方

伤寒余热。柴胡四两，甘草一两，每服三钱，水一盏煎服。（许学士

《本事方》）

虚劳发热。柴胡、人参等分，每服三钱，姜、枣同水煎服。（《澹寮方》）

湿热黄疸。柴胡一两，甘草二钱半，作一剂，以水一碗，白茅根一握，煎至七分，任意时时服，尽。（《孙尚药秘宝方》）

眼目昏暗。柴胡六铢，决明子十八铢，治筛，人乳汁和，傅目上，久久夜见五色。（《千金方》）

积热下痢。柴胡、黄芩等分，半酒半水煎七分，浸冷，空心服之。（《济急方》）

苗

【主治】卒聋，捣汁频滴之。（《千金》）

当归

本经中品

释名 乾归、山蕲、白蕲。［颂曰］按《尔雅》：薜，山蕲。又云：薜，白蕲。薜音百。蕲即古芹字。［时珍曰］当归本非芹类，特以花叶似芹，故得芹名。古人娶妻为嗣续也，当归调血为女人要药，有思夫之意，故有当归之名。

集解 ［时珍曰］今陕、蜀、秦州、汶州诸处人多栽莳为货。以秦归头圆尾多色紫气香肥润者，名马尾归，最胜他处；头大尾粗色白坚枯者，为镵头归，止宜入发散药尔。

根

【气味】苦，温，无毒。

【主治】咳逆上气，温疟寒热洗洗在皮肤中，妇人漏下绝子，诸恶疮疡金疮，煮汁饮之。（《本经》）

温中止痛，除客血内塞，中风痓汗不出，湿痹中恶，客气虚冷，补五脏，生

肌肉。（《别录》）

止呕逆，虚劳寒热，下痢腹痛齿痛，女人沥血腰痛，崩中，补诸不足。（甄权）

治一切风、一切气，补一切劳，破恶血，养新血，及症癖，肠胃冷。（《大明》）

治头痛，心腹诸痛，润肠胃筋骨皮肤，治痈疽，排脓止痛，和血补血。（时珍）

主痿癖嗜卧，足下热而痛。冲脉为病，气逆里急。带脉为病，腹痛，腰溶溶如坐水中。（好古）

【发明】［权曰］患人虚冷者，加而

用之。

[承曰]世俗多谓惟能治血，而《金匮》《外台》《千金》诸方皆为大补不足、决取立效之药。古方用治妇人产后恶血上冲，取效无急于此。凡气血昏乱者，服之即定。可以补虚，备产后要药也。

[宗奭曰]《药性论》补女子诸不足一说，尽当归之用矣。

[成无己曰]脉者，血之府，诸血皆属心。凡通脉者，必先补心益血。故张仲景治手足厥寒、脉细欲绝者，用当归之苦温以助心血。

[元素曰]其用有三：一心经本药，二和血，三治诸病夜甚。凡血受病，必须用之。血壅而不流则痛，当归之甘温能和血，辛温能散内寒，苦温能助心散寒，使气血各有所归。

附方

小便出血。当归四两，剉，酒三升，煮取一升，顿服。（《肘后方》）

妇人百病诸虚不足者。当归四两，地黄二两，为末，蜜丸梧子大。每食前，米饮下十五丸。（《太医支法存方》）

产后腹痛如绞。当归末五钱，白蜜一合，水一盏，煎一盏，分为二服，未效再服。（《妇人良方》）

小儿胎寒好啼，昼夜不止，因此成痫。当归末一小豆大，以乳汁灌之，日夜三四度。（《肘后方》）

淫羊藿

本 经 中 品

释名 仙灵脾、放杖草、弃杖草、千两金、干鸡筋、黄连祖、三枝九叶草。[弘景曰]服之使人好为阴阳，西川北部有淫羊，一日百遍合，盖食此藿所致，故名淫羊藿。

集解 [颂曰]江东、陕西、泰山、汉中、湖湘间皆有之。茎如粟秆。叶青似杏，叶上有刺。根紫色有须。四月开白花，亦有紫花者。碎小独头子。五月采叶晒干。湖湘出者，叶如小豆，枝茎紧细，经冬不凋，根似黄连。关中呼为三枝九叶草。苗高一二尺许，根叶俱堪用。《蜀本草》言生处不闻水声者良。[时珍曰]生大山中。一根数茎，茎粗如线，高

一二尺。一茎二桠，一桠三叶。叶长二三寸，如杏叶及豆藿，面光背淡，甚薄而细齿，有微刺。

【气味】 辛，寒，无毒。

【主治】 阴痿绝伤，茎中痛，利小便，益气力，强志。（《本经》）

坚筋骨，消瘰疬赤痈，下部有疮，洗出虫。丈夫久服，令人无子。（《别录》。[机曰]无子字误，当作有子）

丈夫绝阳无子，女人绝阴无子，老人昏耄，中年健忘，一切冷风劳气，筋骨挛急，四肢不仁，补腰膝，强心力。（《大明》）

【发明】 [时珍曰]淫羊藿味甘气香，性温不寒，能益精气，乃手足阳明、三焦、命门药也，真阳不足者宜之。

附方

仙灵脾酒。益丈夫兴阳，理腰膝冷。用淫羊藿一斤，酒一斗，浸三日，逐时饮之。（《食医心镜》）

三焦咳嗽，腹满不饮食，气不顺。仙灵脾、覆盆子、五味子炒各一两，为末，炼蜜丸梧子大，每姜茶下二十丸。（《圣济录》）

目昏生翳。仙灵脾，生王瓜即小栝楼红色者，等分，为末。每服一钱，茶下，日二服。（《圣济总录》）

病后青盲，日近者可治。仙灵脾一两，淡豆豉一百粒，水一碗半，煎一碗，顿服即瘥。（《百一选方》）

小儿雀目。仙灵脾根、晚蚕蛾各半两，炙甘草、射干各二钱半，为末。用羊子肝一枚，切开掺药二钱，扎定，以黑豆一合，米泔一盏，煮熟，分二次食，以汁送之。（《普济方》）

痘疹入目。仙灵脾、威灵仙等分，为末。每服五分，米汤下。（《痘疹便览》）

牙齿虚痛。仙灵脾为粗末，煎汤频漱，大效。（《奇效方》）

薄荷

唐本草

释名 蕃荷菜、南薄荷、金钱薄荷。

集解 [时珍曰]薄荷，人多栽莳。二月宿根生苗，清明前后分之。方茎赤色，其叶对生，初时形长而头圆，及长则尖。

【气味】辛，温，无毒。

【主治】作菜久食，却肾气，辟邪毒，除劳气，令人口气香洁。煎汤洗漆疮。（思邈）

通利关节，发毒汗，去愤气，破血止痢。（甄权）

疗阴阳毒，伤寒头痛，四季宜食。（士良）

治中风失音吐痰。（《日华》）

主伤风头脑风，通关格，及小儿风涎，为要药。（苏颂）

杵汁服，去心脏风热。（孟诜）

清头目，除风热。（李杲）

利咽喉口齿诸病，治瘰疬疮疥，风瘙瘾疹。捣汁含漱，去舌苔语涩。挼叶塞鼻，止衄血。涂蜂螫蛇伤。（时珍）

【发明】［元素曰］薄荷辛凉，气味俱薄，浮而升，阳也。故能去高巅及皮肤风热。

［士良曰］薄荷能引诸药入营卫，故能发散风寒。

［宗奭曰］小儿惊狂壮热，须此引药。又治骨蒸热劳，用其汁与众药熬为膏。猫食薄荷则醉，物相感尔。

［好古曰］薄荷，手、足厥阴气分药也。能搜肝气，又主肺盛有余肩背痛，及风寒汗出。

［时珍曰］薄荷入手太阴、足厥阴，辛能发散，凉能清利，专于消风散热，故头痛头风眼目咽喉口齿诸病，小儿惊热及瘰疬疮疥，为要药。戴原礼氏治猫咬，取其汁涂之有效，盖取其相制也。陆农师曰：薄荷，猫之酒也。犬，虎之酒也。桑葚，鸠之酒也。茵草，鱼之酒也。昝殷《食医心镜》云：薄荷煎豉汤暖酒和饮，煎茶生食，并宜。盖菜之有益者也。

清上化痰，利咽膈，治风热。以薄荷末，炼蜜丸芡子大，每噙一丸。白砂糖和之亦可。（《简便单方》）

舌胎语蹇。薄荷自然汁，和白蜜、姜汁擦之。（《医学集成》）

眼弦赤烂。薄荷，以生姜汁浸一宿，晒干为末。每用一钱，沸汤泡洗。（明目经验方）

衄血不止。薄荷汁滴之。或以干者水煮，绵裹塞鼻。（许学士《本事方》）

瘰疬结核或破未破。以新薄荷二斤，取汁，皂荚一挺，水浸去皮，捣取汁，同于银石器内熬膏，入连翘末半两，连白青皮、陈皮，黑牵牛半生半炒，各一两，皂荚仁一两半，同捣和丸梧子大。每服三十丸，煎连翘汤下。（《济生方》）

风气瘙痒。用大薄荷、蝉蜕等分，为末。每温酒调服一钱。（《永类钤方》）

血痢不止。薄荷叶煎汤常服。（《普济》）

水入耳中。薄荷汁滴入立效。（《外台秘要》）

蜂虿螫伤。薄荷叶挼贴之。（同上）

火毒生疮灸火久，火气入内，两股生疮，汁水淋漓者。用薄荷煎汁频涂，立愈。（张杲《医说》）

曼陀罗花

纲 目

释名 风茄儿、山茄子。[时珍曰]《法华经》言佛说法时，天雨曼陀罗花。又道家北斗有陀罗星使者，手执此花，故后人因以名花。

集解 [时珍曰]曼陀罗生北土，人家亦栽之。春生夏长，独茎直上，高四五尺，生不旁引，绿茎碧叶，叶如茄叶。

【气味】 辛，温，有毒。

【主治】 诸风及寒湿脚气，煎汤洗之。又主惊痫及脱肛，并入麻药。（时珍）

附方

大肠脱肛。曼陀罗子连壳一对，橡斗十六个，同剉，水煎三五沸，入朴硝少许，洗之。（《儒门事亲》）

牡丹

本 经 中 品

释名 木芍药、花王。[时珍曰]牡丹以色丹者为上，虽结子而根上生苗，故谓之牡丹。

集解 [时珍曰]牡丹惟取红白单瓣者入药。其千叶异品，皆人巧所致，气味不纯，不可用。

【气味】辛，寒，无毒。

【主治】除时气头痛，客热五劳，劳气头腰痛，风噤癫疾。（《别录》）

久服轻身益寿。（《吴普》）

治冷气，散诸痛，女子经脉不通，血沥腰痛。（甄权）

通关腠血脉，排脓，消扑损瘀血，续筋骨，除风痹，治胎下胞，产后一切冷热血气。（《大明》）

治神志不足，无汗之骨蒸，衄血吐血。（元素）

和血生血凉血，治血中伏火，除烦热。（时珍）

【发明】［元素曰］牡丹乃天地之精，为群花之首。叶为阳，发生也。花为阴，成实也。丹者赤色，火也。故能泻阴胞中之火。四物汤加之，治妇人骨蒸。又曰：牡丹皮入手厥阴、足少阴，故治无汗之骨蒸；地骨皮入足少阴、手少阳，故治有汗之骨蒸。神不足者手少阴，志不足者足少阴，故仲景肾气丸用之，治神志不足也。又能治肠胃积血，及吐血、衄血必用之药，故犀角地黄汤用之。

［杲曰］心虚，肠胃积热，心火炽甚，心气不足者，以牡丹皮为君。

［时珍曰］牡丹皮治手、足少阴、厥阴四经血分伏火。盖伏火即阴火也，阴火即相火也。古方惟以此治相火，故仲景肾气丸用之。后人乃专以黄柏治相火，不知牡丹之功更胜也。此乃千载秘奥，人所不知，今为拈出。赤花者利，白花者补，人亦罕悟，宜分别之。

本草纲目

草 部

牵牛子

五七

附方

癫疝偏坠，气胀不能动者。牡丹皮、防风等分，为末，酒服二钱，甚效。（《千金方》）

金疮内漏。牡丹皮为末，水服三指撮，立尿出血也。（《千金方》）

下部生疮，已决洞者。牡丹末，汤服方寸匕，日三服。（《肘后方》）

牵牛子

别录下品

【释名】黑丑、草金铃、盆甑草、狗耳草。［时珍曰］近人隐其名为黑丑，白者为白丑，盖以丑属牛也。金铃象子形，盆甑、狗耳象叶形。

【集解】［时珍曰］牵牛有黑白二种：黑者处处野生尤多。其蔓有白毛，断之有白汁。叶有三尖，如枫叶。白者人多

种之。其蔓微红，无毛有柔刺，断之有浓汁。叶团有斜尖，并如山药茎叶。

子

【气味】苦，寒，有毒。

【主治】下气，疗脚满水肿，除风毒，利小便。（《别录》）

治痃癖气块，利大小便，除虚肿，落胎。（甄权）

取腰痛，下冷脓，泻蛊毒药，并一切气壅滞。（《大明》）

和山茱萸服，去水病。（孟诜）

除气分湿热，三焦壅结。（李杲）

逐痰消饮，通大肠气秘风秘，杀虫，达命门。（时珍）

【发明】［好古曰］牵牛以气药引则入气，以大黄引则入血。利大肠，下水积。色白者，泻气分湿热上攻喘满，破血中之气。

［震亨曰］牵牛属火善走。黑者属水，白者属金。若非病形与证俱实，不胀满、不大便秘者，不可轻用。驱逐致虚，先哲深戒。

［杲曰］牵牛非神农药也。《名医续注》云：味苦寒，能除湿气，利小便，治下注脚气。此说气味主治俱误矣。何也。凡用牵牛，少则动大便，多则泄下如水，乃泻气之药。其味辛辣，久嚼猛烈雄壮，所谓苦寒安在哉。夫湿者水之别称，有形者也。若病先受湿，湿气不得施化，致大小便不通，则宜用之。盖牵牛感南方热火之化所生，火能平金而泄肺，湿去则气得周流。所谓五脏有邪，更相平也。今不问有湿无湿，但伤食或有热证，俱用牵牛克化之药，岂不误哉？况牵牛止能泄气中之湿热，不能除血中之湿热。湿从下受之，下焦主血，血中之湿，宜苦寒之味，反以辛药泄之，伤人元气。

附方

一切积气，宿食不消。黑牵牛头为末四两，用萝卜剜空，安末盖定，纸封蒸熟取出，入白豆蔻末一钱，捣丸梧子大。每服一二十丸，白汤下。名顺气丸。（《普济方》）

疝气耳聋，疝气攻肾，耳聋阴肿。牵牛末一钱，猪腰子半个，去膜薄切，掺入内，加少盐，湿纸包煨。空心食。（郑氏方）

风热赤眼。白牵牛末，以葱白煮研丸绿豆大。每服五丸，葱汤下。服讫睡半时。（《卫生家宝方》）

面上粉刺。黑牵牛末对入面脂药中，日日洗之。（《圣惠方》）

面上雀斑。黑牵牛末，鸡子清调，夜傅日洗。（《摘玄方》）

湿热头痛。黑牵牛七粒，砂仁一粒，研末，井华水调汁，仰灌鼻中，待涎出即愈。（《圣济录》）

大便不通。《简要方》：用牵牛子半生半熟，为末。每服二钱，姜汤下。未通，再以茶服。一方：加大黄等分。一方：加生槟榔等分。

小儿腹胀，水气流肿，膀胱实热，小便赤涩。牵牛生研一钱，青皮汤空心下。一加木香减半，丸服。（郑氏《小儿方》）

小儿雀目。牵牛子末，每以一钱用羊肝一片，同面作角子二个，炙熟食，米饮下。（《普济方》）

小儿夜啼。黑牵牛末一钱，水调，傅脐上，即止。（《生生编》）

小便血淋。牵牛子二两，半生半炒，为末。每服二钱，姜汤下。良久，热茶服之。（《经验良方》）

水肿尿涩。牵牛末，每服方寸匕，以小便利为度。（《千金方》）

菊

本经上品

【释名】 节华、日精、金蕊。

[时珍曰]按陆佃《埤雅》云：菊本作蘜，从鞠。鞠，穷也。《月令》：九月，菊有黄华。华事至此而穷尽，故谓之蘜。

【集解】 [时珍曰]菊之品凡百种，宿根自生，茎叶花色，品品不同。宋人刘蒙泉、范至能、史正志皆有《菊谱》，亦不能尽收也。

花 叶 根 茎 实

【气味】 苦，平，无毒。

【主治】 诸风头眩肿痛，目欲脱，泪出，皮肤死肌，恶风湿痹。久服利血气，轻身耐老延年。（《本经》）

疗腰痛去来陶陶，除胸中烦热，安肠胃，利五脉，调四肢。（《别录》。陶陶，纵缓貌）

治头目风热，风旋倒地，脑骨疼痛，身上一切游风令消散，利血脉，并无所忌。（甄权）

作枕明目，叶亦明目，生熟并可食。（《大明》）

主肝气不足。（好古）

白 菊

【气味】 苦，辛，平，无毒。

【主治】 风眩，能令头不白。（弘景）

染髭发令黑。和巨胜、茯苓蜜丸服之，去风眩，变白不老，益颜色。（藏器）

【发明】 [时珍曰]菊春生夏茂，秋花冬实，备受四气，饱经露霜，叶枯不落，花槁不零，味兼甘苦，性禀平和。昔人谓其能除风热，益肝补阴，盖不知其得金水之精英尤多，能益金水二脏也。补水所以制火，益金所以平木，木平则风息，火降则热除，用治诸风头目，其旨深微。黄者入金水阴分，白者入金水阳分，红者行妇人血分，皆可入药，神而明之，存乎其人。其苗可蔬，叶可啜，花可饵，根实可药，囊之可枕，酿之可饮，自本至末，罔不有功。宜乎前贤比之君子，神农列之上品，隐士采入酒罍，骚人餐其落英。费长房言九日饮菊酒，可以辟不祥。《神仙传》言康风子、朱孺子皆以服菊花成仙。《荆州记》言胡广久病风羸，饮菊潭水多寿。菊之贵重如此，是岂群芳可伍哉？钟会菊有五美赞云：圆花高悬，准天极也。纯黄不杂，后土色也。早植晚发，君子德也。冒霜吐颖，象贞质也。杯中体轻，神仙食也。

附方

风热头痛。菊花、石膏、川芎各三钱，为末。每服一钱半，茶调下。（《简便方》）

膝风疼痛。菊花、陈艾叶作护膝，久则自除也。（吴旻《扶寿方》）

女人阴肿。甘菊苗捣烂煎汤，先熏后洗。（《危氏得效方》）

眼目昏花。双美丸：用甘菊花一斤，红椒去目六两，为末，用新地黄汁和，丸梧子大。每服五十丸，临卧茶清下。（《瑞竹堂方》）

芍药

本经中品

释名 将离、犁食、白术、余容。〔时珍曰〕芍药，犹绰约也。绰约，美好貌。此草花容绰约，故以为名。

集解 〔时珍曰〕昔人言洛阳牡丹、扬州芍药甲天下。今药中所用，亦多取扬州者。

 根

【修治】〔时珍曰〕今人多生用。惟避中寒者以酒炒，入女人血药以醋炒耳。

【气味】苦，平，无毒。

【主治】通顺血脉，缓中，散恶血，逐贼血，去水气，利膀胱大小肠，消痈肿，时行寒热，中恶腹痛腰痛。（《别录》）

治脏腑拥气，强五脏，补肾气，治时疾骨热，妇人血闭不通，能蚀脓。（甄权）

女人一切病，胎前产后诸疾，治风补劳，退热除烦益气，惊狂头痛，目赤明目，肠风泻血痔瘘，发背疮疥。（《大明》）

泻肝，安脾肺，收胃气，止泻利，固腠理，和血脉，收阴气，敛逆气。（元素）

止下痢腹痛后重。（时珍）

【发明】〔元素曰〕白补赤散，泻肝补脾胃。酒浸行经，止中部腹痛。与姜同用，温经散湿通塞，利腹中痛，胃气不通。白芍入脾经补中焦，乃下利必用之药。盖泻利皆太阴病，故不可缺此。得炙甘草为佐，治腹中痛，夏月少加黄芩，恶寒加桂，此仲景神方也。其用凡六：安脾经，一也；治腹痛，二也；收胃气，三

也；止泻痢，四也；和血脉，五也；固腠理，六也。

[震亨曰]芍药泻脾火，性味酸寒，冬月必以酒炒。凡腹痛多是血脉凝涩，亦必酒炒用。然止能治血虚腹痛，余并不治。为其酸寒收敛，无温散之功也。下痢腹痛必炒用，后重者不炒。产后不可用者，以其酸寒伐生发之气也。必不得已，亦酒炒用之。

[时珍曰]白芍药益脾，能于土中泻木。赤芍药散邪，能行血中之滞。《日华子》言赤补气，白治血，欠审矣。产后肝血已虚，不可更泻，故禁之。酸寒之药多矣，何独避芍药耶？以此颂曰张仲景治伤寒多用芍药，以其主寒热、利小便故也。

释名 山漆、金不换。[时珍曰]彼人言其味左三右四，故名三七，盖恐不然。或云本名山漆，谓其能合金疮，如漆粘物也，此说近之。金不换，贵重之称也。

集解 [时珍曰]生广西南丹诸州番峒深山中，采根暴干，黄黑色。团结者，状略似白及；长者如老干地黄，有节。

根

【气味】甘、微苦，温，无毒。

【主治】止血散血定痛，金刃箭伤跌扑杖疮血出不止者，嚼烂涂，或为末掺之，其血即止。亦主吐血衄血，下血血痢，崩中经水不止，产后恶血不下，血运血痛，赤目痈肿，虚咬蛇伤诸病。（时珍）

【发明】[时珍曰]此药近时始出，

南人军中用为金疮要药，云有奇功。又云：凡杖扑伤损，瘀血淋漓者，随即嚼烂，罨之即止，青肿者即消散。若受杖时，先服一二钱，则血不冲心，杖后尤宜服之，产后服亦良。大抵此药气温、味甘微苦，乃阳明、厥阴血分之药，故能治一切血病，与骐骥竭、紫矿相同。

附方

大肠下血。三七研末，同淡白酒调一二钱服，三服可愈。加五分入四物汤，亦可。（《濒湖集简方》）

产后血多。山漆研末，米汤服一钱。（同上）

男妇赤眼。十分重者，以山漆根磨汁涂四围甚妙。（同上）

无名痈肿，疼痛不止。山漆磨米醋调涂即散。已破者，研末干涂。（同上）

吐血衄血。山漆一钱，自嚼米汤送下。或以五分，加入八核汤。（同上）

叶

【主治】折伤跌扑出血，傅之即止，青肿经夜即散，余功同根。（时珍）

紫花地丁

释名 箭头草、独行虎、羊角子、米布袋。

集解 ［时珍曰］处处有之。其叶似柳而微细，夏开紫花结角。平地生者起茎，沟壑边生者起蔓。

【气味】苦、辛，寒，无毒。

【主治】一切痈疽发背，疔肿瘰疬，无名肿毒恶疮。（时珍）

附方

黄疸内热。地丁末，酒服三钱。（《乾坤秘韫》）

痈疽恶疮。紫花地丁，连根，同苍耳叶等分，捣烂，酒一钟，搅汁

服。（杨诚《经验方》）

一切恶疮。紫花地丁根，日干，以罐盛，烧烟对疮熏之，出黄水，取尽愈。（《卫生易简方》）

丁疮肿毒。《千金方》：用紫花

地丁草捣汁服，危极者亦效。《杨氏方》：用紫花地丁草、葱头、生蜜共捣贴之。

喉痹肿痛。箭头草叶，入酱少许，研膏，点入取吐。（《普济方》）

车前

【释名】［时珍曰］按《尔雅》云：芣苢，马舄。马舄，车前。陆机《诗疏》云：此草好生道边及牛马迹中，故有车前、当道、马舄、牛遗之名。

【集解】［时珍曰］王旻《山居录》，有种车前剪苗食法，则昔人常以为蔬矣。今野人犹采食之。

子

【修治】［时珍曰］凡用须以水淘洗去泥沙，晒干。入汤液，炒过用；入丸散，则以酒浸一夜，蒸熟研烂。作饼晒干，焙研。

【气味】甘，寒，无毒。

【主治】气癃止痛，利水道小便，除湿痹。久服轻身耐老。（《本经》）

男子伤中，女子淋沥不欲食，养肺强阴益精，令人有子，明目疗赤痛。（《别录》）

去风毒，肝中风热，毒风冲眼，赤痛障翳，脑痛泪出，压丹石毒，去心胸烦热。（甄权）

养肝。（萧炳）

治妇人难产。（陆机）

导小肠热，止暑湿泻痢。（时珍）

【发明】［时珍曰］按《神仙服食经》云：车前一名地衣，雷之精也。服之形化，八月采之。今车前五月子已老，而云七八月者，地气有不同尔。唐张籍诗云：开州午月车前子，作药人皆道有神。惭愧文君怜病眼，三千里外寄闲人。观此亦以五月采开州者为良，又可见其治目之功。大抵入服食，须佐他药，如六味地黄

丸之用泽泻可也。若单用则泄太过，恐非久服之物。欧阳公常得暴下病，国医不能治。夫人买市人药一贴，进之而愈。力叩其方，则车前子一味为末，米饮服二钱匕。云此药利水道而不动气，水道利则清浊分，而谷藏自止矣。

草及根

【气味】甘，寒，无毒。

【主治】金疮止血，衄鼻，瘀血入血瘕，下血，小便赤，止烦下气，除小虫。（《别录》）

附方

滑胎易产。车前子为末。酒服方寸匕。不饮酒者，水调服。（《妇人良方》）

阴下痒痛。车前子煮汁频洗。（《外台秘要》）

久患内障。车前子、干地黄、麦门冬等分，为末，蜜丸如梧子大，服之。累试有效。（《圣惠方》）

风热目暗涩痛。车前子、宣州黄连各一两，为末。食后温酒服一钱，日二服。（《圣惠方》）

附方

小便不通。车前草一斤，水三升，煎取一升半，分三服。（《百一方》）

小便尿血。车前捣汁五合，空心服。（《外台秘要》）

鼻衄不止。生车前叶，捣汁饮之甚善。（《图经本草》）

热痢不止。车前叶捣汁，入蜜一合煎，温服。（《圣惠方》）

目赤作痛。车前草自然汁，调朴硝末，卧时涂眼胞上，次早洗去。（《圣济总录》）

人参

本经上品

释名 人薓、血参、人衔、鬼盖、神草、土精、地精。[时珍曰]人薓年深，浸渐长成者，根如人形，有神，故谓之人薓、神草。

集解 [时珍曰]上党，今潞州也。民以人参为地方害，不复采取。今所用者皆是辽参。亦可收子，于十月下种，如种菜法。秋冬采者坚实，春夏采者虚软，非地产有虚实也。辽参连皮者黄润

色如防风，去皮者坚白如粉，伪者皆以沙参、荠苨、桔梗采根造作乱之。沙参体虚无心而味淡，荠苨体虚无心，桔梗体坚有心而味苦。人参体实有心而味甘，微带苦，自有余味，俗名金井玉阑也。其似人形者，谓之孩儿参，尤多赝伪。

【气味】 甘，微寒，无毒。

【主治】 补五脏，安精神，定魂魄，止惊悸，除邪气，明目开心益智。久服轻身延年。（《本经》）

主五劳七伤，虚损瘦弱，止呕哕，补五脏六腑，保中守神。消胸中痰，治肺痿及痫疾，冷气逆上，伤寒不下食，凡虚而多梦纷纭者加之。（甄权）

治肺胃阳气不足，肺气虚促，短气少气，补中缓中，泻心肺脾胃中火邪，止渴生津液。（元素）

治男妇一切虚证，发热自汗，眩运头痛，反胃吐食，疟疾，滑泻久痢，小便频数淋沥，劳倦内伤，中风中暑，痿痹，吐血嗽血下血，血淋血崩，胎前产后诸病。（时珍）

【发明】 ［弘景曰］人参为药切要，与甘草同功。

［杲曰］人参甘温，能补肺中元气，肺气旺则四脏之气皆旺，精自生而形自盛，肺主诸气故也。张仲景云：病人汗后身热亡血脉沉迟者，下痢身凉脉微血虚者，并加人参。古人血脱者益气，盖血不自生，须得生阳气之药乃生，阳生则阴长，血乃旺也。若单用补血药，血无由而生矣。《素问》言：无阳则阴无以生，无阴则阳无以化。故补气须用人参，血虚者亦须用之。《本草十剂》云：补可去弱，人参、羊肉之属是也。盖人参补气，羊肉补形，形气者，有无之象也。

［好古曰］洁古老人言，以沙参代人参，取其味甘也。然人参补五脏之阳，沙参补五脏之阴，安得无异？虽云补五脏，亦须各用本脏药相佐使引之。

［言闻曰］人参生用气凉，熟用气温，味甘补阳，微苦补阴。气主生物，本乎天；味主成物，本乎地。气味生成，阴阳之造化也。凉者，高秋清肃之气，天之阴也，其性降；温者，阳春生发之气，天之阳也，其性升。甘者，湿土化成之味，地之阳也，其性浮；微苦者，火土相生之味，地之阴也，其性沉。人参气味俱薄，气之薄者，生降熟升；味之薄者，生升熟降。如土虚火旺之病，则宜生参，凉薄之气，以泻火而补土，是纯用其气；脾虚肺怯之病，则宜熟参，甘温之味，以补土而生金，是纯用其味也。东垣以相火乘脾，身热而烦，气高而喘，头痛而渴，脉洪而大者，用黄柏佐人参。孙真人治夏月热伤元气，人汗大泄，欲成痿厥，用生脉散，以泻热火而救金水。君以人参之苦寒，泻火而补元气；臣以麦门冬之苦甘寒，清金而滋水源，佐以五味子之酸温，生肾精而收耗气。此皆补天元之真气，非补热火也。白飞霞云：人参炼膏服，回元气于无何有之乡。凡病后气虚及肺虚嗽者，并宜之。若气虚有火者，合天门冬膏对服之。

附方

胃寒气满，不能传化，易饥不能食。人参末二钱，生附子末半钱，生姜二钱，水七合，煎二合，鸡子清一枚，打转空心服之。（《圣济总录》）

脾胃虚弱，不思饮食。生姜半斤取汁，白蜜十两，人参末四两，银锅煎成膏，每米饮调服一匙。（《普济方》）

喘急欲绝，上气鸣息者。人参末，汤服方寸匕，日五六服效。（《肘后方》）

产后诸虚，发热自汗。人参、当归等分，为末，用猪腰子一个，去膜切小片，以水三升，糯米半合，葱白二茎，煮米熟，取汁一盏，入药煎至八分，食前温服。（《永类方》）

房后困倦。人参七钱，陈皮一钱，水一盏半，煎八分，食前温服，日再服，千金不传。（赵永庵方）

虚劳发热。愚鲁汤：用上党人参、银州柴胡各三钱，大枣一枚，生姜三两，水一钟半，煎七分，食远温服，日再服，以愈为度。（《奇效良方》）

喘咳嗽血，咳喘上气，喘急，嗽血吐血，脉无力者。人参末每服三钱，鸡子清调之，五更初服便睡，去枕仰卧，只一服愈。年深者，再服。咯血者，服尽一两甚好。（沈存中《灵苑方》）

齿缝出血。人参、赤茯苓、麦门冬各二钱，水一钟，煎七分，食前温服，日再。苏东坡得此，自谓神奇。后生小子多患此病，予累试之，累如所言。（《谈野翁试效方》）

【气味】苦，温，无毒。

【主治】吐虚劳痰饮。（时珍）

【发明】［吴绶曰］人弱者，以人参芦代瓜蒂。

［震亨曰］人参入手太阴，补阳中之阴，芦则反能泻太阴之阳。一女子性躁味厚，暑月因怒而病呃，每作则举身跳动，昏冒不知人。其形气俱实，乃痰因怒郁，气不得降，非吐不可。遂以人参芦半两，逆流水一盏半，煎一大碗饮之，大吐顽痰数碗，大汗昏睡，一日而安。

沙参

本经上品

释名　白参、知母、羊婆奶。［弘景曰］此与人参、玄参、丹参、苦参是为五参，其形不尽相类，而主疗颇同，故皆有参名。［时珍曰］沙参白色，宜于沙地，故名。其根多白汁，俚人呼为羊婆奶。

集解　［时珍曰］沙参处处山原有之。其根生沙地者长尺余，大一虎口，黄土地者则短而小，根茎皆有白汁。

【气味】苦，微寒，无毒。

【主治】血结惊气，除寒热，补中，益肺气。（《本经》）

疗胸痹心腹痛，结热邪气头痛，皮间邪热，安五脏。久服利人。又云：羊乳主头肿痛，益气，长肌肉。（《别录》）

去皮肌浮风，疝气下坠，治常欲眠，养肝气，宣五脏风气。（甄权）

补虚，止惊烦，益心肺，并一切恶疮疥癣及身痒，排脓，消肿毒。（《大明》）

清肺火，治久咳肺痿。（时珍）

【发明】［元素曰］肺寒者，用人参；肺热者，用沙参代之，取其味甘也。

［好古曰］沙参味甘微苦，厥阴本经之药，又为脾经气分药。微苦补阴，甘则补阳，故洁古取沙参代人参。盖人参性温，补五脏之阳；沙参性寒，补五脏之阴。虽云补五脏，亦须各用本脏药相佐，使随所引而相辅之可也。

［时珍曰］人参甘苦温，其体重实，专补脾胃元气，因而益肺与肾，故内伤元气者宜之。沙参甘淡而寒，其体轻虚，专补肺气，因而益脾与肾，故金能受火克者宜之。一补阳而生阴，一补阴而制阳，不可不辨之也。

附方

肺热咳嗽。沙参半两，水煎服之。（《卫生易简方》）

卒得疝气。沙参捣筛为末，酒服方寸匕，立瘥。（《肘后方》）

妇人白带。沙参为末，每服二钱，米饮调下。（《证治要诀》）

丹参

本经上品

【释名】赤参、山参、奔马草。［时珍曰］五参五色配五脏。故人参入脾曰黄参，沙参入肺曰白参，玄参入肾曰黑参，牡蒙入肝曰紫参，丹参入心曰赤参。

【集解】［时珍曰］处处山中有之。一枝五叶，叶如野苏而尖，青色皱毛。小花成穗如蛾形，中有细子。其根皮丹而肉紫。

【气味】苦，微寒，无毒。

【主治】心腹邪气，肠鸣幽幽如走水，寒热积聚，破症除瘕，止烦满，益

气。(《本经》)

养血，去心腹痛疾结气，腰脊强脚痹，除风邪留热。久服利人。(《别录》)

渍酒饮，疗风痹足软。(弘景)

主中恶及百邪鬼魅，腹痛气作，声音鸣吼，能定精。(甄权)

养神定志，通利关脉，治冷热劳，骨节疼痛，四肢不遂，头痛赤眼，热温狂闷，破宿血，生新血，安生胎，落死胎，止血崩带下，调妇人经脉不匀，血邪心烦，恶疮疥癣，瘿赘肿毒丹毒，排脓止痛，生肌长肉。(《大明》)

活血，通心包络，治疝痛。(时珍)

【发明】[时珍曰]丹参色赤味苦，气平而降，阴中之阳也。入手少阴、厥阴之经，心与包络血分药也。按《妇人明理论》云：四物汤治妇人病，不问产前产后，经水多少，皆可通用。惟一味丹参散，主治与之相同。盖丹参能破宿血、补新血、安生胎、落死胎、止崩中带下、调经脉，其功大类当归、地黄、芎䓖、芍药

故也。

附方

丹参散治妇人经脉不调，产前胎不安，产后恶血不下，兼治冷热劳，腰脊痛，骨节烦疼。用丹参洗净，切晒为末。每服二钱，温酒调下。(《妇人明理方》)

寒疝腹痛。以丹参一两为末。每服二钱，热酒调下。(《圣惠方》)

妇人乳痈。丹参、白芷、芍药各二两，咬咀，以醋淹一夜，猪脂半斤，微火煎成膏，去滓傅之。(孟诜《必效方》)

热油火灼，除痛生肌。丹参八两剉，以水微调，取羊脂二斤，煎三上三下，以涂疮上。(《肘后方》)

落胎下血。丹参十二两，酒五升，煮取三升，温服一升，一日三服。亦可水煮。(《千金方》)

玄参
本经中品

释名 黑参。[时珍曰]玄，黑色也。[弘景曰]其茎微似人参，故得参名。

集解 [时珍曰]今用玄参，正如苏颂所说，其根有腥气。宿根多地蚕食之，故其中空。花有紫白二种。

本草纲目 草部 玄参 六八

【气味】苦，微寒，无毒。

【主治】腹中寒热积聚，女子产乳余疾，补肾气，令人明目。（《本经》）

热风头痛，伤寒劳复，治暴结热，散瘤瘰瘰疬。（甄权）

治游风，补劳损，心惊烦躁，骨蒸传尸邪气，止健忘，消肿毒。（《大明》）

滋阴降火，解斑毒，利咽喉，通小便血滞。（时珍）

【发明】[时珍曰] 肾水受伤，真阴失守，孤阳无根，发为火病，法宜壮水以制火，故玄参与地黄同功。其消瘰疬亦是散火，刘守真言结核是火病。

附方

发斑咽痛。玄参升麻汤：用玄参、升麻、甘草各半两，水三盏，煎一盏半，温服。（《南阳活人书》）

鼻中生疮。玄参末涂之。或以水浸软塞之。（《卫生易简方》）

小肠疝气。黑参咬咀炒，为丸。每服一钱半，空心酒服，出汗即效。（孙天仁《集效方》）

苦参

本经中品

【释名】地槐、水槐。[时珍曰] 苦以味名，参以功名，槐以叶形名也。

【集解】[时珍曰] 七八月结角如萝卜子，角内有子二三粒，如小豆而坚。

【气味】苦，寒，无毒。

【主治】心腹结气，症瘕积聚，黄疸，溺有余沥，逐水，除痈肿，补中，明目止泪。（《本经》）

治热毒风，皮肌烦燥生疮，赤癞眉脱，除大热嗜睡，治腹中冷痛，中恶腹痛。（甄权）

杀疳虫。炒存性，米饮服，治肠风泻血并热痢。（时珍）

【发明】[时珍曰] 子午乃少阴君火对化，故苦参、黄柏之苦寒，皆能补肾，盖取其苦燥湿、寒除热也。热生风，湿生虫，故又能治风杀虫。惟肾水弱而相火胜者，用之相宜。若火衰精冷，真元不足，及年高之人，不可用也。

附方

小儿身热。苦参煎汤浴之良。（《外台秘要》）

毒热足肿，作痛欲脱者。苦参煮酒渍之。（姚僧坦《集验方》）

大肠脱肛。苦参、五倍子、陈壁土等分，煎汤洗之，以木贼末傅之。（《医方摘要》）

齿缝出血。苦参一两，枯矾一钱，为末，日三揩之，立验。（《普济方》）

实

十月收采。

【气味】同根。

【主治】久服轻身不老，明目。饵如槐子法，有验。（苏恭）

射干

本经下品

【释名】乌扇、乌吹、乌蒲、凤翼、鬼扇、扁竹、仙人掌、紫金牛、野萱花、草姜、黄远。［颂曰］射干之形，茎梗疏长，正如射人长竿之状，得名由此尔。

【集解】［时珍曰］射干即今扁竹也。今人所种，多是紫花者，呼为紫蝴蝶。

根

【气味】苦，平，有毒。

【主治】咳逆上气，喉痹咽痛，不得消息，散结气，腹中邪逆，食饮大热。（《本经》）

疗老血在心脾间，咳唾，言语气臭，散胸中热气。（《别录》）

苦酒摩涂毒肿。（弘景）

治疰气，消瘀血，通女人月闭。（甄权）

消痰，破症结，胸膈满腹胀，气喘疹癖，开胃下食，镇肝明目。（《大明》）

治肺气喉痹为佳。（宗奭）

去胃中痈疮。（元素）

利积痰疝毒，消结核。（震亨）

降实火，利大肠，治疟母。（时珍）

【发明】［震亨曰］射干属金，有木与火，行太阴、厥阴之积痰，使结核自消甚捷。又治便毒，此足厥阴湿气，因疲劳而发。取射干三寸，与生姜同煎，食前服，利三两行，甚效。

［时珍曰］射干能降火，故古方治

喉痹咽痛为要药。孙真人《千金方》，治喉痹有乌翣膏。张仲景《金匮玉函方》，治咳而上气，喉中作水鸡声，有射干麻黄汤。又治疟母鳖甲煎丸，亦用乌扇烧过。皆取其降厥阴相火也。火降则血散肿消，而痰结自解，症瘕自除矣。

附方

咽喉肿痛。射干花根、山豆根阴干为末，吹之如神。（《袖珍方》）

伤寒咽闭肿痛。用生射干、猪脂各四两，合煎令焦，去滓，每噙枣许取瘥。（庞安常《伤寒论》）

喉痹不通，浆水不入。《外台秘要》：用射干一片，含咽汁良。《医方大成》：用扁竹新根擂汁咽之，

大腑动即解。或醋研汁噀，引涎出亦妙。《便民方》：用紫蝴蝶根一钱，黄芩、生甘草、桔梗各五分，为末，水调顿服，立愈。名夺命散。

二便不通，诸药不效。紫花扁竹根，生水边者佳，研汁一盏服，即通。（《普济》）

水蛊，腹大动摇水声，皮肤黑。用鬼扇根捣汁，服一杯，水即下。（《肘后方》）

阴疝肿刺，发时肿痛如刺。用生射干捣汁与服取利。亦可丸服。（《肘后方》）

乳痈初肿。扁竹根如僵蚕者，同萱草根为末，蜜调傅之，神效。（《永类方》）

黄精

别录上品

释名 黄芝、戊己芝、仙人余粮。[时珍曰]黄精为服食要药，故《别录》列于草部之首，仙家以为芝草之类，以其得坤土之精粹，故谓之黄精。

集解 [时珍曰]黄精野生山中，亦可劈根长二寸，稀种之，一年后极稠，子亦可种。

根

【气味】甘，平，无毒。

【主治】补中益气，除风湿，安五脏。（《别录》）

补五劳七伤，助筋骨，耐寒暑，益脾胃，润心肺。（《大明》）

补诸虚，止寒热，填精髓，下三尸

虫。（时珍）

【发明】［时珍曰］黄精受戊己之淳气，故为补黄宫之胜品。土者万物之母，母得其养，则水火既济，木金交合，而诸邪自去，百病不生矣。《神仙芝草经》云：黄精宽中益气，使五脏调良，肌肉充盛，骨髓坚强，其力增倍，多年不老，颜色鲜明，发白更黑，齿落更生。又能先下三尸虫：上尸名彭质，好宝货，百日下；中尸名彭矫，好五味，六十日下；下尸名彭居，好五色，三十日下，皆烂出也。根为精气，花实为飞英，皆可服食。又按雷氏《炮炙论》序云：驻色延年，精蒸神锦。

［禹锡曰］按《抱朴子》云：黄精服其花胜其实，服其实胜其根。但花难得，得其生花十斛，干之才可得五六斗尔，非大有力者不能办也。日服三合，服之十年，乃得其益。其断谷不及术。术饵令人肥健，可以负重涉险；但不及黄精甘美易食，凶年可以老少代粮，谓之米脯也。

［慎微曰］徐铉《稽神录》云：临川士家一婢，逃入深山中，久之见野草枝叶可爱，取根食之，久久不饥。夜息大树下，闻草中动，以为虎攫，上树避之。及晓下地，其身欻然凌空而去，若飞鸟焉。数岁家人采薪见之，捕之不得，临绝壁下网围之，俄而腾上山顶。或云此婢安有仙骨，不过灵药服食尔。遂以酒饵置往来之路，果来，食讫，遂不能去，擒之，具述其故。指所食之草，即是黄精也。

附方

大风癞疮。营气不清，久风入脉，因而成癞，鼻坏色败。用黄精根去皮洁净共以洗二斤，暴，纳粟米饭中，蒸至米熟，时时食之。（《圣济总录》）

补虚精气。黄精、枸杞子等分，捣作饼，日干为末，炼蜜丸梧子大。每汤下五十丸。（《奇效良方》）

萎蕤

本经上品

■释名 女萎、葳蕤。［时珍曰］按黄公绍《古今韵会》云：葳蕤，草木叶垂之貌。此草根长多须，如冠缨下垂之緌而有威仪，故以名之。

■集解 ［时珍曰］处处山中有之。其根横生似黄精，差小，黄白色，性柔多须，最难燥。其叶如竹，两两相值。

【气味】甘，平，无毒。

【主治】女萎：主中风暴热，不能动摇，跌筋结肉，诸不足。久服去面上黑䵟，好颜色润泽，轻身不老。（《本经》）

萎蕤：主心腹结气，虚热湿毒腰痛，茎中寒，及目痛眦烂泪出。（《别录》）

时疾寒热，内补不足，去虚劳客热。头痛不安，加而用之，良。（甄权）

补中益气。（萧炳）

除烦闷，止消渴，润心肺，补五劳七伤虚损，腰脚疼痛。天行热狂，服食无忌。（《大明》）

服诸石人不调和者，煮汁饮之，（弘景）

主风温自汗灼热，及劳疟寒热，脾胃虚乏，男子小便频数，失精，一切虚损。（时珍）

【发明】［杲曰］萎蕤能升能降，阳中阴也。其用有四：主风淫四末，两目泪烂，男子湿注腰痛，女子面生黑䵟。

［时珍曰］萎蕤性平味甘，柔润可食。故朱肱《南阳活人书》，治风温自汗身重，语言难出，用萎蕤汤，以之为君药。予每用治虚劳寒热痁疟，及一切不足之证，用代参、耆，不寒不燥，大有殊功，不止于去风热湿毒而已，此昔人所未阐者也。

［藏器曰］陈寿《魏志·樊阿传》云：青粘一名黄芝，一名地节。此即萎蕤，极似偏精。本功外，主聪明，调血气，令人强壮。和漆叶为散服，主五脏益精，去三虫，轻身不老，变白，润肌肤，暖腰脚，惟有热不可服。晋嵇绍有胸中寒疾，每酒后苦唾，服之得愈。草似竹，取根花叶阴干用。昔华佗入山见仙人所服，以告樊阿，服之寿百岁也。

［颂曰］陈藏器以青粘即葳蕤。世无识者，未敢以为信然。

［时珍曰］苏颂注黄精，疑青粘是黄精，与此说不同。今考黄精、萎蕤性味功用大抵相近，而萎蕤之功更胜。故青粘一名黄芝，与黄精同名；一名地节，与萎蕤同名。则二物虽通用亦可。

附方

赤眼涩痛。萎蕤、赤芍药、当归、黄连等分，煎汤熏洗。（《卫生家宝方》）

发热口干，小便涩。用萎蕤五两，煎汁饮之。（《外台秘要》）

小便卒淋。萎蕤一两，芭蕉根四两，水二大碗，煎一碗半，入滑石二钱，分三服。（《太平圣惠方》）

服食法。二月、九月采萎蕤根，切碎一石，以水二石煮之，从旦至夕，以手挼烂，布囊榨取汁，熬稠。其渣晒为末，同熬至可丸，丸如鸡头子大。每服一丸，白汤下，日三服。导气脉，强筋骨，治中风湿毒，去面皱颜色，久服延年。（《臞仙神隐书》）

眼见黑花，赤痛昏暗。甘露汤：用萎蕤焙四两，每服二钱，水一盏，入薄荷二叶，生姜一片，蜜少许，同煎七分，卧时温服，日一服。（《圣济总录》）

痫后虚肿。小儿痫病瘥后，血气上虚，热在皮肤，身面俱肿。萎蕤、葵子、龙胆、茯苓、前胡等分，为末。每服一钱，水煎服。（《圣济总录》）

乳石发热。萎蕤三两，炙甘草二两，生犀角一两，水四升，煮一升半，分三服。（《圣惠方》）

肉苁蓉

本经上品

释名 肉松容。[时珍曰]此物补而不峻，故有从容之号。

集解 [弘景曰]代郡雁门属并州，多马处便有之，言是野马精落地所生。生时似肉，以作羊肉羹补虚乏极佳，亦可生啖，河南间至多。今第一出陇西，形扁广，柔润多花而味甘。次出北国者，形短而少花。巴东建平间亦有，而不嘉也。

【气味】甘，微温，无毒。

【主治】五劳七伤，补中，除茎中寒热痛，养五脏，强阴，益精气，多子，妇人症瘕。久服轻身。（《本经》）

除膀胱邪气腰痛，止痢。（《别录》）

益髓，悦颜色，延年，大补壮阳，日御过倍，治女人血崩。（甄权）

男子绝阳不兴，女子绝阴不产，润五脏，长肌肉，暖腰膝，男子泄精尿血遗沥，女子带下阴痛。（《大明》）

【发明】[好古曰]命门相火不足者，以此补之，乃肾经血分药也。凡服苁蓉以治肾，必妨心。

[震亨曰]峻补精血。骤用，反动大便滑也。

[敩曰]强筋健髓，以苁蓉、鳝鱼二味为末，黄精汁丸服之，力可十倍。此说出《干宁记》。

[颂曰]西人多用作食。只刮去鳞甲，以酒浸洗去黑汁，薄切，合山芋、羊肉作羹，极美好，益人，胜服补药。

[宗奭曰]洗去黑汁，气味皆尽矣。然嫩者方可作羹，老者味苦。入药少则不效。

附方

补益劳伤，精败面黑。用苁蓉四两，水煮令烂，薄切细研精羊肉，分为四度，下五味，以米煮粥空心食。（《药性论》）

汗多便秘。老人虚人皆可用。肉苁蓉酒浸焙二两，研沉香末一两，为末，麻子仁汁打糊，丸梧子大。每服七十丸，白汤下。（《济生方》）

肾虚白浊。肉苁蓉、鹿茸、山药、白茯苓等分，为末，米糊丸梧子大，每枣汤下三十丸。（《圣济总录》）

消中易饥。肉苁蓉、山茱萸、五味子为末，蜜丸梧子大，每盐酒下二十丸。（《医学指南》）

破伤风病，口禁身强。肉苁蓉切片晒干，用一小盏，底上穿定，烧烟于疮上熏之，累效。（《卫生总微》）

知母

【释名】 蚳母。[时珍曰] 宿根之旁，初生子根，状如蚳虻之状，故谓之蚳母。

【集解】 [《别录》曰] 知母生河内川谷，二月、八月采根暴干。

根

【修治】 [时珍曰] 凡用，拣肥润里白者，去毛切。引经上行则用酒浸焙干，下行则用盐水润焙。

【气味】 苦，寒，无毒。

【主治】 消渴热中，除邪气，肢体浮肿，下水，补不足，益气。（《本经》）

疗伤寒久疟烦热，胁下邪气，膈中恶，及风汗内疸。多服令人泄。（《别录》）

心烦躁闷，骨热劳往来，产后蓐劳，肾气劳，憎寒虚烦。（甄权）

热劳传尸疰病，通小肠，消痰止嗽，润心肺，安心，止惊悸。（《大明》）

凉心去热，治阳明火热，泻膀胱、肾经火，热厥头痛，下痢腰痛，喉中腥臭。（元素）

泻肺火，滋肾水，治命门相火有余。（好古）

【发明】 [杲曰] 知母入足阳明、手太阴。其用有四：泻无根之肾火，疗有汗之骨蒸，止虚劳之热，滋化源之阴。仲景用此入白虎汤治不得眠者，烦躁也。烦出于肺，躁出于肾，君以石膏，佐以知母之苦寒，以清肾之源；缓以甘草、粳米，使不速下也。

[时珍曰] 肾苦燥，宜食辛以润之。肺苦逆，宜食辛以泻之。知母之辛苦寒

凉，下则润肾燥而滋阴，上则清肺金而泻火，乃二经气分药也。黄柏则是肾经血分药。故二药必相须而行，昔人譬之虾与水母，必相依附。

附方

妊娠子烦。因服药致胎气不安，烦不得卧者。知母一两，洗焙为末，枣肉丸弹子大。每服一丸，人参汤下。医者不识此病，作虚烦治，反损胎气。产科郑宗文得此方于陈藏器《本草拾遗》中，用之良验。（杨归厚《产乳集验方》）

紫癜风疾。醋磨知母擦之，日三次。（《卫生易简方》）

赤箭、天麻

本经上品、宋开宝

释名 独摇芝、定风草、离母、合离草、神草、鬼督邮。[时珍曰]赤箭以状而名，独摇、定风以性异而名，离母、合离以根异而名，神草、鬼督邮以功而名。天麻即赤箭之根。

集解 [时珍曰]《本经》止有赤箭，后人称为天麻。沈括《笔谈》云：《神农本草》明言赤箭采根。后人谓其茎如箭，疑当用茎，盖不然也。譬如鸢尾、牛膝，皆因茎叶相似，其用则根，何足疑哉？上品五芝之外，补益上药，赤箭为第一。世人惑于天麻之说，遂止用之治风，良可惜哉。沈公此说虽是，但根茎并皆可用。天麻子从茎中落下，俗名"还筒子"。其根暴干，肉色坚白，如羊角色，呼羊角天麻；蒸过黄皱如干瓜者，俗呼酱瓜天麻，皆可用者。一种形尖而空，薄如玄参状者，不堪用。

【修治】[时珍曰]若治肝经风虚，惟洗净，以湿纸包，于糠火中煨熟，取出切片，酒浸一宿，焙干用。

【气味】辛，温，无毒。

【主治】杀鬼精物，蛊毒恶气。久服益气力，长阴肥健。（《本经》）

轻身增年，消痈肿，下支满，寒疝下血。（《别录》）

天麻：主诸风湿痹，四肢拘挛，小儿风痫惊气，利腰膝，强筋力。久服益气，轻身长年。（《开宝》）

助阳气，补五劳七伤，鬼疰，通血脉，开窍。服食无忌。（《大明》）

治风虚眩运头痛。（元素）

【发明】[时珍曰]：天麻乃肝经气分之药。《素问》云：诸风掉眩，皆属于木。故天麻入厥阴之经而治诸病。按罗天益云：眼黑头旋，风虚内作，非天麻不能治。天麻乃定风草，故为治风之神药。今有久服天麻药，遍身发出红丹者，是其祛风之验也。

附方

天麻丸消风化痰，清利头目，宽胸利膈。治心忪烦闷，头运欲倒，

项急，肩背拘卷，神昏多睡。天麻半两，芎劳二两，为末，炼蜜丸如芡子大。每食后嚼一丸，茶酒任下。（《普济方》）

还筒子

【主治】定风补虚，功同天麻。（时珍）

附方

益气固精，补血黑发益寿，有奇效。还筒子半两，芡实半两，金银花二两，破故纸酒浸，春三、夏一、秋二、冬五日，焙研末二两，各研末，蜜糊丸梧子大。每服五十丸，空心盐汤温酒任下。郑西泉所传方。（《邓才杂兴方》）

术

本经上品

【释名】山蓟、山姜。［时珍曰］按《六书》本义，术字篆文，象其根干枝叶之形。

【集解】［时珍曰］苍术，山蓟也，处处山中有之。苗高二三尺，其叶抱茎而生，梢间叶似棠梨叶，其脚下叶有三五叉，皆有锯齿小刺。根如老姜之状，苍黑色，肉白有油膏。白术，桴蓟也，吴越有之。人多取根栽莳，一年即稠。嫩苗可茹，叶稍大而有毛。根如指大，状如鼓槌，亦有大如拳者。彼人剖开暴干，谓之削术，亦曰片术。陈自良言白而肥者，是浙术；瘦而黄者，是幕阜山所出，其力劣。昔人用术不分赤白。自宋以来，始言苍术苦辛气烈，白术苦甘气和，各自施用，亦颇有理。并以秋采者佳。春采者虚软易坏。嵇含《南方草木状》云：药有乞力伽，即术也。濒海所产，一根有至数斤者，采饵尤良。

术

术，白术也。

【气味】甘，温，无毒。

【主治】风寒湿痹，死肌痉疸，止汗除热消食。（《本经》）

主大风在身面，风眩头痛，目泪出，消痰水，逐皮间风水结肿，除心下急满，霍乱吐下不止，利腰脐间血，益津液，暖胃消谷嗜食。（《别录》）

治心腹胀满，腹中冷痛，胃虚下利，

多年气痢，除寒热，止呕逆。（甄权）

反胃，利小便，主五劳七伤，补腰膝，长肌肉，治冷气，痃癖气块，妇人冷症瘕。（《大明》）

除湿益气，和中补阳，消痰逐水，生津止渴，止泻痢，消足胫湿肿，除胃中热、肌热。得枳实，消痞满气分。佐黄芩，安胎清热。（元素）

理胃益脾，补肝风虚，主舌本强，食则呕，胃脘痛。身体重，心下急痛，心下水痞。冲脉为病，逆气里急，脐腹痛。（好古）

【发明】［好古曰］本草无苍白术之名。近世多用白术，治皮间风，出汗消痰，补胃和中，利腰脐间血，通水道。上而皮毛，中而心胃，下而腰脐，在气主气，在血主血，无汗则发，有汗则止，与黄耆同功。

［元素曰］白术除湿益燥，和中补气。其用有九：温中，一也；去脾胃中湿，二也；除胃中热，三也；强脾胃，进饮食，四也；和胃，生津液，五也；止肌热，六也；四肢困倦，嗜卧，目不能开，不思饮食，七也；止渴，八也；安胎，九也。凡中焦不受湿不能下利，必须白术以逐水益脾。非白术不能去湿，非枳实不能消痞，故枳术丸以之为君。

［机曰］脾恶湿，湿胜则气不得施化，津何由生？故曰膀胱者津液之府，气化则能出焉。用白术以除其湿，则气得周流而津液生矣。

附方

胸膈烦闷。白术末，水服方寸匕。（《千金方》）

中风口噤，不知人事。白术四两，酒三升，煮取一升，顿服。（《千金方》）

湿气作痛。白术切片，煎汁熬膏，白汤点服。（《集简方》）

牙齿日长，渐至难食。白术煎汤，漱服取效，即愈也。（张锐《鸡峰备急良方》）

 苍术

【释名】山精、仙术。［时珍曰］异术言术者山之精也，服之令人长生辟谷，致神仙，故有山精、仙术之号。

【气味】苦，温，无毒。

【主治】风寒湿痹，死肌痉疸。作煎饵久服，轻身延年不饥。（《本经》）

主头痛，消痰水，逐皮间风水结肿，除心下急满及霍乱吐下不止，暖胃消谷嗜食。（《别录》）

明目，暖水脏。（刘完素）

除湿发汗，健胃安脾，治痿要药。（李杲）

散风益气，总解诸郁。（震亨）

治湿痰留饮或挟瘀血成窠囊，及脾湿下流，浊沥带下，滑泻肠风。（时珍）

【发明】［宗奭曰］苍术气味辛烈，白术微辛苦而不烈。古方及《本经》止言术，未分苍、白。只缘陶隐居言术有两种，自此人多贵白者，往往将苍术置而不用。如古方平胃散之类，苍术为最要药，功效尤速。殊不详本草原无白术之名。

［杲曰］本草但言术，不分苍、白。而苍术别有雄壮上行之气，能除湿，下安太阴，使邪气不传入脾也。以其经泔浸火炒，故能出汗，与白术止汗特异，用者不可以此代彼。盖有止发之殊，其余主治则同。

［元素曰］苍术与白术主治同，但比白术气重而体沉，若除上湿发汗，功最大；若补中焦，除脾胃湿，力少不如白术。腹中窄狭者，须用之。

附方

小儿癖疾。苍术四两，为末，羊肝一具，竹刀批开，撒术末线缚，入砂锅煮熟，捣作丸服。（《生生编》）

补虚明目，健骨和血。苍术泔浸四两，熟地黄焙二两，为末，酒糊丸梧子大。每温酒下三五十丸，日三服。（《普济方》）

婴儿目涩不开，或出血。苍术二钱，入猪胆中扎煮。将药气熏眼后，更嚼取汁与服妙。（《幼幼新书》）

脾湿下血。苍术二两，地榆一两，分作二服，水二盏，煎一盏，食前温服。（《保命集》）

风牙肿痛。苍术盐水浸过，烧存性，研末揩牙，去风热。（《普济方》）

（苗）

【主治】作饮甚香，去水。（弘景）亦止自汗。

胡黄连

宋·开宝

释名 割孤露泽。［时珍曰］其性味功用似黄连，故名。割孤露泽，胡语也。

集解 ［恭曰］胡黄连出波斯国，生海畔陆地。［颂曰］今南海及秦陇间亦有之。初生似芦，干则似杨柳枯枝，心黑外黄，不拘时月收采。

（根）

【气味】苦，平，无毒。

【主治】补肝胆，明目，治骨蒸劳热三消，五心烦热，妇人胎蒸虚惊，冷热泄痢，五痔，厚肠胃，益颜色。浸人乳汁，点目甚良。（苏恭）

治久痢成疳，小儿惊痫寒热不下食，霍乱下痢，伤寒咳嗽温疟，理腰肾，去阴汗。（《开宝》）

五心烦热。胡黄连末，米饮服一钱。（《易简方》）

小儿疳泻，冷热不调。胡黄连半两，绵姜一两炮，为末。每服半钱，甘草节汤下。（《卫生总微论》）

小儿自汗盗汗，潮热往来。胡黄连、柴胡等分，为末，蜜丸芡子大。每用一二丸，水化开，入酒少许，重汤煮一二十沸，温服。（《保幼大全》）

婴儿赤目。茶调胡黄连末，涂手足心，即愈。（《济急仙方》）

远志

本经上品

释名 苗名小草、细草、棘菀。［时珍曰］此草服之能益智强志，故有远志之称。

集解 ［时珍曰］远志有大叶、小叶二种，大叶者花红。

（根）

【气味】 苦，温，无毒。

【主治】 咳逆伤中，补不足，除邪气，利九窍，益智慧，耳目聪明，不忘，强志倍力。久服轻身不老。（《本经》）

利丈夫，定心气，止惊悸，益精，去心下膈气，皮肤中热，面目黄。（《别录》）

治健忘，安魂魄，令人不迷，坚壮阳道。（甄权）

长肌肉，助筋骨，妇人血噤失音，小儿客忤。（《日华》）

治一切痈疽。（时珍）

（叶）

【主治】 益精补阴气，止虚损梦泄。（《别录》）

【发明】 ［好古曰］远志，肾经气分药也。

［时珍曰］远志入足少阴肾经，非心经药也。其功专于强志益精，治善忘。盖精与志，皆肾经之所藏也。肾精不足，则志气衰，不能上通于心，故迷惑善忘。

喉痹作痛。远志肉为末，吹之，涎出为度。（《直指方》）

脑风头痛不可忍。远志末嗜鼻。（《宣明方》）

一切痈疽。远志酒：用远志不以多少，米泔浸洗，捶去心，为末。每服三钱，温酒一盏调，澄少顷，饮其清，以滓傅患处。（《三因方》）

地榆

【释名】玉豉、酸赭。[时珍曰]按《外丹方》言地榆一名酸赭，其味酸、其色赭故也。

【集解】[弘景曰]其根亦入酿酒。道方烧作灰，能烂石，故煮石方用之。其叶山人乏茗时，采作饮亦好，又可煤茹。

根

【气味】苦，微寒，无毒。

【主治】妇人乳产痓痛七伤，带下五漏，止痛止汗，除恶肉，疗金疮。（《本经》）

止脓血，诸瘘恶疮热疮，补绝伤，产后内塞，可作金疮膏，消酒，除渴，明目。（《别录》）

【发明】[宗奭曰]其性沉寒，入下焦。若热血痢则可用。若虚寒人及水泻白痢，即未可轻使。

[时珍曰]地榆除下焦热，治大小便血证。止血取上截切片炒用。其梢则能行血，不可不知。

附方

小儿湿疮。地榆煮浓汁，日洗二次。（《千金方》）

小儿面疮，焮赤肿痛。地榆八两，水一斗，煎五升，温洗之。（《卫生总微方》）

男女吐血。地榆三两，米醋一升，煮十余沸，去滓，食前稍热服

一合。（《圣惠方》）

妇人漏下赤白不止，令人黄瘦。（方同上）

血痢不止。地榆晒研，每服二钱，掺在羊血上，炙熟食之，以捻头煎汤送下。一方：以地榆煮汁作饮，每服三合。（《圣济》）

赤白下痢骨立者。地榆一斤，水三升，煮一升半，去滓，再煎如稠饧，绞滤，空腹服三合，日再服。（崔元亮《海上方》）

久病肠风，痛痒不止。地榆五钱，苍术一两，水二钟，煎一钟，空心服，日一服。（《活法机要》）

下血不止二十年者。取地榆、鼠尾草各二两。水二升，煮一升，顿服。若不断，以水渍屋尘饮一小杯投之。（《肘后方》）

叶

【主治】作饮代茶，甚解热。（苏恭）

本经中品

释名 腐肠、妒妇。[时珍曰]芩，《说文》作菳，谓其色黄也。或云芩者黔也，黔乃黄黑之色也。宿芩乃旧根，多中空，外黄内黑，即今所谓片芩，故又有腐肠、妒妇诸名。妒妇心黯，故以比之。

集解 [《别录》曰]黄芩生秭归川谷及冤句，三月三日采根阴干。

 根

【气味】苦，平，无毒。

【主治】凉心，治肺中湿热，泻肺火上逆，疗上热，目中肿赤，瘀血壅盛，上部积血，补膀胱寒水，安胎，养阴退阳。（元素）

治风热湿热头疼，奔豚热痛，火咳肺痿喉腥，诸失血。（时珍）

【发明】[元素曰]黄芩之用有九：泻肺热，一也；上焦皮肤风热风湿，二也；去诸热，三也；利胸中气，四也；消痰膈，五也；除脾经诸湿，六也；夏月须用，七也；妇人产后养阴退阳，八也；安胎，九也。

附方

肝热生翳，不拘大人小儿。黄芩一两，淡豉三两，为末。每服三钱，以熟猪肝裹吃，温汤送下，日二服。忌酒面。（《卫生家宝方》）

少阳头痛，亦治太阳头痛，不拘偏正。小清空膏：用片黄芩酒浸透，晒干为末。每服一钱，茶酒任下。（东垣《兰室秘藏》）

产后血渴，饮水不止。黄芩、麦门冬等分，水煎温服，无时。（《杨氏家藏方》）

三补丸。治上焦积热，泻五脏火。黄芩、黄连、黄柏等分，为末，蒸饼丸梧子大，每白汤下二三十丸。（《丹溪纂要》）

眉眶作痛，风热有痰。黄芩酒浸、白芷等分，为末。每服二钱，茶下。（《洁古家珍》）

吐血衄血或发或止，积热所致。黄芩一两，去中心黑朽者，为末。每服三钱，水一盏，煎六分，和滓温服。（《圣惠方》）

 子

【主治】肠澼脓血。（《别录》）

防风

本经上品

【释名】茴芸、屏风。[时珍曰]防者，御也。其功疗风最要，故名。

【集解】[颂曰]今汴东、淮浙州郡皆有之。茎叶俱青绿色，茎深而叶淡，似青蒿而短小。春初时嫩紫红色，江东宋亳人采做菜茹，极爽口。五月开细白花，中心攒聚作大房，似莳萝花。实似胡荽子而大。根土黄色，与蜀葵根相类，二月、十月采之。关中生者，三月、六月采之，然轻虚不及齐州者良。[时珍曰]江淮所产多是石防风，生于山石之间，二月采嫩苗作菜，辛甘而香。

【气味】甘，温，无毒。

【主治】大风，头眩痛恶风，风邪目盲无所见，风行周身，骨节疼痛，久服轻身。（《本经》）

烦满胁痛风，头面去来，四肢挛急，字乳金疮内痉。（《别录》）

治三十六般风，男子一切劳劣，补中益神，风赤眼，止冷泪及瘫痪，通利五脏关脉，五劳七伤，羸损盗汗，心烦体重，能安神定志，匀气脉。（《大明》）

治上焦风邪，泻肺实，散头目中滞气，经络中留湿，主上部见血。（元素）

搜肝气。（好古）

叶

【主治】中风热汗出。（《别录》）

花

【主治】四肢拘急，行履不得，经脉虚羸，骨节间痛，心腹痛。（甄权）

子

【主治】疗风更优，调食之。（苏恭）

【发明】[元素曰]防风，治风通用，身半以上风邪用身，身半以下风邪用梢，治风去湿之仙药也，风能胜湿故尔。能泻肺实，误服泻人上焦元气。

[杲曰]防风治一身尽痛，乃卒伍卑贱之职，随所引而至，乃风药中润剂也。若补脾胃，非此引用不能行。凡脊痛项强，不可回顾，腰似折，项似拔者，乃手足太阳证，正当用防风。凡疮在胸膈以上，虽无手足太阳证，亦当用之，为能散结，去上部风。病人身体拘倦者，风也，诸疮见此证亦须用之。钱仲阳泻黄散中倍用防风者，乃于土中泻木也。

附方

自汗不止。防风用麸炒，猪皮煎汤下。（《朱氏集验方》）

睡中盗汗。防风二两，芎䓖一两，人参半两，为末。每服三钱，临卧饮下。（《易简方》）

偏正头风。防风、白芷等分，为末，炼蜜丸弹子大。每嚼一丸，茶清下。（《普济方》）

解野菌毒。防风煎汁饮之。（《千金方》）

消风顺气，老人大肠秘涩。防风、枳壳麸炒一两，甘草半两，为末，每食前白汤服二钱。（《简便方》）

独活

本经上品

【释名】羌活、羌青、独摇草。〔弘景曰〕一茎直上，不为风摇，故曰独活。

【集解】〔时珍曰〕独活、羌活乃一类二种，以中国者为独活，西羌者为羌活。

【气味】苦、甘，平，无毒。

【主治】风寒所击，金疮止痛，奔豚痫痓，女子疝瘕。（《本经》）

羌、独活：治一切风并气，筋骨挛拳，骨节酸疼，头旋目赤疼痛，五劳七伤，利五脏及伏梁水气。（《大明》）

治风寒湿痹，酸痛不仁，诸风掉眩，颈项难伸。（李杲）

去肾间风邪，搜肝风，泻肝气，治项强、腰脊痛。（好古）

【发明】〔恭曰〕疗风宜用独活，兼水宜用羌活。

〔刘完素曰〕独活不摇风而治风，浮萍不沉水而利水，因其所胜而为制也。

〔张元素曰〕风能胜湿，故羌活能治水湿。独活与细辛同用，治少阴头痛。头运目眩，非此不能除。羌活与川芎同用，治太阳、少阴头痛，透关利节，治督脉为病，脊强而厥。

〔好古曰〕羌活乃足太阳、厥阴、少阴药，与独活不分二种。后人因羌活气雄，独活气细。故雄者治足太阳风湿相搏，头痛、肢节痛、一身尽痛者，非此不能除，乃却乱反正之主，君药也。细者治

足少阴伏风，头痛、两足湿痹、不能动止者，非此不能治，而不治太阳之证。

[时珍曰]羌活、独活皆能逐风胜湿，透关利节，但气有刚劣不同尔。《素问》云：从下上者，引而去之。二味苦辛而温，味之薄者，阴中之阳，故能引气上升，通达周身，而散风胜湿。按《文系》曰：唐刘师贞之兄病风。梦神人曰：但取胡王使者浸酒服便愈。师贞访问皆不晓。复梦其母曰：胡王使者，即羌活也。求而用之，兄疾遂愈。

[嘉谟曰]羌活本手足太阳表里引经之药，又入足少阴、厥阴。名列君部之中，非比柔懦之主。小无不入，大无不通。故能散肌表八风之邪，利周身百节之痛。

升麻

本经上品

释名 周麻。[时珍曰]其叶似麻，其性上升，故名。

集解 [《别录》曰]升麻生益州山谷，二月、八月采根日干。

【修治】[时珍曰]今人惟取里白外黑而紧实者，谓之鬼脸升麻，去须及头芦，到用。

【气味】甘、苦，平、微寒，无毒。

【主治】解百毒，杀百精老物殃鬼，辟瘟疫瘴气邪气，蛊毒入口皆吐出，中恶腹痛，时气毒疬，头痛寒热，风肿诸毒，喉痛口疮。久服不夭，轻身长年。（《本经》）

治阳明头痛，补脾胃，去皮肤风邪，解肌肉间风热，疗肺痿咳唾脓血，能发浮汗。（元素）

牙根浮烂恶臭，太阳鼽衄，为疮家圣药。（好古）

消斑疹，行淤血，治阳陷眩运，胸胁虚痛，久泄下痢，后重遗浊，带下崩中，血淋下血，阴痿足寒。（时珍）

【发明】[元素曰]补脾胃药，非此为引用不能取效。脾痹非此不能除。其用有四：手足阳明引经，一也；升阳气于至阴之下，二也；去至高之上及皮肤风邪，三也；治阳明头痛，四也。

[杲曰]升麻发散阳明风邪，升胃中清气，又引甘温之药上升，以补卫气之散而实其表。故元气不足者，用此于阴中升阳，又缓带脉之缩急。凡胃虚伤冷，郁遏阳气于脾土者，宜升麻、葛根以升散其火郁。

[好古曰]升麻葛根汤，乃阳明发散药。若初病太阳证便服之，发动其汗，必传阳明，反成其害也。朱肱《活人书》言瘀血入里，吐血衄血者，犀角地黄汤，乃阳明经圣药。如无犀角，以升麻代之。二物性味相远，何以代之？盖以升麻能引地黄及余药同入阳明也。

[时珍曰]升麻引阳明清气上行，柴胡引少阳清气上行。此乃赋素弱，元气虚馁，及劳役饥饱生冷内伤，脾胃引经最要药也。升麻葛根汤乃发散阳明风寒药也。时珍用治阳气郁遏，及元气下陷诸病，时行赤眼，每有殊效，神而明之，方可执泥乎？

附方

卒肿毒起。升麻磨醋频涂之。（《肘后方》）

喉痹作痛。升麻片含咽。或以半两煎服取吐。（《直指方》）

胃热齿痛。升麻煎汤饮，热漱咽之，解毒。或加生地黄。（《直指方》）

口舌生疮。升麻一两，黄连三分，为末，绵裹含咽。（《本事方》）

热痱瘙痒。升麻煎汤饮，并洗之。（《千金方》）

秦艽

本经中品

▌释名 秦纠。[时珍曰]秦艽出秦中，以根作罗纹交纠者佳，故名秦艽、秦纠。

▌集解 [弘景曰]今出甘松、龙洞、蚕陵，以根作罗纹相交长大黄白色者为佳。

 根

【气味】苦，平，无毒。

【主治】寒热邪气，寒湿风痹，肢节痛，下水利小便。（《本经》）

除阳明风湿，及手足不遂，口噤牙痛口疮，肠风泻血，养血荣筋。（元素）

治胃热虚劳发热。（时珍）

【发明】［时珍曰］秦艽，手足阳明经药也，兼入肝胆，故手足不遂，黄疸烦渴之病须之，取其去阳明之湿热也。

附方

胎动不安。秦艽、甘草炙、鹿角胶炒，各半两，为末。每服三钱，水一大盏，糯米五十粒，煎服。（《圣惠方》）

山慈姑

宋　嘉　祐

||释名|| 金灯、朱姑。［时珍曰］根状如水慈姑，花状如灯笼而朱色，故有诸名。

||集解|| ［时珍曰］山慈姑处处有之。冬月生叶，如水仙花之叶而狭。

【气味】甘、微辛，有小毒。

【主治】痈肿疮瘘瘰疬结核等，醋磨傅之。（藏器）

附方

粉滓面䵟。山慈姑根，夜涂旦洗。（《普济方》）

牙龈肿痛。山慈姑枝根，煎汤漱吐。（孙天仁《集效方》）

【主治】疮肿，入蜜捣涂疮口，候清血出，效。（慎微）

涂乳痈、便毒尤妙。（时珍）

【主治】小便血淋涩痛，同地檗花阴干，每用三钱，水煎服。（《圣惠》）

青黛

宋开宝

【释名】靛花、青蛤粉。［时珍曰］黛，眉色也。刘熙《释名》云：灭去眉毛，以此代之，故谓之黛。

【集解】［志曰］青黛从波斯国来。今以太原并庐陵、南康等处，染淀瓮上沫紫碧色者用之，与青黛同功。［时珍曰］波斯青黛，亦是外国蓝靛花，既不可得，则中国靛花亦可用。或不得已，用青布浸汁代之。货者复以干淀充之，然有石灰，入服饵药中当详之。

【气味】咸，寒，无毒。

【主治】解小儿疳热，杀虫。（甄权）

泻肝，散五脏郁火，解热，消食积。（震亨）

去热烦，吐血咯血，斑疮阴疮，杀恶虫。（时珍）

附方

心口热痛。姜汁调青黛一钱服之。（《医学正传》）

耳疳出汁。青黛、黄柏末，干搽。（《谈野翁方》）

烂弦风眼。青黛、黄连泡汤，日洗。（《明目方》）

细辛

本经上品

【释名】小辛、少辛。［颂曰］华州真细辛，根细而味极辛，故名之曰细辛。

【集解】［颂曰］今处处有之，皆不及华阴者为真，其根细而极辛。今人多以杜衡为之。杜衡根似饭帚密闹，细长四五

寸，微黄白色，江淮呼为马蹄香，不可误用。[时珍曰]大抵能乱细辛者，不止杜衡，皆当以根苗色味细辨之。叶似小葵，柔茎细根，直而色紫，味极辛者，细辛也。叶似马蹄，茎微粗，根曲而黄白色，味亦辛者，杜衡也。一茎直上，茎端生叶如伞，根似细辛，微粗直而黄白色，味辛微苦者，鬼督邮也。似鬼督邮而色黑者，及己也。叶似小桑，根似细辛，微粗长而黄色，味辛而有臊气者，徐长卿也。叶似柳而根似细辛，粗长黄白色而味苦者，白微也。似白微而白直味甘者，白前也。

【气味】辛，温，无毒。

【主治】温中下气，破痰利水道，开胸中滞结，除喉痹齆鼻不闻香臭，风痫癫疾，下乳结，汗不出，血不行，安五脏，益肝胆，通精气。（《别录》）

添胆气，治嗽，去皮风湿痒，风眼泪下，除齿痛，血闭，妇人血沥腰痛。（甄权）

润肝燥，治督脉为病，脊强而厥。（好古）

治口舌生疮，大便燥结，起目中倒睫。（时珍）

【发明】[宗奭曰]治头面风痛，不可缺此。

[元素曰]细辛气温，味大辛，气厚于味，阳也，升也，入足厥阴、少阴血分，为手少阴引经之药。香味俱细，故入少阴，与独活相类。以独活为使，治少阴头痛如神。亦止诸阳头痛，诸风通用之。味辛而热，温少阴之经，散水气以去内寒。

[成无己曰]水停心下不行，则肾气燥，宜辛以润之。细辛之辛，以行水气而润燥。

[杲曰]胆气不足，细辛补之。又治邪气自里之表，故仲景少阴证，用麻黄附子细辛汤。

[时珍曰]气之厚者能发热，阳中之阳也。辛温能散，故诸风寒风湿头痛痰饮胸中滞气惊痫者，宜用之。口疮喉痹䘌齿诸病用之者，取其能散浮热，亦火郁则发之之义也。辛能泄肺，故风寒咳嗽上气者，宜用之。辛能补肝，故胆气不足，惊痫眼目诸病，宜用之。辛能润燥，故通少阴及耳窍，便涩者宜用之。

[承曰]细辛非华阴者不得为真。若单用末，不可过一钱。多则气闷塞不通者死，虽死无伤。近年开平狱中尝治此，不可不记。非本有毒，但有识多寡耳。

暗风卒倒，不省人事。细辛末，吹入鼻中。（《危氏得效方》）

虚寒呕哕，饮食不下。细辛去叶半两，丁香二钱半，为末。每服一钱，柿蒂汤下。（《外台秘要》）

小儿客忤，口不能言。细辛、桂心末等分，以少许内口中。（《外台秘要》）

小儿口疮。细辛末，醋调，贴脐上。《卫生家宝方》。

口舌生疮。细辛、黄连等分，为末掺之，漱涎甚效，名兼金散。一方用细辛、黄柏。（《三因方》）

口疮䘌齿肿痛。细辛煮浓汁，热含冷吐，取瘥。（《圣惠方》）

鼻中息肉。细辛末，时时吹之。（《圣惠方》）

诸般耳聋。细辛末，溶黄蜡丸鼠屎大，绵裹一丸塞之，一二次即愈。须戒怒气，名聪耳丸。（龚氏《经验方》）

白茅

本 经 中 品

释名 根名茹根、兰根、地筋。[时珍曰]茅叶如矛，故谓之茅。其根牵连，故谓之茹。

集解 [时珍曰]白茅短小，三四月开白花成穗，结细实。其根甚长，白软如筋而有节，味甘，俗呼丝茅。

【气味】甘，寒，无毒。

【主治】劳伤虚羸，补中益气，除瘀血血闭寒热，利小便。（《本经》）

下五淋，除客热在肠胃，止渴坚筋，妇人崩中。久服利人。（《别录》）

止吐衄诸血，伤寒哕逆，肺热喘急，水肿黄疸，解酒毒。（时珍）

【发明】[时珍曰]白茅根甘，能除伏热，利小便，故能止诸血哕逆喘急消渴，治黄疸水肿，乃良物也。

附方

肺热气喘。生茅根一握，㕮咀，水二盏，煎一盏，食后温服。甚者三服止，名如神汤。（《圣惠方》）

五种黄病，黄疸、谷疸、酒疸、女疸、劳疸也。用生茅根一把，细切，以猪肉一斤，合作羹食。（《肘后》）

反胃上气，食入即吐。茅根、芦根二两，水四升，煮二升，顿服得下，良。（《圣济总录》）

虚后水肿。因饮水多，小便不利。用白茅根一大把，小豆三升，水三升，煮干，去茅食豆，水随小便下也。（《肘后方》）

解中酒毒，恐烂五脏。茅根汁，饮一升。（《千金方》）

即初生苗也。（《拾遗》）

【气味】甘，平，无毒。

【主治】下水。（《别录》）

治消渴，能破血。（甄权）

【气味】甘，温，无毒。

【主治】煎饮，止吐血衄血，并塞鼻。又傅灸疮不合。罯刀箭金疮，止血并痛。（《大明》）

贝母

本经中品

|释名| 茵（音萌）。[时珍曰]诗云言采其茵，即此。一作虻，谓根状如虻也。

|集解| [敩曰]贝母中有独颗团不作两片无皱者，号曰丹龙精，不入药用。误服令人筋脉永不收，惟以黄精、小蓝汁服之，立解。

根

【气味】辛，平，无毒。

【主治】伤寒烦热，淋沥邪气疝瘕，喉痹乳难，金疮风痉。（《本经》）

疗腹中结实，心下满，洗洗恶风寒，目眩项直，咳嗽上气，止烦热渴，出汗，安五脏，利骨髓。（《别录》）

消痰，润心肺。末和砂糖丸含，止嗽。烧灰油调，傅人畜恶疮，敛疮口。（《大明》）

主胸胁逆气，时疾黄疸。研末点目，去肤翳。以七枚作末酒服，治产难及胞衣不出。与连翘同服，主项下瘤瘿疾。（甄权）

【发明】[承曰]贝母能散心胸郁结之气，故诗云，言采其茵，是也。作诗者，本以不得志而言。今用治心中气不快、多愁郁者，殊有功，信矣。

[颂曰]贝母治恶疮。唐人记其事云：江左尝有商人，左膊上有疮如人面，亦无他苦。商人戏以酒滴口中，其面赤色。以物食之，亦能食，多则膊内肉胀起。或不食，则一臂痹焉。有名医教其历试诸

药，金石草木之类，悉无所苦，至贝母，其疮乃聚眉闭口。商人喜，因以小苇筒毁其口灌之，数日成痂遂愈，然不知何疾也。《本经》言主金疮，此岂金疮之类欤。

附方

妊娠尿难，饮食如故。用贝母、苦参、当归各四两，为末，蜜丸小豆大，每饮服三丸至十丸。（《金匮要略》）

乳汁不下。二母散：贝母、知母、牡蛎粉等分，为细末，每猪蹄汤调服二钱，此祖传方也。（王海藏《汤液本草》）

化痰降气，止咳解郁，消食除胀，有奇效。用贝母去心一两，姜制厚朴半两，蜜丸梧子大，每白汤下五十丸。（《笔峰方》）

本草纲目

草部

贝母

九一

狗脊

本经中品

【释名】 强膂、扶筋、百枝、狗青。[时珍曰]强膂、扶筋，以功名也。

【集解】 [时珍曰]狗脊有二种：一种根黑色，如狗脊骨；一种有金黄毛，如狗形，皆可入药。

根

【气味】 苦，平，无毒。

【主治】 腰背强，关机缓急，周痹寒湿膝痛，颇利老人。（《本经》）

疗失溺不节，男女脚弱腰痛，风邪淋露，少气目暗，坚脊利俯仰，女子伤中关节重。（《别录》）

男子女人毒风软脚，肾气虚弱，续筋骨，补益男子。（甄权）

强肝肾，健骨，治风虚。（时珍）

附方

固精强骨。金毛狗脊、远志肉、白茯神、当归身等分，为末，炼蜜丸梧子大。每酒服五十丸。（《集简方》）

徐长卿

本经上品

【释名】 别仙踪。[时珍曰]徐长卿，人名也，常以此药治邪病，人遂以名之。

【集解】 [颂曰]今淄齐淮泗间皆有之，三月、四月采，谓之别仙踪。[时珍曰]鬼督邮、及己之乱杜衡，其功不同，

苗亦不同也。徐长卿之乱鬼督邮，其苗不同，其功同也。杜衡之乱细辛，则根苗功用皆仿佛，乃弥近而大乱也。不可不审。

【气味】辛，温，无毒。

【主治】鬼物百精蛊毒，疫疾邪恶气，温疟。久服强悍轻身。（《本经》）

小便关格。徐长卿汤：治气壅关格不通，小便淋结，脐下妨闷。徐长卿炙半两，茅根三分，木通、冬葵子一两，滑石二两，槟榔一分，瞿麦穗半两，每服五钱，水煎，入朴消一钱，温服，日二服。（《圣惠方》）

【释名】马蒁。[时珍曰]此根形状皆似莪蒁，而医马病，故名马蒁。

【集解】[恭曰]郁金生蜀地及西戎。苗似姜黄，花白质红，末秋出茎心而无实。其根黄赤，取四畔子根去皮火干，马药用之，破血而补，胡人谓之马蒁。岭南者有实似小豆蔻，不堪啖。

【气味】辛、苦，寒，无毒。

【主治】血积下气，生肌止血，破恶血，血淋尿血，金疮。（《唐本》）

单用，治女人宿血气心痛，冷气结聚，温醋摩服之。亦治马胀。（甄权）

凉心。（元素）

治阳毒入胃，下血频ana。（李杲）

治血气心腹痛，产后败血冲心欲死，失心癫狂蛊毒。（时珍）

【发明】[震亨曰]郁金属火、属土与水，其性轻扬上行，治吐血衄血，唾血血腥，及经脉逆行，并宜郁金末加韭汁、姜汁、童尿同服，其血自清。痰中带血者，加竹沥。又鼻血上行者，郁金、韭汁加四物汤服之。

[时珍曰]郁金入心及包络，治血病。《经验方》治失心癫狂，用真郁金七两，明矾三两，为末，薄糊丸梧子大。每服五十丸，白汤下。有妇人癫狂十年，至人授此。初服心胸间有物脱去，神气洒然，再服而苏，此惊忧痰血络聚心窍所致。郁金入心去恶血，明矾化顽痰故也。

附方

自汗不止。郁金末，卧时调涂于乳上。（《集简方》）

尿血不定。郁金末一两，葱白一握，水一盏，煎至三合，温服，日三

服。（《经验方》）

痔疮肿痛。郁金末，水调涂之，即消。（《医方摘要》）

耳内作痛。郁金末一钱，水调，倾入耳内，急倾出之。（《圣济总录》）

白微

本 经 中 品

【释名】薇草、白幕、春草。
[时珍曰]微，细也。其根细而白也。

【集解】[颂曰]今陕西诸郡及舒、滁、润、辽州亦有之。茎叶俱青，颇类柳叶。六七月开花，八月结实。其根黄白色，类牛膝而短小，今人八月采之。

根

【修治】[时珍曰]后人惟以酒洗用。
【气味】苦、咸，平，无毒。
【主治】暴中风身热肢满，忽忽不知人，狂惑邪气，寒热酸疼，温疟洗洗，发作有时。（《本经》）

疗伤中淋露，下水气，利阴气，益精。久服利人。（《别录》）

治惊邪风狂痓病，百邪鬼魅。（弘景）

风温灼热多眠，及热淋遗尿，金疮出血。（时珍）

【发明】[好古曰]古方多用治妇人，以《本草》有疗伤中淋露之故也。

[时珍曰]白微古人多用，后世罕能知之。按张仲景治妇人产中虚烦呕逆，

安中益气，竹皮丸方中，用白微同桂枝一分，竹皮、石膏三分，甘草七分，枣肉为大丸，每以饮化一丸服。云有热者倍白微，则白微性寒，乃阳明经药也。徐之才《药对》言：白微恶大枣，而此方又以枣为丸，盖恐诸药寒凉伤脾胃尔。朱肱《活人书》：治风温发汗后，身犹灼热，自汗身重多眠，鼻息必鼾，语言难出者，葳蕤汤中亦用之。孙真人《千金方》，有诏书发汗白微散焉。

附方

妇人遗尿，不拘胎前产后。白微、芍药各一两，为末。酒服方寸匕，日三服。（《千金方》）

白前

别 录 中 品

|释名 石蓝、嗽药。[时珍曰]名义未详。

|集解 [弘景曰]白前出近道，根似细辛而大，色白不柔易折，气嗽方多用之。

【气味】甘，微温，无毒。

【主治】胸胁逆气，咳嗽上气，呼吸欲绝。（《别录》）

主一切气，肺气烦闷，贲豚肾气。（《大明》）

降气下痰。（时珍）

【发明】[宗奭曰]白前能保定肺气，治嗽多用，以温药相佐使尤佳。

[时珍曰]白前色白而味微辛甘，手太阴药也。长于降气，肺气壅实而有痰者宜之。若虚而长哽气者，不可用也。张仲景治嗽而脉浮，泽漆汤中亦用之。其方见《金匮要略》，药多不录。

附方

久嗽唾血。白前、桔梗、桑白皮三两，炒，甘草一两，炙，水六升，煮一升，分三服。忌猪肉、菘菜。（《外台》）

蛇床

本 经 上 品

|释名 蛇粟、墙蘼。[时珍曰]蛇虺喜卧于下食其子，故有蛇床、蛇粟诸名。

|集解 [时珍曰]其花如碎米攒簇，其子两片合成，似莳萝子而细。

蛇 白
床 前

九五

子

【气味】苦，平，无毒。

【主治】男子阴痿湿痒，妇人阴中肿痛，除痹气，利关节，癫痫恶疮。久服轻身，好颜色。（《本经》）

暖丈夫阳气、女人阴气，治腰胯酸疼，四肢顽痹，缩小便，去阴汗湿癣齿痛，赤白带下，小儿惊痫，扑损瘀血，煎汤浴大风身痒。（《大明》）

【发明】［时珍曰］蛇床乃右肾命门、少阳三焦气分之药，《神农》列之上

品，不独辅助男子，而又有益妇人。世人舍此而求补药于远域，岂非贱目贵耳乎。

附方

阳事不起。蛇床子、五味子、菟丝子等分，为末，蜜丸梧子大。每服三十丸，温酒下，日三服。（《千金方》）

大肠脱肛。蛇床子、甘草各一两，为末。每服一钱，白汤下，日三服。并以蛇床末傅之。（《经验方》）

芎䓖

本经上品

||**释名**|| 胡䓖、川芎。［时珍曰］芎本作营，名义未详。或云：人头穹窿穷高，天之象也。此药上行，专治头脑诸疾，故有芎䓖之名。以胡戎者为佳，故曰胡䓖。

||**集解**|| ［时珍曰］蜀地少寒，人多栽莳，深秋茎叶亦不萎也。清明后宿根生苗，分其枝横埋之，则节节生根。八月根下始结芎䓖，乃可掘取，蒸暴货之。

根

【气味】辛，温，无毒。

【主治】除脑中冷动，面上游风去来，目泪出，多涕唾，忽忽如醉，诸寒冷气，心腹坚痛，中恶卒急肿痛，胁风痛，温中内寒。（《别录》）

一切风，一切气，一切劳损，一切血。补五劳，壮筋骨，调众脉，破症结宿血，养新血，吐血鼻血溺血，脑痈发背，瘰疬瘿赘，痔瘘疮疥，长肉排脓，消瘀

血。(《大明》)

燥湿，止泻痢，行气开郁。(时珍)

【发明】[元素曰]川芎上行头目，下行血海，故清神及四物汤皆用之。能散肝经之风，治少阳厥阴经头痛，及血虚头痛之圣药也。其用有四：为少阳引经，一也；诸经头痛，二也；助清阳之气，三也；去湿气在头，四也。

[时珍曰]芎䓖，血中气药也。肝苦急，以辛补之，故血虚者宜之。辛以散之，故气郁者宜之。《左传》言麦曲、鞠穷御湿，治河鱼腹疾。予治湿泻每加二味，其应如响也。血痢已通而痛不止者，乃阴亏气郁，药中加芎为佐。气行血调，其病立止。此皆医学妙旨，圆机之士，始可语之。

[宗奭曰]沈括《笔谈》云：一族子旧服芎䓖，医郑叔熊见之云：芎䓖不可久服，多令人暴死。后族子果无疾而卒。又

朝士张子通之妻，病脑风，服芎䓖甚久，一旦暴亡。皆目见者。此皆单服既久，则走散真气。若使他药佐使，又不久服，中病便已，则焉能至此哉？

[虞抟曰]骨蒸多汗，及气弱之人，不可久服。其性辛散，令真气走泄，而阴愈虚也。

附方

偏头风痛。京芎细剉，浸酒日饮之。(《斗门方》)

崩中下血，昼夜不止。用芎䓖一两，清酒一大盏，煎取五分，徐徐进之。(《千金方》)

齿败口臭。水煎芎䓖含之。(《广济方》)

诸疮肿痛。抚芎煅研，入轻粉，麻油调涂。(《普济方》)

半边莲

|集解| [时珍曰]半边莲，小草也。生阴湿塍堑边。就地细梗引蔓，节节而生细叶。秋开小花，淡红紫色，止有半边，如莲花状，故名。又呼急解索。

【气味】辛，平，无毒。

【主治】蛇虺伤，捣汁饮，以滓围涂之。又治寒齁气喘，及疟疾寒热，同雄黄各二钱，捣泥，碗内覆之，待色青，以饭丸梧子大。每服九丸，空心盐汤下。(时珍。出《寿域方》)

藁本

本经中品

|释名| 藁茇、鬼卿。[时珍曰]古人香料用之,呼为藁本香。《山海经》名藁茇。

|集解| [时珍曰]江南深山中皆有之。根似芎䓖而轻虚,味麻,不堪作饮也。

 根

【气味】辛,温,无毒。

【主治】妇人疝瘕,阴中寒肿痛,腹中急,除风头痛,长肌肤,悦颜色。(《本经》)

治太阳头痛、巅顶痛,大寒犯脑,痛连齿颊。(元素)

头面身体皮肤风湿。(李杲)

治痈疽,排脓内塞。(时珍)

【发明】[元素曰]藁本乃太阳经风药,其气雄壮,寒气郁于本经,头痛必用之药。颠顶痛非此不能除。与木香同用,治雾露之清邪中于上焦。与白芷同作面脂。既治风,又治湿,亦各从其类也。

附方

干洗头屑。藁本、白芷等分,为末。夜擦旦梳,垢自去也。(《便民图纂》)

小儿疥癣。藁本煎汤浴之,并以浣衣。(《保幼大全》)

白芷

本经上品

|释名| 白茝。[时珍曰]徐锴云,初生根干为芷,则白芷之义取乎此也。

|集解| [《别录》曰]白芷生河东川谷下泽,二月、八月采根暴干。

【修治】［时珍曰］今人采根洗刮寸截，以石灰拌匀，晒收，为其易蛀，并欲色白也。入药微焙。

【气味】辛，温，无毒。

【主治】女人漏下赤白，血闭阴肿，寒热，头风侵目泪出，长肌肤，润泽颜色，可作面脂。（《本经》）

疗风邪，久渴吐呕，两胁满，头眩目痒。可作膏药。（《别录》）

治目赤弩肉，去面䵟疵瘢，补胎漏滑落，破宿血，补新血，乳痈发背瘰疬，肠风痔瘘，疮痍疥癣，止痛排脓。（《大明》）

能蚀脓，止心腹血刺痛，女人沥血腰痛，血崩。（甄权）

解利手阳明头痛，中风寒热，及肺经风热，头面皮肤风痹燥痒。（元素）

治鼻渊鼻衄，齿痛，眉棱骨痛，大肠风秘，小便去血，妇人血风眩运，翻胃吐食，解砒毒蛇伤，刀箭金疮。（时珍）

【发明】［杲曰］白芷疗风通用，其气芳香，能通九窍，表汗不可缺也。

［刘完素曰］治正阳明头痛，热厥头痛，加而用之。

［好古曰］同辛夷、细辛用治鼻病，入内托散用长肌肉，则入阳明可知矣。

［时珍曰］白芷色白味辛，行手阳明庚金；性温气厚，行足阳明戊土；芳香上达，入手太阴肺经。肺者，庚之弟，戊之子也。故所主之病不离三经。如头目眉齿诸病，三经之风热也；如漏带痈疽诸病，三经之湿热也。风热者辛以散之，湿热者温以除之。为阳明主药，故又能治血病胎病，而排脓生肌止痛。

附方

风热牙痛。香白芷一钱，朱砂五分，为末。蜜丸芡子大，频用擦牙。此乃濠州一村妇以医人者，庐州郭医云，绝胜他药也。或以白芷、吴茱萸等分，浸水漱涎。（《医林集要》）

脚气肿痛。白芷、芥子等分，为末，姜汁和，涂之效。（《医方摘要》）

小便气淋，结涩不通。白芷醋浸焙干，二两，为末。煎木通、甘草酒调下一钱，连进二服。（《普济方》）

偏正头风，百药不治，一服便可，天下第一方也。香白芷炒二两五钱，川芎炒、甘草炒、川乌头半生半熟各一两，为末。每服一钱，细茶、薄荷汤调下。（《谈野翁试效方》）

一切眼疾。白芷、雄黄为末，炼蜜丸龙眼大，朱砂为衣。每服一丸，食后茶下，日二服。名还睛丸。（《普济方》）

盗汗不止。太平白芷一两，辰砂半两，为末。每服二钱，温酒下。屡验。（《朱氏集验方》）

风寒流涕。香白芷一两，荆芥穗一钱，为末。蜡茶点服二钱。（《百一选方》）

妇人白带。白芷四两，以石灰半斤，淹三宿，去灰切片，炒研末。酒服二钱，日二服。（《医学集成》）

【主治】作浴汤，去尸虫。（《别录》）浴丹毒瘾疹风瘙。（时珍）

附方

小儿身热。白芷苗、苦参等分，煎浆水，入盐少许洗之。（《卫生总微论》）

木香

本经上品

释名 蜜香、青木香。[时珍曰]木香，草类也。本名蜜香，因其香气如蜜也。缘沉香中有蜜香，遂讹此为木香尔。

集解 [时珍曰]木香，南方诸地皆有。《一统志》云：叶类丝瓜，冬月取根，晒干。

【修治】[时珍曰]凡入理气药，只生用，不见火。若实大肠，宜面煨熟用。

【气味】辛，温，无毒。

【主治】邪气，辟毒疫温鬼，强志，主淋露。久服不梦寤魇寐。（《本经》）

消毒，杀鬼精物，温疟蛊毒，气劣气不足，肌中偏寒，引药之精。（《别录》）

治心腹一切气，膀胱冷痛，呕逆反胃，霍乱泄泻痢疾，健脾消食，安胎。（《大明》）

九种心痛，积年冷气，痃癖症块胀痛，壅气上冲，烦闷羸劣，女人血气刺心，痛不可忍，末酒服之。（甄权）

散滞气，调诸气，和胃气，泄肺气。（元素）

行肝经气。煨熟，实大肠。（震亨）

治冲脉为病，逆气里急，主脬渗小便秘。（好古）

【发明】[弘景曰]青木香，大秦国人以疗毒肿、消恶气有验。今惟制蛀虫丸用之。常以煮汁沐浴大佳。

[宗奭曰]木香专泄决胸腹间滞塞冷气，他则次之。得橘皮、肉豆蔻、生姜相佐使绝佳，效尤速。

[元素曰]木香除肺中滞气。若治中下二焦气结滞，及不转运，须用槟榔为使。

[震亨曰]调气用木香，其味辛，气能上升，如气郁不达者宜之。若阴火冲上者，则反助火邪，当用黄柏、知母，而少以木香佐之。

[好古曰]《本草》云：主气劣，气不足，补也；通壅气，导一切气，破也。安胎，健脾胃，补也；除痃癖症块，破也。其不同如此。洁古张氏但言调气，不言补也。

[机曰]与补药为佐则补，与泄药为君则泄也。

[权曰]《隋书》言樊子盖为武威太守，车驾入吐谷浑，子盖以彼多瘴气，献青木香以御雾露之邪。

附方

小肠疝气。青木香四两，酒三斤，煮过，每日饮三次。（孙天仁《集效方》）

气滞腰痛。青木香、乳香各二钱，酒浸，饭上蒸，均以酒调服。（《圣惠方》）

耳内作痛。木香末，以葱黄染鹅脂，蘸末深纳入耳中。（《圣济录》）

腋臭阴湿。凡腋下、阴下湿臭，或作疮。青木香以好醋浸，夹于腋下、阴下。为末傅之。（《外台秘要》）

豆蔻

别录之品

【释名】草豆蔻、漏蔻、草果。[时珍曰]按杨雄《方言》云：凡物盛多曰蔻。豆蔻之名，或取此义。豆象形也。

【集解】[时珍曰]草豆蔻、草果虽是一物，然微有不同。今建宁所产豆蔻，大如龙眼而形微长，其皮黄白薄而棱峭，其仁大如缩砂仁而辛香气和。滇广所产草果，长大如诃子，其皮黑厚而棱密，其子粗而辛臭，正如斑蝥之气。彼人皆用茇茶及作食料，恒用之物。广人取生草蔻入梅汁，盐渍令红，暴干荐酒，名红盐草果。其初结小者，名鹦哥舌。元朝饮膳，皆以草果为上供。南人复用一种火杨梅伪充草豆蔻，其形圆而粗，气味辛猛而不和，人亦多用之，或云即山姜实也。不可不辨。

【修治】[时珍曰]今人惟以面裹煻火煨熟，去皮用之。

仁

【气味】辛，温，涩，无毒。

【主治】温中，心腹痛，呕吐，去口臭气。（《别录》）

调中补胃，健脾消食，去客寒，心与胃痛。（李杲）

治瘴疠寒疟，伤暑吐下泄痢，噎膈反胃，痞满吐酸，痰饮积聚，妇人恶阻带下，除寒燥湿，开郁破气，杀鱼肉毒。制丹砂。（时珍）

【发明】[弘景曰]豆蔻辛烈甚香，可常食之。其五和糁中物，皆宜人。豆蔻、廉姜、枸橼、甘蕉、麂目是也。

[震亨曰]草豆蔻性温，能散滞气，消膈上痰。若明知身受寒邪，口食寒物，胃脘作疼，方可温散，用之如鼓应桴。或湿痰郁结成病者，亦效。若热郁者不可

用，恐积温成热也。

　　[时珍曰]豆蔻治病，取其辛热浮散，能入太阴阳明，除寒燥湿，开郁化食之力而已。南地卑下，山岚烟瘴，饮啖酸咸，脾胃常多寒湿郁滞之病。故食料必用，与之相宜。然过多亦能助脾热伤肺损目。或云：与知母同用，治瘴疟寒热，取其一阴一阳无偏胜之害。盖草果治太阴独胜之寒，知母治阳明独胜之火也。

附方

　　心腹胀满短气。用草豆蔻一两，去皮为末。以木瓜生姜汤，调服半钱。（《千金方》）

　　香口辟臭。豆蔻、细辛为末，含之。（《肘后方》）

　　脾痛胀满。草果仁二个，酒煎服之。（《直指方》）

 花

　　【气味】辛，热，无毒。

　　【主治】下气，止呕逆，除霍乱，调中补胃气，消酒毒。（《大明》）

高良姜

別錄中品

　　释名 蛮姜、子名红豆蔻。[时珍曰]陶隐居言此姜始出高良郡，故得此名。

　　集解 [时珍曰]按范成大《桂海志》云：红豆蔻花丛生，叶瘦如碧芦，春末始发。初开花抽一干，有大箨包之。箨拆花见。一穗数十蕊，淡红鲜妍，如桃杏花色。蕊重则下垂如葡萄，又如火齐璎珞及剪彩鸾枝之状。每蕊有心两瓣，人比之连理也。其子亦似草豆蔻。

　　【修治】[时珍曰]高良姜、红豆蔻，并宜炒过入药。亦有以姜同吴茱萸、东壁土炒过入药用者。

 根

　　【气味】辛，大温，无毒。

【主治】暴冷，胃中冷逆，霍乱腹痛。（《别录》）

下气益声，好颜色。煮饮服之，止痢。（藏器）

治风破气，腹内久冷气痛，去风冷痹弱。（甄权）

转筋泻痢，反胃，解酒毒，消宿食。（《大明》）

含块咽津，治忽然恶心，呕清水，逡巡即瘥。若口臭者，同草豆蔻为末。煎饮。（苏颂）

健脾胃，宽噎膈，破冷癖，除瘴疟。（时珍）

【发明】［杨士瀛曰］噫逆胃寒者，高良姜为要药，人参、茯苓佐之，为其温胃，解散胃中风邪也。

［时珍曰］孙思邈《千金方》言：心脾冷痛，用高良姜，细剉微炒为末，米饮服一钱，立止。太祖高皇帝御制周颠仙碑文，亦载其有验云。又秽迹佛有治心口痛方云：凡男女心口一点痛者，乃胃脘有滞或有虫也。多因怒及受寒而起，遂致终身。俗言心气痛者，非也。用高良姜以酒洗七次焙研，香附子以醋洗七次焙研，各

记收之。病因寒得，用姜末二钱，附末一钱；因怒得，用附末二钱，姜末一钱；寒怒兼有，各一钱半，以米饮加入生姜汁一匙，盐一捻，服之立止。韩飞霞《医通》书亦称其功云。

附方

脚气欲吐。［苏恭曰］凡患脚气人，每旦饱食，午后少食，日晚不食。若饥，可食豉粥。若觉不消，欲致霍乱者。即以高良姜一两，水三升，煮一升，顿服尽，即消。若卒无者，以母姜一两代之，清酒煎服。虽不及高良姜，亦甚效也。

暴赤眼痛。以管吹良姜末入鼻取嚏，或弹出鼻血。即散。（《谈野翁试验方》）

养脾温胃。去冷消痰，宽胸下气，大治心脾疼及一切冷物所伤。用高良姜、干姜等分，炮研末，面糊丸梧子大，每食后橘皮汤下十五丸。妊妇勿服。（《和剂局方》）

益智子

宋 开 宝

释名 ［时珍曰］脾主智，此物能益脾胃故也，与龙眼名益智义同。

集解 ［时珍曰］按嵇含《南方草木状》云：益智，二月花，连着实，五六月熟。其子如笔头而两头尖，长七八分，杂

本草纲目

草部

益智子

一〇三

五味中，饮酒芬芳，亦可盐曝及作粽食。

【气味】辛，温，无毒。

【主治】遗精虚漏，小便余沥，益气安神，补不足，利三焦，调诸气。夜多小便者，取二十四枚碎，入盐同煎服，有奇验。（藏器）

冷气腹痛，及心气不足，梦泄赤浊，热伤心系，吐血血崩诸证。（时珍）

【发明】［时珍曰］益智大辛，行阳退阴之药也，三焦、命门气弱者宜之。按

杨士瀛《直指方》云：心者脾之母，进食不止于和脾，火能生土，当使心药入脾胃药中，庶几相得。故古人进食药中，多用益智，土中益火也。

附方

心虚尿滑及赤白二浊。益智子仁、白茯苓、白术等分，为末，每服三钱，白汤调下。（《永类钤方》）

妇人崩中。益智子炒碾细，米饮入盐，服一钱。（《产宝》）

预知子

宋　开　宝

释名 圣知子、圣先子、盍合子、仙沼子。［志曰］相传取子二枚缀衣领上，遇有蛊毒，则闻其有声，当预知之，故有诸名。［时珍曰］仙沼，疑是仙枣之讹耳。

集解 ［志曰］预知子有皮壳，其实如皂荚子。［颂曰］旧不著所出州土，今淮、蜀、黔、壁诸州皆有之。作蔓生，依大木上。叶绿，有三角，面深背浅。

【气味】苦，寒，无毒。

【主治】杀虫疗蛊，治诸毒。去皮研服，有效。（《开宝》）

治一切风，补五劳七伤，其功不可备述。治痃癖气块，消宿食，止烦闷，利小便，催生，中恶失音，发落，天行温疾。涂一切蛇虫蚕咬，治一切病，每日吞二七

粒，不过三十粒，永瘥。（《大明》）

附方

预知子丸。治心气不足，精神恍惚，语言错妄，松悸烦郁，忧愁惨戚，喜怒多恐，健忘少睡，夜多异梦，寤即惊魇，或发狂眩暴不知人，并宜服此。预知子去皮、白茯苓、枸杞子、石菖蒲、茯神、柏子仁、人参、地骨皮、远志、山药、黄精蒸熟、朱砂水飞，等分，为末。炼蜜丸芡子大。每嚼一丸，人参汤下。（《和剂局方》）

根

【气味】苦，冷，无毒。

【主治】解蛊毒。石臼捣筛，每用三钱，温水服，立已。（苏颂）

威灵仙

宋 开 宝

释名 ［时珍曰］威，言其性猛也。灵仙，言其功神也。

集解 ［时珍曰］其根每年旁引，年深转茂。一根丛须数百条，长者二尺许。初时黄黑色，干则深黑，俗称铁脚威灵仙以此。

根

【气味】苦，温，无毒。

【主治】诸风，宣通五脏，去腹内冷滞，心膈痰水，久积症瘕，痃癖气块，膀胱宿脓恶水，腰膝冷疼，疗折伤。久服无有温疾疟。（《开宝》）

【发明】［时珍曰］威灵仙气温，味微辛咸。辛泄气，咸泄水。故风湿痰饮之病，气壮者服之有捷效。其性大抵疏利，久服恐损真气，气弱者亦不可服之。

附方

脚气入腹，胀闷喘急。用威灵仙末，每服二钱，酒下。痛减一分，则药亦减一分。（《简便方》）

腰脚诸痛。用威灵仙末，空心温酒服一钱。逐日以微利为度。（《千金方》）

白及

本经下品

［释名］ 连及草、甘根、白给。［时珍曰］其根白色，连及而生，故曰白及。

［集解］ ［弘景曰］近道处处有之。叶似杜若，根形似菱米，节间有毛。方用亦稀，可以作糊。

【气味】 苦，平，无毒。

【主治】 痈肿恶疮败疽，伤阴死肌，胃中邪气，贼风鬼击，痱缓不收。（《本经》）

除白癣疥虫。结热不消，阴下痿，面上皯疱，令人肌滑。（甄权）

止惊邪血邪血痢，痈疾风痹，赤眼症结，温热疟疾，发背瘰疬，肠风痔瘘，扑损，刀箭疮，汤火疮，生肌止痛。（《大明》）

止肺血。（李杲）

【发明】 ［颂曰］今医家治金疮不瘥及痈疽方多用之。

［震亨曰］凡吐血不止，宜加白及。

［时珍曰］白及性涩而收，得秋金之令，故能入肺止血，生肌治疮也。按洪迈《夷坚志》云：台州狱吏悯一大囚。因感之，因言：吾七次犯死罪，遭讯拷，肺皆损伤，至于呕血。人传一方，只用白及为末，米饮日服，其效如神。后其囚凌迟，剖者剖其胸，见肺间窍穴数十处，皆白及填补，色犹不变也。洪贯之闻其说，赴任洋州，一卒忽苦咯血甚危，用此救之，一日即止也。

附方

重舌鹅口。白及末，乳汁调涂足心。（《圣惠方》）

疔疮肿毒。白及末半钱，以水澄之，去水，摊于厚纸上贴之。（《袖珍方》）

打跌骨折。酒调白及末二钱服，其功不减自然铜、古铢钱也。（《永类方》）

鼻衄不止。津调白及末，涂山根上，仍以水服一钱，立止。（《经验方》）

心气疼痛。白及、石榴皮各二钱，为末，炼蜜丸黄豆大。每服三丸，艾醋汤下。（《生生编》）

妇人阴脱。白及、川乌头等分，为末，绢裹一钱纳阴中，入三寸，腹内热即止，日用一次。（《广济方》）

补骨脂

释名 破故纸、婆固脂、胡韭子。[时珍曰]补骨脂言其功也。胡人呼为婆固脂，而俗讹为破故纸也。

集解 [《大明》曰]徐表《南州记》云：是胡韭子也。南番者色赤，广南者色绿，入药微炒用。

子

【气味】 辛，大温，无毒。

【主治】 五劳七伤，风虚冷，骨髓伤败，肾冷精流，及妇人血气堕胎。（《开宝》）

男子腰疼，膝冷囊湿，逐诸冷痹顽，止小便，腹中冷。（甄权）

兴阳事，明耳目。（《大明》）

治肾泄，通命门，暖丹田，敛精神。（时珍）

【发明】 [颂曰]破故纸今人多以胡桃合服，此法出于唐郑相国。自叙云：予为南海节度，年七十有五。越地卑湿，伤于内外，众疾俱作，阳气衰绝，服乳石补药，百端不应。元和七年，有诃陵国舶主李摩诃，知予病状，遂传此方并药。予初疑而未服，摩诃稽首固请，遂服之。经七八日而觉应验，自尔常服，其功神效。十年二月。罢郡归京，录方传之。用破故纸十两，净择去皮，洗过曝，捣筛令细。胡桃瓤二十两，汤浸去皮，细研如泥，更以好蜜和，令如饴糖，瓷器盛之。旦日以暖酒二合，调药一匙服之，便以饭压。如不饮酒人，以暖热水调之，弥久则延年益气，悦心明目，补添筋骨。但禁芸薹、

羊血，余无所忌。此物本自外番随海舶而来，非中华所有。番人呼为补骨脂，语讹为破故纸也。王绍颜《续传信方》，载其事颇详，故录之。

[时珍曰]此方亦可作丸，温酒服之。按白飞霞《方外奇方》云：破故纸属火，收敛神明，能使心包之火与命门之火相通。故元阳坚固，骨髓充实，涩以治脱也。胡桃属木，润燥养血。血属阴，恶燥。故油以润之。佐破故纸，有木火相生之妙。故语云：破故纸无胡桃，犹水母之无虾也。

附方

肾虚腰痛。用破故纸一两，炒为末，温酒服三钱，神妙。或加木香一钱。（《经验方》）

小儿遗尿。膀胱冷也，夜属阴，故小便不禁。破故纸炒为末，每夜热汤服五分。（《婴童百问》）

玉茎不痿，精滑无歇。用破故纸、韭子各一两，为末。每用三钱，水二盏，煎六分服，日三次，愈则止。（《夏子益奇方》）

牙痛日久。肾虚也。补骨脂二两，青盐半两，炒研擦之。（《御药院方》）

莎草、香附子

别 录 中 品

释名 崔头香、草附子。〔时珍曰〕《别录》止云莎草，不言用苗用根。后世皆用其根，名香附子，而不知莎草之名也。

集解 〔时珍曰〕莎叶如老韭叶而硬，光泽有剑脊棱。五六月中抽一茎，三棱中空，茎端复出数叶。开青花成穗如黍，中有细子。其根有须，须下结子一二枚，转相延生，子上有细黑毛，大者如羊枣而两头尖。采得燎去毛，暴干货之。

根

【气味】甘，微寒，无毒。

【主治】除胸中热，充皮毛，久服令人益气，长须眉。（《别录》）

治心腹中客热，膀胱间连胁下气妨，常日忧愁不乐，心忪少气。（苏颂）

散时气寒疫，利三焦，解六郁，消饮食积聚，痰饮痞满，胕肿腹胀，脚气，止心腹肢体头目齿耳诸痛，痈疽疮疡，吐血下血尿血，妇人崩漏带下，月候不调，胎前产后百病。（时珍）

苗及花

【主治】丈夫心肺中虚风及客热，膀胱连胁下时有气妨，皮肤瘙痒瘾疹，饮食不多，日渐瘦损，常有忧愁心忪少气等证。（《天宝单方图》）

煎饮散气郁，利胸膈，降痰热。（时珍）

【发明】［时珍曰］香附之气平而不寒，香而能窜，其味多辛能散，微苦能降，微甘能和。乃足厥阴肝、手少阳三焦气分主药，而兼通十二经气分。生则上行胸膈，外达皮肤；熟则下走肝肾，外彻腰足。炒黑则止血，得童溲浸炒则入血分而补虚，盐水浸炒则入血分而润燥，青盐炒则补肾气，酒浸炒则行经络，醋浸炒则消积聚，姜汁炒则化痰饮。得参、术则补气，得归、芐则补血，得木香则疏滞和中，得檀香则理气醒脾，得沉香则升降诸气，得芎藭、苍术则总解诸郁，得栀子、黄连则能降火热，得茯神则交济心肾，得茴香、破故纸则引气归元，得厚朴、半夏则决壅消胀，得紫苏、葱白则解散邪气，得三棱、莪术则消磨积块，得艾叶则治血气暖子宫，乃气病之总司，女科之主帅也。

附方

一品丸。治气热上攻，头目昏眩，及治偏正头痛。大香附子去皮，水煮一时，捣晒焙研为末，炼蜜丸弹子大。每服一丸，水一盏，煎八分服。女人，醋汤煎之。（《奇效良方》）

姜黄

唐本草

释名 蒁、宝鼎香。

集解 ［恭曰］姜黄根叶都似郁金。其作之方法，与郁金同。西戎人谓之蒁。其味辛少苦多，亦与郁金同，惟花生异耳。

根

【气味】辛、苦，大寒，无毒。［藏器曰］辛少苦多，性热不冷，云大寒，误矣。

【主治】心腹结积疰忤，下气破血，除风热，消痈肿，功力烈于郁金。（《唐本》）

治症瘕血块，通月经，治扑损瘀血，止暴风痛冷气，下食。（《大明》）

治风痹臂痛。（时珍）

【发明】［时珍曰］姜黄、郁金、蒁药三物，形状功用皆相近。但郁金入心治血；而姜黄兼入脾，兼治气；蒁药则入肝，兼治气中之血，为不同尔。古方五痹汤用片子姜黄，治风寒湿气手臂痛。戴原礼《要诀》云：片子姜黄能入手臂治痛。其兼理血中之气可知。

本草纲目

草部

姜黄

一〇九

附方

心痛难忍。姜黄一两,桂三两,为末。醋汤服一钱。(《经验方》)

产后血痛有块。用姜黄、桂心等分,为末,酒服方寸匕。血下尽即愈。(昝殷《产宝》)

疮癣初生。姜黄末掺之,妙。(《千金翼》)

薰草、零陵香

别录中品、宋开宝

释名 蕙草、香草。[时珍曰]古者烧香草以降神,故曰薰,曰蕙。薰者熏也,蕙者和也。

集解 [时珍曰]今惟吴人栽造,货之亦广。

【气味】甘,平,无毒。

【主治】明目止泪,疗泄精,去臭恶气,伤寒头痛,上气腰痛。(《别录》)

单用,治鼻中息肉,鼻齆。(甄权)

零陵香:主恶气心腹痛满,下气,令体香,和诸香作汤丸用,得酒良。(《开宝》)

治血气腹胀,茎叶煎酒服。(《大明》)

妇人浸油饰头,香无以加。(宗奭)

【发明】[时珍曰]薰草芳馨,其气辛散上达,故心腹恶气齿痛鼻塞皆用之。脾胃喜芳香,芳香可以养鼻是也。多服作喘,为能耗散真气也。

附方

牙齿疼痛。零陵香梗叶煎水,含漱之。(《普济方》)

梦遗失精。薰草汤:用薰草、人参、白术、白芍药、生地黄各二两,茯神、桂心、甘草炙各二两,大枣十二枚,水八升,煮三升,分二服。(《外台秘要》)

妇人断产。零陵香为末,酒服二钱。每服至一两,即一年绝孕。盖血闻香即散也。(《医林集要》)

羊 蹄

本 经 下 品

释名 蓄、秃菜、败毒菜、牛舌菜、鬼目。[时珍曰]羊蹄以根名，牛舌以叶形，名秃菜以治秃疮名也。

集解 [时珍曰]近水及湿地极多。叶长尺余，似牛舌之形，不似菠薐。入夏起薹，开花结子，花叶一色。夏至即枯，秋深即生，凌冬不死。根长近尺，赤黄色，如大黄、胡萝卜形。

 根

【气味】苦，寒，无毒。

【主治】头秃疥瘙，除热，女子阴蚀。（《本经》）

浸淫疽痔，杀虫。（《别录》）

治癣，杀一切虫。醋磨，贴肿毒。（《大明》）

【发明】[震亨曰]羊蹄根属水，走血分。

[颂曰]新采者，磨醋涂癣速效。亦煎作丸服。采根不限多少，捣绞汁一大升，白蜜半升，同熬如稠饧，更用防风末六两，搜和令可丸，丸如梧子大。用栝楼、甘草煎酒下三二十丸，日二三服。

附方

大便卒结。羊蹄根一两，水一大盏，煎六分，温服。（《圣惠方》）

头风白屑。羊蹄草根曝干杵末，同羊胆汁涂之，永除。（《圣惠方》）

癣久不瘥。《简要济众方》：用羊蹄根杵绞汁，入轻粉少许，和如膏，涂之。三五次即愈。《千金方》：治细癣。用羊蹄根五升，桑柴灰汁煮三五沸，取汁洗之。仍以羊蹄汁和矾末涂之。

 叶

【气味】甘，滑，寒，无毒。

【主治】小儿疳虫，杀胡夷鱼、鲑鱼、檀胡鱼毒，作菜。多食，滑大腑。（《大明》）

附方

悬壅舌肿，咽生息肉。羊蹄草煮汁，热含，冷即吐之。（《圣惠》）

 实

【气味】苦，涩，平，无毒。

【主治】赤白杂痢。（恭）

妇人血气。（时珍）

本草纲目

草 部

羊 蹄

一二一

泽兰

本经中品

[释名] ［时珍曰］此草亦可为香泽，不独指其生泽旁也。齐安人呼为风药，《吴普本草》一名水香，陶氏云亦名都梁，今俗通呼为孩儿菊，则其与兰草为一物二种，尤可证矣。其根可食，故曰地笋。

[集解] ［斅曰］凡使须别雌雄。大泽兰茎叶皆圆，根青黄，能生血调气；与荣合小泽兰迥别，叶上斑，根头尖，能破血，通久积。

【气味】 苦，微温，无毒。

【主治】 产后腹痛，频产血气衰冷，成劳瘦羸，妇人血沥腰痛。（甄权）

产前产后百病。通九窍，利关节，养血气，破宿血，消癥瘕，通小肠，长肌肉，消扑损瘀血，治鼻血吐血，头风目痛，妇人劳瘦，丈夫面黄。（《大明》）

【发明】 ［颂曰］泽兰，妇人方中最为急用。古人治妇人泽兰丸甚多。

［时珍曰］兰草、泽兰气香而温，味辛而散，阴中之阳，足太阴、厥阴经药也。脾喜芳香，肝宜辛散。脾气舒，则三焦通利而正气和；肝郁散，则营卫流行而病邪解。兰草走气道，故能利水道，除痰癖，杀蛊辟恶，而为消渴良药；泽兰走血分，故能治水肿，涂痈毒，破瘀血，消癥瘕，而为妇人要药。虽是一类而功用稍殊，正如赤、白茯苓、芍药，补泻皆不同也。雷斅言，雌者调气生血，雄者破血通积，正合二兰主治。大泽兰之为兰草，尤可凭据。血生于气，故曰调气生血也。又荀子云，泽芷以养鼻，谓泽兰、白芷之气，芳香通乎肺也。

附方

产后水肿，血虚浮肿。泽兰、防己等分，为末。每服二钱，醋汤下。（张文仲《备急方》）

疮肿初起。泽兰捣封之良。（《集简方》）

小儿蓐疮。嚼泽兰心封之良。（《子母秘录》）

产后阴翻，产后阴户燥热，遂成翻花。泽兰四两，煎汤熏洗二三次，再入枯矾煎洗之，即安。（《集简方》）

石韦

本 经 中 品

|释名| 石鞼、石皮、石兰。
[弘景曰] 蔓延石上，生叶如皮，故名石韦。

|集解| [时珍曰] 多生阴崖险罅处。其叶长者近尺，阔寸余，柔韧如皮，背有黄毛。

【气味】 苦，平，无毒。

【主治】 劳热邪气，五癃闭不通，利小便水道。(《本经》)

止烦下气，通膀胱满，补五劳，安五脏，去恶风，益精气。(《别录》)

治淋沥遗溺。(《日华》)

炒末，冷酒调服，治发背。(颂)

主崩漏金疮，清肺气。(时珍)

附方

便前有血。石皮为末。茄子枝煎汤下二钱。(《普济方》)

气热咳嗽。石韦、槟榔等分，为末。姜汤服二钱。(《圣济录》)

夏枯草

本 经 下 品

|释名| 夕句、乃东、燕面、铁色草。[震亨曰] 此草夏至后即枯。盖禀纯阳之气，得阴气则枯，故有是名。

|集解| [时珍曰] 原野间甚多，苗高一二尺许，其茎微方。叶对节生，似旋覆叶而长大，有细齿，背白多纹。

【气味】苦、辛，寒，无毒。

【主治】寒热瘰疬鼠瘘头疮，破症，散瘿结气，脚肿湿痹，轻身。（《本经》）

【发明】［震亨曰］《本草》言夏枯草大治瘰疬，散结气。有补养厥阴血脉之功，而不言及。观其退寒热，虚者可使；若实者以行散之药佐之，外以艾灸，亦渐取效。

［时珍曰］黎居士《易简方》，夏枯草治目疼，用砂糖水浸一夜用，取其能解内热、缓肝火也。

附方

明目补肝。肝虚目睛痛，冷泪不止，筋脉痛，羞明怕日。夏枯草半两，香附子一两，为末。每服一钱，腊茶汤调下。（《简要济众》）

血崩不止。夏枯草为末，每服方寸匕，米饮调下。（《圣惠方》）

汗斑白点。夏枯草煎浓汁，日日洗之。（《乾坤生意》）

香薷

别录中品

【释名】香菜、香茸、香菜。

［时珍曰］薷，本作菜。《玉篇》云，菜菜苏之类，是也。其气香，其叶柔，故以名之。

【集解】［时珍曰］香薷有野生，有家莳。中州人三月种之，呼为香菜，以充蔬品。

【气味】辛，微温，无毒。

【主治】去热风。卒转筋者，煮汁顿服半升，即止。为末水服，止鼻衄。（孟诜）

下气，除烦热，疗呕逆冷气。（《大明》）主脚气寒热。（时珍）

【发明】［时珍曰］世医治暑病，以香薷饮为首药。然暑有乘凉饮冷，致阳气为阴邪所遏，遂病头痛，发热恶寒，烦躁口渴，或吐或泻，或霍乱者。宜用此药，以发越阳气，散水和脾。若饮食不节，劳役作丧之人，伤暑大热大渴，汗泄如雨，烦躁喘促，或泻或吐者，乃劳倦内伤之证，必用东垣清暑益气汤、人参白虎汤之类，以泻火益元可也。若用香薷之药，是重虚其表，而又济之以热矣。盖香薷乃夏月解表之药，如冬月之用麻黄，气虚者尤不可多服。

附方

小儿发迟。陈香薷二两，水一盏，煎汁三分，入猪脂半两，和匀，日

日涂之。（《永类钤方》）

白秃惨痛。即上方入胡粉，和涂之。（《子母秘录》）

假苏

本 经 中 品

释名 姜芥、荆芥。[时珍曰]按《吴普本草》云：假苏一名荆芥，叶似落藜而细，蜀中生啖之。

集解 [时珍曰]荆芥原是野生，今为世用，遂多栽莳。二月布子生苗，炒食辛香。

茎 穗

【气味】辛，温，无毒。

【主治】主血劳，风气壅满，背脊疼痛，虚汗，理丈夫脚气，筋骨烦疼，及阴阳毒伤寒头痛，头旋目眩，手足筋急。（士良）

治妇人血风及疮疥，为要药。（苏颂）

产后中风身强直，研末酒服。（孟诜）

【发明】[时珍曰]荆芥入足厥阴经气分，其功长于祛风邪，散瘀血，破结气，消疮毒。盖厥阴乃风木也，主血，而相火寄之，故风病血病疮病为要药。

附方

痔漏肿痛。荆芥煮汤，日日洗之。（《简易方》）

头目诸疾，一切眼疾。荆芥穗为末，每酒服三钱。（《龙树论》）

一切疮疥。荆芥末，以地黄自然汁熬膏，和丸梧子大。每服三五十丸，茶酒任下。（《普济方》）

连翘

李经下品

释名 连、异翘、旱莲子、兰华、三廉，根名连轺、竹根。[恭曰]其实似莲作房，翘出众草，故名。

集解 [恭曰]此物有两种：大翘，小翘。大翘生下湿地，小翘生冈原之上。

【气味】苦，平，无毒。

【主治】通利五淋，小便不通，除心家客热。（甄权）

通小肠，排脓，治疮疖，止痛，通月经。（《大明》）

散诸经血结气聚，消肿。（李杲）

泻心火，除脾胃湿热，治中部血证，以为使。（震亨）

【发明】[元素曰]连翘之用有三：泻心经客热，一也；去上焦诸热，二也；为疮家圣药，三也。

[杲曰]十二经疮药中不可无此，乃结者散之之义。

[好古曰]手足少阳之药，治疮疡瘤瘿结核有神，与柴胡同功，但分气血之异尔。与鼠粘子同用治疮疡，别有神功。

[时珍曰]连翘状似人心，两片合成，其中有仁甚香，乃少阴心经、厥阴包络气分主药也。诸痛痒疮疡皆属心火，故为十二经疮家圣药，而兼治手足少阳手阳明三经气分之热也。

附方

瘰疬结核。连翘、脂麻等分，为末，时时食之。（《简便方》）

翘根

【气味】甘，寒、平，有小毒。

【主治】下热气，益阴精，令人面悦好，明目。久服轻身耐老。（《本经》）

治伤寒瘀热欲发黄。（时珍）

【发明】[好古曰]此即连翘根也。能下热气，故张仲景治伤寒瘀热在里，麻黄连轺赤小豆汤用之。注云：即连翘根也。

附方

痈疽肿毒。连翘草及根各一升，水一斗六升，煮汁三升服取汗。（《外台秘要》）

艾

别录中品

释名 冰台、医草。[时珍曰]陆佃《埤雅》云：《博物志》言削冰令圆，举而向日，以艾承其影则得火。则艾名冰台，其以此乎？医家用灸百病，故曰灸草。一灼谓之一壮，以壮人为法也。

集解 [时珍曰]艾叶，《本草》不著土产，但云生田野。宋时以汤阴复道者为佳，四明者图形。近代惟汤阴者谓之北艾，四明者谓之海艾。自成化以来，则以蕲州者为胜，用充方物，天下重之，谓之蕲艾。

叶

【修治】 [时珍曰]凡用艾叶，须用陈久者，治令细软，谓之熟艾。若生艾灸火，则伤人肌脉。

【气味】 苦，微温，无毒。

【主治】 灸百病。可作煎，止吐血下痢，下部蜃疮，妇人漏血，利阴气，生肌肉，辟风寒，使人有子。作煎勿令见风。（《别录》）

主衄血下血，脓血痢，水煮及丸散任用。（苏恭）

治带脉为病，腹胀满，腰溶溶如坐水中。（好古）

温中逐冷除湿。（时珍）

【发明】 [颂曰]近世有单服艾者，或用蒸木瓜和丸，或作汤空腹饮，甚补虚羸；然亦有毒发则热气冲上，狂躁不能禁，至攻眼有疮出血者，诚不可妄服也。

[震亨曰]妇人无子，多由血少不能摄精。俗医谓子宫虚冷，投以辛热，或服艾叶。不知艾性至热，入火灸则气下行，入药服则气上行。《本草》止言其温，不言其热。世人喜温，率多服之，久久毒发，何尝归咎于艾哉！予考苏颂《图经》而因默有感焉。

[时珍曰]艾叶生则微苦太辛，熟则微辛太苦，生温熟热，纯阳也。可以取太阳真火，可以回垂绝元阳。服之则走三阴，而逐一切寒湿，转肃杀之气为融和。灸之则透诸经，而治百种病邪，起沉疴之人为康泰，其功亦大矣。

附方

盗汗不止。熟艾二钱，白茯神三钱，乌梅三个，水一钟，煎八分，临卧温服。（通妙真人方）

妇人面疮，名粉花疮。以定粉五钱，菜子油调泥碗内，用艾一二团，

烧烟熏之，候烟尽，覆地上一夜，取出调搽，永无瘢痕，亦易生肉。（谈野翁《试验方》）

鹅掌风病。蕲艾真者四五两，

水四五碗，煮五六滚，入大口瓶内盛之，用麻布二层缚之，将手心放瓶上熏之，如冷再热，如神。（陆氏《积德堂方》）

茵陈蒿

本经上品

释名 ［藏器曰］此虽蒿类，经冬不死，更因旧苗而生，故名因陈，后加蒿字耳。［时珍曰］按张揖《广雅》及《吴普本草》并作因尘，不知何义。

集解 ［时珍曰］茵陈昔人多莳为蔬，故入药用山茵陈，所以别家茵陈也。

茎 叶

【气味】苦，平，微寒，无毒。

【主治】风湿寒热邪气，热结黄疸。久服轻身益气耐老。面白悦长年。白兔食之仙。（《本经》）

治通身发黄，小便不利，除头热，去伏瘕。（《别录》）

通关节，去滞热，伤寒用之。（藏器）

石茵陈：治天行时疾热狂，头痛头旋，风眼疼，瘴疟。女人症瘕，并闪损乏绝。（《大明》）

【发明】［宗奭曰］张仲景治伤寒热甚发黄，身面悉黄者，用之极效。一僧因伤寒后发汗不彻，有留热，面身皆黄，多热，期年不愈。医作食黄治不对，而食不减。予与此药，服五日病减三分之一，十日减三分之二，二十日病悉去。方用山茵陈、山栀子各三分，秦艽、升麻各四钱，为散。每用三钱，水四合，煎二合，去滓，食后温服，以知为度。此药以山茵陈为本，故书之。

［王好古曰］张仲景茵陈栀子大黄汤，治湿热也。栀子柏皮汤，治燥热也。如苗涝则湿黄，苗旱则燥黄。湿则泻之，燥则润之可也。此二药治阳黄也。韩祗和、李思训治阴黄，用茵陈附子汤。大抵以茵陈为君主，而佐以大黄、附子，各随其寒热也。

附方

茵陈羹。除大热黄疸，伤寒头痛，风热瘰疬，利小便。以茵陈细切，煮羹食之。生食亦宜。（《食医心镜》）

遍身风痒，生疮疥。用茵陈煮浓汁洗之，立瘥。（《千金方》）

痫黄如金，好眠吐涎。茵陈蒿、白鲜皮等分，水二钟煎服，日二服。（《三十六黄方》）

遍身黄疸。茵陈蒿一把，同生姜一块，捣烂，于胸前四肢，日日擦之。（《直指方》）

男子酒疸。用茵陈蒿四根，栀子七个，大田螺一个，连壳捣烂，以百沸白酒一大盏，冲汁饮之，秘方也。（《直指方》）

眼热赤肿。山茵陈、车前子等分。煎汤调茶调散，服数服。（《直指方》）

疬疡风病。茵陈蒿两握，水一斗五升，煮取七升。先以皂荚汤洗，次以此汤洗之，冷更作。隔日一洗，不然恐痛也。（崔行功《纂要》）

別　录　上　品

释名 金银藤、鸳鸯藤、鹭鸶藤、老翁须、左缠藤、金钗股、通灵草、蜜桶藤。[弘景曰]藤生，凌冬不凋，故名忍冬。

集解 [时珍曰]忍冬在处有之。附树延蔓，茎微紫色，对节生叶。叶似薜荔而青，有涩毛。

【气味】甘，温，无毒。

【主治】寒热身肿。久服轻身长年益寿。（《别录》）

治腹胀满，能止气下澼。（甄权）

热毒血痢水痢，浓煎服。（藏器）

治一切风湿气，及诸肿毒，痈疽疥癣，杨梅诸恶疮，散热解毒。（时珍）

【发明】[时珍曰]忍冬，茎叶及花，功用皆同。昔人称其治风除胀，解痢逐尸为要药，而后世不复知用；后世称其消肿散毒治疮为要药，而昔人并未言及。乃知古今之理，万变不同，未可一辙论也。

附方

疮久成漏。忍冬草浸酒，日日常饮之。（戴原礼《要诀》）

热毒血痢。忍冬藤浓煎饮。（《圣惠方》）

海金沙

宋嘉祐

释名 竹园荽。［时珍曰］其色黄如细沙也。谓之海者，神异之也。俗名竹园荽，象叶形也。

集解 ［时珍曰］江浙、湖湘、川陕皆有之，生山林下。茎细如线，引于竹木上，高尺许。其叶细如园荽叶而甚薄，背面皆青，上多皱纹。皱处有沙子，状如蒲黄粉，黄赤色。不开花，细根坚强。其沙及草皆可入药。方士采其草取汁，煮砂、缩贺。

【气味】甘，寒，无毒。

【主治】通利小肠。得栀子、马牙硝，疗伤寒热狂。或丸或散。（《嘉祐》）

治湿热肿满，小便热淋、膏淋、血淋、石淋茎痛，解热毒气。（时珍）

【发明】［时珍曰］海金沙，小肠、膀胱血分药也。热在二经血分者宜之。

附方

热淋急痛。海金沙草阴干为末，煎生甘草汤，调服二钱，此陈总领方也。一加滑石。（《夷坚志》）

小便不通，脐下满闷。海金沙一两，腊面茶半两，捣碎，每服三钱，生姜甘草煎汤下，日二服。亦可末服。（《图经本草》）

脾湿肿满，腹胀如鼓，喘不得卧。海金沙散：用海金沙三钱，白术四两，甘草半两，黑牵牛头末一两半，为末。

每服一钱，煎倒流水调下，得利为妙。（东垣《兰室秘藏》）

膏淋如油。海金沙、滑石各一两，甘草梢二钱半，为末。每服二钱，麦门冬煎汤服，日二次。（《仁存方》）

血淋痛涩，但利水道，则清浊自分。海金沙末，新汲水或砂糖水服一钱。（《普济方》）

痘疮变黑，归肾。用竹园荽草煎酒，傅其身，即发起。（《直指方》）

茺蔚

|释名| 益母、贞蔚。[时珍曰]此草及子皆充盛密蔚，故名茺蔚。

|集解| [时珍曰]茺蔚近水湿处甚繁。春初生苗如嫩蒿，入夏长三四尺，茎方如黄麻茎。其叶如艾叶而背青，一梗三叶，叶有尖歧。

 子

【气味】辛、甘，微温，无毒。

【主治】明目益精，除水气，久服轻身。（《本经》）

疗血逆大热，头痛心烦。（《别录》）

春仁生食，补中益气，通血脉，填精髓，止渴润肺。（吴瑞）

治风解热，顺气活血，养肝益心，安魂定魄，调女人经脉，崩中带下，产后胎前诸病。久服令人有子。（时珍）

【发明】[时珍曰]茺蔚子味甘微辛，气温，阴中之阳，手、足厥阴经药也。白花者入气分，紫花者入血分。治妇女经脉不调，胎产一切血气诸病，妙品也，而医方鲜知用。时珍常以之同四物、香附诸药治人，获效甚多。盖包络生血，肝藏血。此物能活血补阴，故能明目益精，调经，治女人诸病也。东垣李氏言瞳子散大者，禁用茺蔚子，为其辛温主散，能助火也。当归虽辛温，而兼苦甘，能和血，故不禁之。愚谓目得血而能视，茺蔚行血甚捷，瞳子散大，血不足也，故禁之，非助火也。血滞病目则宜之，故曰明目。

 茎

[《大明》曰]苗、叶、根同功。

【气味】[时珍曰]茎、叶：味辛、微苦。花：味微苦、甘。根：味甘。并无毒。

【主治】瘾疹，可作浴汤。（《本经》）

入面药，令人光泽，治粉刺。（藏器）

活血破血，调经解毒，治胎漏产难，胎衣不下，血运血风血痛，崩中漏下，尿血泻血，疳痢痔疾，打扑内损瘀血，大便小便不通。（时珍）

【发明】[时珍曰]益母草之根、茎、花、叶、实，并皆入药，可同用。若治手、足厥阴血分风热，明目益精，调女人经脉，则单用茺蔚子为良。若治肿毒疮疡，消水行血，妇人胎产诸病，则宜并用为良。盖其根茎花叶专于行，而子则行中有补故也。

附方

产后血闭不下者。益母草汁一小盏，入酒一合，温服。（《圣惠方》）

带下赤白。益母草花开时采，捣为末。每服二钱，食前温汤下。（《集验方》）

小便尿血。益母草捣汁，服一升立瘥。此苏澄方也。（《外台秘要》）

痔疾下血。益母草叶，捣汁饮之。（《食医心镜》）

刘寄奴草

唐　本　草

释名 金寄奴、乌藤菜。

集解 ［时珍曰］刘寄奴一茎直上。叶似苍术，尖长糙涩，面深背淡。九月茎端分开数枝，一枝攒簇十朵小花，白瓣黄蕊，如小菊花状。

【修治】［时珍曰］茎、叶、花、子皆可用。

【气味】苦，温，无毒。

【主治】破血下胀。多服令人下痢。（苏恭）

下血止痛，治产后余疾，止金疮血，极效。（《别录》）

心腹痛，下气，水胀血气，通妇人经脉症结，止霍乱水泻。（《大明》）

小便尿血，新者研末服。（时珍）

附方

大小便血。刘寄奴为末，茶调空心服二钱，即止。（《集简方》）

汤火伤灼。刘寄奴捣末，先以糯米浆鸡翎扫上，后乃掺末。并不痛，亦无痕，大验之方。凡汤火伤，先以盐末掺之，护肉不坏，后乃掺药为妙。（《本事方》）

折伤瘀血在腹内者。刘寄奴、骨碎补、玄胡索各一两，水二升，煎七合，入酒及童子小便各一合，顿温服之。（《千金方》）

风入疮口肿痛。刘寄奴为末，掺之即止。（《圣惠方》）

赤白下痢。阴阳交带，不问赤白。刘寄奴、乌梅、白姜等分，水煎服。赤加梅，白加姜。（艾元英《如宜方》）

小儿夜啼。刘寄奴半两，地龙炒一分，甘草一寸，水煎，灌少许。（《圣济总录》）

鸡冠

宗·嘉祐

释名 ［时珍曰］以花状命名。

集解 ［时珍曰］鸡冠处处有之。三月生苗，六七月梢间开花，有红、白、黄三色。其穗圆长而尖者，俨如青葙之穗；扁卷而平者，俨如雄鸡之冠。

 苗

【气味】甘，凉，无毒。

【主治】疮痔及血病。（时珍）

 子

【气味】甘，凉，无毒。

【主治】止肠风泻血，赤白痢。（藏器）崩中带下，入药炒用。（《大明》）

 花

【气味】同上。

【主治】痔漏下血，赤白下痢，崩中赤白带下，分赤白用。（时珍）

附方

五痔肛肿，久不愈，变成瘘疮。用鸡冠花、凤眼草各一两，水二碗，煎汤频洗。（《卫生宝鉴》）

经水不止。红鸡冠花一味，晒干为末。每服二钱，空心酒调下。忌鱼腥猪肉。（《孙氏集效方》）

产后血痛。白鸡冠花，酒煎服之。（李楼《奇方》）

妇人白带。白鸡冠花晒干为末，每旦空心酒服三钱。赤带用红者。（《孙氏集效方》）

白带沙淋。白鸡冠花、苦壶卢等分，烧存性，空心火酒服之。（《摘玄》）

粪后下血。白鸡冠花并子炒，煎服。（《圣惠方》）

大蓟、小蓟

别录中品

释名 虎蓟、猫蓟、马蓟、山牛蒡、野红花。[时珍曰]蓟犹髻也，其花如髻也。

集解 [恭曰]大小蓟叶虽相似，功力有殊。大蓟生山谷，根疗痈肿；小蓟生平泽，不能消肿，而俱能破血。

【气味】甘，温，无毒。

【主治】女子赤白沃，安胎，止吐血鼻衄，令人肥健。（《别录》）

捣根绞汁服半升，主崩中血下立瘥。（甄权）

叶：治肠痈，腹脏瘀血，作运扑损，生研，酒并小便任服。又恶疮疥癣，同盐研罯之。（《大明》）

【气味】甘，温，无毒。

【主治】破宿血，生新血，暴下血血崩，金疮出血，呕血等，绞取汁温服。作煎和糖，合金疮，及蜘蛛蛇蝎毒，服之亦佳。（藏器）

治热毒风，并胸膈烦闷，开胃下食，退热，补虚损。苗：去烦热，生研汁服。（《大明》）

【发明】[《大明》曰]小蓟力微，只可退热，不似大蓟能健养下气也。

[恭曰]大小蓟皆能破血。但大蓟兼疗痈肿，而小蓟专主血，不能消肿也。

附方

堕胎下血。小蓟根叶、益母草五两，水二大碗，煮汁一碗，再煎至一盏，分二服，一日服尽。（《圣济总录》）

小便热淋。马蓟根捣汁服。（《圣惠方》）

妇人阴痒。小蓟煮汤，日洗三次。（《广济方》）

鼻塞不通。小蓟一把，水二升，煮取一升，分服。（《外台秘要》）

心热吐血，口干。用刺蓟叶及根，捣绞取汁，每顿服二小盏。（《圣惠方》）

舌硬出血不止。刺蓟捣汁，和酒服。干者为末，冷水服。（《普济方》）

卒泻鲜血。小蓟叶捣汁，温服一升。（《梅师方》）

蓝

本 经 上 品

【释名】［时珍曰］按陆佃《埤雅》云：月令，仲夏令民无刈蓝以染。郑玄言恐伤长养之气也。然则刈蓝先王有禁，制字从监，以此故也。

【集解】［时珍曰］蓝凡五种，各有主治，惟蓝实专取蓼蓝者。

蓝 实

【气味】苦，寒，无毒。

【主治】解诸毒。杀蛊蚑疰鬼螫毒。久服头不白，轻身。（《本经》）

填骨髓，明耳目，利五脏，调六腑，通关节，治经络中结气，使人健少睡，益心力。（甄权）

疗毒肿。（苏恭）

蓝 叶 汁

此蓼蓝也。

【气味】苦、甘，寒，无毒。

【主治】杀百药毒。解狼毒、射罔毒。（《别录》）

解毒不得生蓝汁，以青襟布渍汁亦善。汁涂五心，止烦闷，疗蜂螫毒。（弘景）

斑蝥、芫青、樗鸡毒。朱砂、砒石毒。（时珍）

马 蓝

【主治】妇人败血。连根焙捣下筛，酒服一钱匕。（苏颂）

吴 蓝

【气味】苦、甘，冷，无毒。

【主治】寒热头痛，赤眼，天行热狂，丁疮，游风热毒，肿毒风疹，除烦止渴，杀疳，解毒药毒箭，金疮血闷，毒刺虫蛇伤，鼻衄吐血，排脓，产后血运，小儿壮热。解金石药毒、狼毒、射罔毒。（《大明》）

【发明】［震亨曰］蓝属水，能使败血分归经络。

［时珍曰］诸蓝形虽不同，而性味不远，故能解毒除热。惟木蓝叶力少劣，蓝子则专用蓼蓝者也。至于用淀与青布，则是刈蓝浸水入石灰澄成者，性味不能不少异，不可与蓝汁一概论也。有人病呕吐，服玉壶诸丸不效，用蓝汁入口即定，盖亦取其杀虫降火尔。如此之类，不可不知。

[颂曰]蓝汁治虫豸伤。刘禹锡《传信方》著其法云：取大蓝汁一碗，入雄黄、麝香二物少许，以点咬处，仍细服其汁，神异之极也。

附方

上气咳嗽，呷呀息气，喉中作声，睡粘。以蓝叶水浸捣汁一升，空腹频服。须臾以杏仁研汁，煮粥食之。一两日将息，依前法更服，吐痰尽方瘥。（《梅师方》）

唇边生疮，连年不瘥。以八月蓝叶一斤，捣汁洗之，不过三度瘥。（《千金方》）

疮疹不快。板蓝根一两，甘草一分，为末。每服半钱或一钱，取雄鸡冠血三二点，同温酒少许调下。（《钱氏小儿方》）

飞血赤目热痛。干蓝叶切二升，车前草半两，淡竹叶切三握，水四升，煎二升，去滓温洗。冷即再暖，以瘥为度。（《圣济总录》）

悪实

别录中品

释名 鼠粘、牛蒡、大力子。
[时珍曰]其实状恶而多刺钩，故名。

集解 [时珍曰]牛蒡古人种子，以肥壤栽之。剪苗汋淘为蔬，取根煮曝为脯，云甚益人，今人亦罕食之。

 子

【气味】辛，平，无毒。

【主治】明目补中，除风伤。（《别录》）

风毒肿，诸瘘。（藏器）

研末浸酒，每日服三二盏，除诸风，去丹石毒，利腰脚。又食前熟挼三枚吞之，散诸结节筋骨烦热毒。（甄权）

吞一枚，出痈疽头。（苏恭）

炒研煎饮，通利小便。（孟诜）

润肺散气，利咽膈，去皮肤风，通十二经。（元素）

消斑疹毒。（时珍）

【发明】[杲曰]鼠粘子其用有四：治风湿瘾疹，咽喉风热，散诸肿疮疡之毒，利凝滞腰膝之气，是也。

附方

妇人吹乳。鼠粘二钱，麝香少许，温酒细吞下。（《袖珍方》）

历节肿痛。牛蒡子三两，新豆豉炒、羌活各一两，为末。每服二钱，白汤下。（《本事方》）

 【根】【茎】

【气味】苦，寒，无毒。

【主治】伤寒寒热汗出，中风面肿，消渴热中，逐水。久服轻身耐老。（《别录》）

根：主牙齿痛，劳疟诸风，脚缓弱风毒，痈疽，咳嗽伤肺，肺壅疝瘕，冷气积血。（苏恭）

根：浸酒服，去风及恶疮。和叶捣碎，傅杖疮金疮，永不畏风。（藏器）

主面目烦闷，四肢不健，通十二经脉，洗五脏恶气。可常作菜食，令人身轻。（甄权）

切根如豆，拌面作饭食，消胀壅。茎叶煮汁作浴汤，去皮间习习如虫行。又

入盐花生捣，搨一切肿毒。（孟诜）

【发明】［颂曰］根作脯食甚良。茎叶宜煮汁酿酒服。冬月采根，蒸暴入药。刘禹锡《传信方》：疗暴中风，用紧细牛蒡根，取时避风，以竹刀或荆刀刮去土，生布拭了，捣绞取汁一大升，和好蜜四大合，温分两服，得汗出便瘥。此方得之岳鄂郑中丞。郑因食热肉一顿，便中暴风。外甥卢氏为颍阳令，有此方。服，当时便瘥。

附方

老人风湿久痹，筋挛骨痛。服此壮肾，润皮毛，益气力。牛蒡根一升切，生地黄一升切，大豆二升炒，以绢袋盛，浸一斗酒中，五六日，任性空心温服二三盏，日二服。（《集验方》）

热攻心烦恍惚。以牛蒡根捣汁一升，食后分为二服。（《食医心镜》）

 菜耳　本经中品

【释名】常思、苍耳、卷耳、地葵、野茄。［时珍曰］其叶形如枲麻，又如茄，故有菜耳及野茄诸名。

【集解】［时珍曰］按周定王《救荒本草》云：苍耳叶青白，类黏糊菜叶。秋间结实，比桑葚短小而多刺。嫩苗炸熟，水浸淘拌食，可救饥。

 【实】

【气味】甘，温，有小毒。

【主治】风头寒痛，风湿周痹，四肢拘挛痛，恶肉死肌，膝痛。久服益气。（藏器）

治肝热，明目。（甄权）

治一切风气，填髓暖腰脚，治瘰疬疥疮及瘙痒。（《大明》）

炒香浸酒服，去风补益。（时珍）

附方

大腹水肿，小便不利。苍耳子灰、葶苈末等分。每服二钱，水下，日二服。（《千金方》）

风湿挛痹，一切风气。苍耳子三两，炒为末，以水一升半，煎取七合，去滓呷之。（《食医心镜》）

眼目昏暗。葈耳实一升，为末，白米半升作粥，日食之。（《普济方》）

【气味】苦，辛，微寒，有小毒。

【主治】中风伤寒头痛。（孟诜）

大风癫痫，头风湿痹，毒在骨髓，腰膝风毒。久服益气耳目聪明，轻身强志。（苏恭）

【发明】［时珍曰］苍耳叶久服去风热有效，最忌猪肉及风邪，犯之则遍身发出赤丹也。

附方

面上黑斑。苍耳叶焙为末，食后米饮调服一钱，一月愈。（《摘玄方》）

大风疠疾。用嫩苍耳、荷叶等分，为末。每服二钱，温酒下，日二服。（《袖珍方》）

【主治】白癜顽痒。（时珍）

灯心草

宋　开　宝

释名 虎须草、碧玉草。

集解 ［时珍曰］此即龙须之类，但龙须紧小而瓤实，此草稍粗而瓤虚白。吴人栽莳之，取瓤为灯炷，以草织席及蓑。

修治 ［时珍曰］灯心难研，以粳米粉浆染过，晒干研末，入水澄之，浮者

是灯心也，晒干用。

【气味】甘，寒，无毒。

【主治】五淋，生煮服之。败席煮服，更良。（《开宝》）

泻肺，治阴窍涩不利，行水，除水肿癃闭。（元素）

治急喉痹，烧灰吹之甚捷。烧灰涂乳上，饲小儿，止夜啼。（震亨）

降心火，止血通气，散肿止渴。烧灰入轻粉、麝香，治阴疳。（时珍）

附方

痘疮烦喘，小便不利者。灯心一把，鳖甲二两，水一升半，煎六合，分二服。（庞安常《伤寒论》）

天名精

本经上品

释名 天蔓菁、地菘、麦松、豕首、彘颅、活鹿草、皱面草。实名鹤虱，根名杜牛膝。

集解 ［时珍曰］天名精嫩苗绿色，似皱叶菘芥，微有狐气。淘净炸之，亦可食。长则起茎，开小黄花，如小野菊花。结实如同蒿，子亦相似，最粘人衣，狐气尤甚。

【气味】甘，寒，无毒。

【主治】瘀血血瘕欲死，下血止血，利小便，久服轻身耐老。（《本经》）

除小虫，去痹，除胸中结热，止烦渴，逐水，大吐下。（《别录》）

破血生肌，止鼻衄，杀三虫，除诸毒肿，丁疮瘘痔，金疮内射，身痒瘾疹不止者，揩之立已。（《唐本》）

地菘：主金疮，止血，解恶虫蛇螫毒，捼以傅之。（《开宝》）

吐痰止疟，治牙痛口紧喉痹。（时珍）

麦松：主眩痹。（《别录》有名未用）

【发明】［时珍曰］天名精，并根苗而言也。地菘、麦松，皆言其苗叶也。鹤虱，言其子也。其功大抵只是吐痰止血杀虫解毒，故擂汁服之能止痰疟，漱之

止牙疼，揉之傅蛇咬，亦治猪瘟病也。按孙天仁《集效方》云：凡男妇乳蛾喉咙肿痛，及小儿急慢惊风，牙关紧急，不省人事者。以鹤虱草，一名皱面草，一名母猪芥，一名杜牛膝，取根洗净捣烂，入好酒绞汁灌之，良久即苏。仍以渣傅项下，或醋调搽亦妙。朱端章《集验方》云：余被檄任淮西幕府时，牙疼大作。一刀镊人以草药一捻，汤泡少时，以手蘸汤挹痛处即定。因求其方，用之治人多效，乃皱面地菘草也，俗人讹为地葱。沈存中《笔谈》专辩地菘，其子名鹤虱，正此物也。钱季诚方：用鹤虱一枚，擢置齿中。高监方：以鹤虱煎米醋漱口，或用防风、鹤虱煎水噙漱，仍研草塞痛处，皆有效也。

附方

咽喉肿塞。治痰涎壅滞，喉肿水不可下者，地菘一名鹤虱草，连根叶捣汁，鹅翎扫入，去痰最妙。（《伤寒蕴要》）

恶疮肿毒。地菘捣汁，日服三四次。（《外台秘要》）

男女吐血。地菘晒干为末。每服一二钱，以茅花泡汤调服，日二次。（《卫生易简》）

发背初起。地菘杵汁一升，日再服，瘥乃止。（《伤寒类要》）

风毒瘰疬赤肿。地菘捣傅，干即易之。（《圣惠方》）

豨莶

唐本

【释名】火枕草、猪膏母、虎膏、狗膏、粘糊菜。

【集解】［颂曰］春生苗，叶似苍叶而狭长，文粗。茎高二三尺。

【气味】苦，寒，有小毒。

【主治】主久疟痰癖，捣汁服取吐。（藏器）

治肝肾风气，四肢麻痹，骨痛膝弱，风湿诸疮。（时珍）

【发明】［颂曰］蜀人单服豨莶法：五月五日、六月六日、九月九日，采叶，去根茎花实，净洗暴干。入甄中，层层洒酒与蜜蒸之，又暴。如此九过，则气味极

香美。熬捣筛末，蜜丸服之。云甚益元气，治肝肾风气，四肢麻痹，骨间冷，腰膝无力者，亦能行大肠气。诸州所说，皆云性寒有小毒，与《唐本》同。惟文州

及高邮州云：性热无毒。服之补益，安五脏，生毛发，兼主风湿疮，肌肉顽痹，妇人久冷尤宜用。须去粗茎，留枝叶花实蒸暴。两说不同。岂单用叶则寒而有毒，并枝花实则热而无毒乎？抑土地所产不同而然欤。

[时珍曰] 生捣汁服则令人吐，故

云有小毒。九蒸九暴则补人去痹，故云无毒。生则性寒，熟则性温，云热者非也。

附方

反胃吐食。火枚草焙为末，蜜丸梧子大，每沸汤下五十丸。（《百一选方》）

木贼

宋 嘉祐

释名 [时珍曰] 此草有节，面糙涩。治木骨者，用之磋擦则光净，犹云木之贼也。

集解 [时珍曰] 丛丛直上，长者二三尺，状似兔葸苗及粽心草，而中空有节，又似麻黄茎而稍粗，无枝叶。

茎

【气味】甘，微苦，无毒。

【主治】目疾，退翳膜，消积块，益肝胆，疗肠风，止痢，及妇人月水不断，崩中赤白。（《嘉祐》）

解肌，止泪止血，去风湿，疝痛，大肠脱肛。（时珍）

【发明】[禹锡曰] 木贼得牛角腮、麝香，治休息久痢。得禹余粮、当归、芎䓖，治崩中赤白。得槐蛾、桑耳，治肠风下血。得槐子、枳实，治痔疾出血。

[时珍曰] 木贼气温，味微甘苦，中空而轻，阳中之阴，升也，浮也。与麻黄同形同性，故亦能发汗解肌，升散火郁风湿，治眼目诸血疾也。

附方

目昏多泪。木贼去节，苍术泔浸，各一两，为末。每服二钱，茶调下。或蜜丸亦可。（《圣惠方》）

月水不断。木贼炒三钱，水一盏，煎七分，温服，日一服。（《圣惠方》）

小肠疝气。木贼细剉，微炒为末，沸汤点服二钱，缓服取效。一方：用热酒下。（寇氏《本草衍义》）

麻黄

李經中品

释名 龙沙、卑相、卑盐。

[时珍曰]诸名殊不可解。或云其味麻，其色黄，未审然否？

集解 [时珍曰]其根皮色黄赤，长者近尺。

 茎

【气味】苦，温，无毒。

【主治】中风伤寒头痛，温疟，发表出汗，去邪热气，止咳逆上气，除寒热，破症坚积聚。（《本经》）

五脏邪气缓急，风胁痛，字乳余疾，止好唾，通腠理，解肌，泄邪恶气，消赤黑斑毒。不可多服，令人虚。（《别录》）

治身上毒风疹痹，皮肉不仁，主壮热温疫，山岚瘴气。（甄权）

通九窍，调血脉，开毛孔皮肤。（《大明》）

去营中寒邪，泄卫中风热。（元素）

散赤目肿痛，水肿风肿，产后血滞。（时珍）

【发明】[弘景曰]麻黄疗伤寒，解肌第一药。

[颂曰]张仲景治伤寒，有麻黄汤及葛根汤、大小青龙汤，皆用麻黄。治肺痿上气，有射干麻黄汤、厚朴麻黄汤，皆大方也。

[时珍曰]麻黄乃肺经专药，故治肺病多用之。张仲景治伤寒无汗用麻黄，有汗用桂枝。

附方

产后腹痛及血下不尽。麻黄去节，为末，酒服方寸匕，一日二三服，血下尽即止。（《子母秘录》）

心下悸病。半夏麻黄丸：用半夏、麻黄等分，末之，炼蜜丸小豆大。每饮服三丸，日三服。（《金匮要略》）

 根 节

【气味】甘，平，无毒。

【主治】止汗，夏月杂粉扑之。（弘景）

【发明】[权曰]麻黄根节止汗，以故竹扇杵末同扑之。又牡蛎粉、粟粉并麻黄根等分，为末，生绢袋盛贮。盗汗出，即扑，手摩之。

[时珍曰]麻黄发汗之气驶不能御，而根节止汗效如影响，物理之妙，不可测度如此。自汗有风湿、伤风、风温、气虚、血虚、脾虚、阴虚、胃热、痰饮、中暑、亡阳、柔痓诸证，皆可随证加而用之。当归六黄汤加麻黄根，治盗汗尤捷。盖其性能行周身肌表，故能引诸药外至卫

分而固腠理也。《本草》但知扑之之法，而不知服饵之功尤良也。

根二两。每服一两，煎汤下。（《千金方》）

阴囊湿疮，肾有劳热。麻黄根、石硫黄各一两，米粉一合，为末，傅之。（《千金方》）

虚汗无度。麻黄根、黄芪等分，为末，飞面糊作丸梧子大。每用浮麦汤下百丸，以止为度。（谈野翁《试验方》）

附方

盗汗阴汗。麻黄根、牡蛎粉为末，扑之。（《奇效良方》）

产后虚汗。黄芪、当归各一两，麻黄

地黄

本 经 上 品

【释名】苄（音户）、芑（音起）、地髓。[时珍曰]《尔雅》云：苄，地黄。郭璞云，江东呼为苄。罗愿云，苄以沉下者为贵，故字从下。

【集解】[时珍曰]今人惟以怀庆地黄为上，亦各处随时兴废不同尔。其苗初生塌地，叶如山白菜而毛涩，叶面深青色，又似小芥叶而颇厚，不叉丫。叶中撺茎，上有细毛。茎梢开小筒子花，红黄色。结实如小麦粒。根长四五寸，细如手指，皮赤黄色，如羊蹄根及胡萝卜根，曝干乃黑，生食作土气。俗呼其苗为婆婆奶。古人种子，今惟种根。

干地黄

【修治】[时珍曰]《本经》所谓干地黄者，即生地黄之干者也。其法取地黄一百斤，择肥者六十斤洗净，晒令微皱。以拣下者洗净，木臼中捣绞汁尽，投酒更捣，取汁拌前地黄，日中晒干，或火焙干用。

【气味】甘，寒，无毒。

【主治】主男子五劳七伤，女子伤中胞漏下血，破恶血，溺血，利大小肠，去胃中宿食，饱力断绝，补五脏内伤不足，通血脉，益气力，利耳目。（《别录》）

助心胆气，强筋骨长志，安魂定魄，治惊悸劳劣，心肺损，吐血鼻衄，妇人崩中血运。（《大明》）

产后腹痛。久服变白延年。（甄权）

凉血生血，补肾水真阴，除皮肤燥，去诸湿热。（元素）

主心病掌中热痛，脾气痿蹶嗜卧，

足下热而痛。（好古）

【气味】大寒。

【主治】妇人崩中血不止，及产后血上薄心闷绝。伤身胎动下血，胎不落，堕坠跑折，瘀血留血，鼻衄吐血。皆捣饮之。（《别录》）

解诸热，通月水，利水道。捣贴心腹，能消瘀血。（甄权）

【发明】［好古曰］生地黄入手少阴，又为手太阳之剂，故钱仲阳泻丙火与木通同用以导赤也。诸经之血热，与他药相随，亦能治之。溺血、便血皆同。

［权曰］病人虚而多热者，宜加用之。

［宗奭曰］《本经》只言干、生二种，不言熟者。如血虚劳热，产后虚热，老人中虚燥热者，若与生干，当虑太寒，故后世改用蒸曝熟者。生熟之功殊别，不可不详。

［时珍曰］《本经》所谓干地黄者，乃阴干、日干、火干者，故又云生者尤良。《别录》复云生地黄者，乃新掘鲜者，故其性大寒。其熟地黄乃后人复蒸晒者。诸家本草皆指干地黄为熟地黄，虽主治证同，而凉血补血之功稍异，故今别出熟地黄一条于下。

【修治】［时珍曰］近时造法：拣取沉水肥大者，以好酒入缩砂仁末在内，拌匀，柳木甑于瓦锅内蒸令气透，晾干。再以砂仁酒拌蒸晾。如此九蒸九晾乃止。盖地黄性泥，得砂仁之香而窜，合和五脏冲和之气，归宿丹田故也。

【气味】甘、微苦，微温，无毒。

【主治】填骨髓，长肌肉，生精血，补五脏内伤不足，通血脉，利耳目，黑须发，男子五劳七伤，女子伤中胞漏，经候不调，胎产百病。（时珍）

补血气，滋肾水，益真阴，去脐腹急痛，病后胫股酸痛。（元素）

【发明】［元素曰］地黄生则大寒而凉血，血热者须用之；熟则微温而补肾，血衰者须用之。又脐下痛属肾经，非熟地黄不能除，乃通肾之药也。

［好古曰］生地黄治心热、手足心热，入手足少阴厥阴，能益肾水，凉心血，其脉洪实者宜之。若脉虚者，则宜熟地黄，假火力蒸九数，故能补肾中元气。仲景六味丸以之为诸药之首，天一所生之源也。汤液四物汤治藏血之脏，以之为君者，癸乙同归一治也。

［时珍曰］按王硕《易简方》云：男子多阴虚，宜用熟地黄；女子多血热，宜用生地黄。

附方

虚劳困乏。地黄一石，取汁，酒三斗，搅匀煎收。日服。（《必效方》）

初生便血。小儿初生七八日，大小便血出，乃热传心肺。不可服凉药，只以生地黄汁五七匙，酒半匙，蜜半匙，和服之。（《全幼心鉴》）

小儿热病，壮热烦渴，头痛。生地黄汁三合，蜜半合，和匀，时时与服。（《普济方》）

牙齿挺长出一分者。常咋生地黄，甚妙。（张文仲《备急方》）

耳中常鸣。生地黄截，塞耳中，日数易之。或煨熟，尤妙。（《肘后方》）

【主治】恶疮似癞，十年者，捣烂日

涂，盐汤先洗。（《千金方》）

【主治】四月采，阴干捣末，水服方寸匕，日三服，功与地黄等。（苏颂）

【主治】为末服食，功同地黄。（苏颂）
肾虚腰脊痛，为末，酒服方寸匕，日

三。（时珍）

附方

内障青盲，风赤生翳，及坠眼日久，瞳损失明。地黄花晒、黑豆花晒、槐花晒各一两，为末。猪肝一具，同以水二斗，煮至上有凝脂，掠尽瓶收。每点少许，三四次。（《圣惠方》）

牛膝

本经上品

【释名】牛茎、百倍、山苋菜、对节菜。［时珍曰］《本经》又名百倍，隐语也。言其滋补之功，如牛之多力也。

【集解】［时珍曰］牛膝处处有之，谓之土牛膝，不堪服食。惟北土及川中人家栽莳者为良。

【修治】［时珍曰］今惟以酒浸入药，欲下行则生用，滋补则焙用，或酒拌蒸过用。

【气味】苦、酸，平，无毒。

【主治】寒湿痿痹，四肢拘挛，膝痛不可屈伸，逐血气，伤热火烂，堕胎。久服轻身耐老。（《本经》）

疗伤中少气，男子阴消，老人失溺，补中续绝，益精利阴气，填骨髓，止发白，除脑中痛及腰脊痛，妇人月水不通，血结。（《别录》）

治阴痿，补肾，助十二经脉，逐恶血。（甄权）

强筋，补肝脏风虚。（好古）

治久疟寒热，五淋尿血，茎中痛，下痢，喉痹口疮齿痛，痈肿恶疮伤折。（时珍）

【发明】［权曰］病人虚羸者，加而用之。

［震亨曰］牛膝能引诸药下行，筋骨痛风在下者，宜加用之。凡用土牛膝，春夏用叶，秋冬用根，惟叶汁效尤速。

[时珍曰]牛膝乃足厥阴、少阴之药。所主之病，大抵得酒则能补肝肾，生用则能去恶血，二者而已。其治腰膝骨痛、足痿阴消、失溺久疟、伤中少气诸病，非取其补肝肾之功欤？其症瘕心腹诸痛、痈肿恶疮、金疮折伤喉齿、淋痛尿血、经候胎产诸病，非取其去恶血之功欤？按陈日华《经验方》云：方夷吾所编《集要方》，予刻之临汀。后在鄂渚，得九江守王南强书云：老人久苦淋疾，百药不效。偶见临汀《集要方》中用牛膝者，服之而愈。

附方

消渴不止，下元虚损。牛膝五两为末，生地黄汁五升浸之，日曝夜浸，汁尽为度，蜜丸梧子大，每空心温酒下三十丸，久服壮筋骨，驻颜色，黑发，津液自生。（《经验方》）

产后尿血。川牛膝水煎频服。（熊氏《补遗》）

口舌疮烂。牛膝浸酒含漱，亦可煎饮。（《肘后方》）

牙齿疼痛。牛膝研末含漱。亦可烧灰。（《千金方》）

 茎 叶

【气味】缺。

【主治】寒湿痿痹，老疟淋秘，诸疮。功同根，春夏宜用之。（时珍）

附方

气湿痹痛，腰膝痛。用牛膝叶一斤切，以米三合，于豉汁中煮粥。和盐酱空腹食之。（《圣惠方》）

本经上品

■ 释名 ■ 虋冬、乌韭、爱韭、马韭、羊韭、禹韭、禹余粮、忍冬、忍凌、不死草、阶前草。[时珍曰]麦须曰虋，此草根似麦而有须，其叶如韭，凌冬不凋，故谓之麦虋冬，及有诸韭、忍冬诸名，俗作门冬，便于字也。可以服食断谷。故又有余粮、不死之称。

■ 集解 ■ [时珍曰]古人惟用野生者。后世所用多是种莳而成。

【气味】甘，平，无毒。

【主治】心腹结气，伤中伤饱，胃络脉绝，羸瘦短气。久服轻身不老不饥。（《本经》）

疗身重目黄，心下支满，虚劳客热，口干燥渴，止呕吐，愈痿蹶，强阴益精，消谷调中保神，定肺气，安五脏，令人肥健，美颜色，有子。（《别录》）

去心热，止烦热，寒热体劳，下痰饮。（藏器）

治五劳七伤，安魂定魄，止嗽，定肺痿吐脓，时疾热狂头痛。（《大明》）

治热毒大水，面目肢节浮肿，下水，主泄精。（甄权）

治肺中伏火，补心气不足，主血妄行，及经水枯，乳汁不下。（元素）

【发明】［宗奭曰］麦门冬治肺热之功为多，其味苦，但专泄而不专收，寒多人禁服。治心肺虚热及虚劳。与地黄、阿胶、麻仁，同为润经益血、复脉通心之剂；与五味子、枸杞子，同为生脉之剂。

［元素曰］麦门冬治肺中伏火、脉气欲绝者，加五味子、人参二味为生脉散，补肺中元气不足。

［杲曰］六七月间湿热方旺，人病骨乏无力，身重气短，头旋眼黑，甚则痿软。故孙真人以生脉散补其天元真气。脉者，人之元气也。人参之甘寒，泻热火而益元气。麦门冬之苦寒，滋燥金而清水源。五味子之酸温，泻丙火而补庚金，兼益五脏之气也。

［时珍曰］按赵继宗《儒医精要》云：麦门冬以地黄为使，服之令人头不白，补髓，通肾气，定喘促，令人肌体滑泽，除身上一切恶气不洁之疾，盖有君而有使也。苦有君无使，是独行无功矣。此方惟火盛气壮之人服之相宜。若气弱胃寒者，必不可饵也。

附方

麦门冬煎补中益心，悦颜色，安神益气，令人肥健，其力甚验。取新麦门冬根去心，捣熟绞汁，和白蜜。银器中重汤煮，搅不停手，候如饴乃成。温酒日日化服之。（《图经本草》）

齿缝出血。麦门冬煎汤漱之。（《兰室宝鉴》）

紫菀

本经中品

【释名】青菀、紫茜、返魂草、夜牵牛。［时珍曰］其根色紫而柔宛，故名。许慎《说文》作茈菀。

【集解】［时珍曰］按陈自明云：紫

菀以牢山所出根如北细辛者为良，沂兖以东皆有之。

【气味】苦，温，无毒。

【主治】咳逆上气，胸中寒热结气，去蛊毒痿蹷，安五脏。（《本经》）

疗咳唾脓血，止喘悸，五劳体虚，补不足，小儿惊痫。（《别录》）

治尸疰，补虚下气，劳气虚热，百邪鬼魅。（甄权）

调中，消痰止渴，润肌肤，添骨髓。（《大明》）

益肺气，主息贲。（好古）

附方

肺伤咳嗽。紫菀五钱，水一盏，煎七分，温服。日三次。（《卫生易简方》）

吐血咳嗽，吐血后咳者。紫菀、五味炒为末，蜜丸芡子大，每含化一丸。（《指南方》）

小儿咳嗽声不出者。紫菀末、杏仁等分，入蜜同研，丸芡子大。每服一丸，五味子汤化下。（《全幼心鉴》）

产后下血。紫菀末，水服五撮。（《圣惠方》）

商陆

本经下品

【释名】蓬荡、当陆、章柳、白昌、马尾、夜呼。［时珍曰］此物能逐荡水气，故曰蓬荡。讹为商陆，又讹为当陆，北音讹为章柳。

【集解】［时珍曰］商陆昔人亦种之为蔬，取白根及紫色者擘破，作畦栽之，亦可种子。根苗茎并可洗蒸食，或用灰汁煮过亦良。

【气味】辛，平，有毒。

【主治】水肿疝瘕痹，熨除痈肿，杀鬼精物。（《本经》）

疗胸中邪气，水肿痿痹，腹满洪直，疏五脏，散水气。（《别录》）

泻十种水病。喉痹不通，薄切醋炒，涂喉外，良。（甄权）

通大小肠，泻蛊毒，堕胎，㿗肿毒，傅恶疮。（《大明》）

【发明】［弘景曰］方家不甚干用，惟疗水肿，切生根，杂鲤鱼煮作汤服。道家乃散用之，及煎酿服，皆能去尸虫，见

鬼神。其实子亦入神药。

[时珍曰] 商陆苦寒，沉也，降也，阴也。其性下行，专于行水。与大戟、甘遂，盖异性而同功，胃气虚弱者不可用。

附方

湿气脚软。章柳根切小豆大，煮

熟，更以绿豆同煮为饭。每日食之，以瘥为度，最效。（《斗门方》）

疝癖如石，在胁下坚硬。生商陆根汁一升，杏仁一两，浸去皮，捣如泥，以商陆汁绞杏泥，火煎如饧。每服枣许，空腹热酒服，以利下恶物为度。（《圣惠方》）

苎麻

别录下品

释名 [时珍曰] 苎麻作纻，可以绩纻，故谓之纻。凡麻丝之细者为纻，粗者为纻。陶弘景云：苎即今绩苎麻是也。麻字从广，从林，象屋下林麻之形。

集解 [时珍曰] 苎，家苎也。又有山苎，野苎也。有紫苎，叶面紫；白苎，叶面青，其背皆白。可刮洗煮食救荒，味甘美。

 根

【气味】甘，寒，无毒。

【主治】安胎，贴热丹毒。（《别录》）

治心膈热，漏胎下血，产前后心烦，天行热疾，大渴大狂，服金石药人心热，罯毒箭蛇虫咬。（《大明》）

沤苎汁，止消渴。（《别录》）

【发明】[震亨曰] 苎根大能补阴而行滞血，方药或恶其贱，似未曾用也。

[藏器曰] 苎性破血，将苎麻与产妇枕之，止血运。产后腹痛，以苎安腹上即

止也。又蚕咬人毒入肉，取苎汁饮之。今人以苎近蚕种，则蚕不生是矣。

附方

痰哮咳嗽。苎根煅存性，为末，生豆腐蘸三五钱，食即效。未全，可以肥猪肉二三片蘸食，甚妙。（《医学正传》）

小便不通。《圣惠方》：用麻根、蛤粉半两，为末。每服二钱，空心新汲水下。《摘玄方》：用苎根洗研，摊绢

上，贴少腹连阴际，须臾即通。

小便血淋。苎根煎汤频服，大妙。亦治诸淋。（《圣惠方》）

肛门肿痛。生苎根捣烂，坐之良。（《濒湖集简方》）

脱肛不收。苎根捣烂，煎汤熏洗之。（《圣惠方》）

妊娠胎动。忽下黄汁如胶，或如小豆汁，腹痛不可忍者，苎根去黑皮切二升，银一斤，水九升，煎四升。每服以水一升，入酒半升，煎一升，分作二服。一方不用银。（《梅师方》）

【气味】同根。

【主治】金疮伤折血出，瘀血。（时珍）

【发明】［时珍曰］苎麻叶甚散血，五月五日收取，和石灰捣作团，晒干收贮。遇有金疮折损者，研末傅之，即时血止，且易痂也。按李仲南《永类方》云：凡诸伤瘀血不散者，五六月收野苎叶、苏叶，捣烂，傅金疮上。如瘀血在腹内，顺流水绞汁服即通，血皆化水。以生猪血试之，可验也。秋冬用干叶亦可。

附方

骤然水泻，日夜不止，欲死，不拘男妇。用五月五日采麻叶，阴干为末。每服二钱，冷水调下。勿吃热物，令人闷倒。只吃冷物。小儿半钱。（杨子建《护命方》）

【释名】忘忧、疗愁、鹿葱、宜男。［时珍曰］萱本作谖。谖，忘也。《诗》云：焉得谖草，言树之背。谓忧思不能自遣，故欲树此草，玩味以忘忧也。吴人谓之疗愁。

【集解】［时珍曰］萱宜下湿地，冬月丛生。叶如蒲、蒜辈而柔弱，新旧相代，四时青翠。

【气味】甘，凉，无毒。

【主治】煮食，治小便赤涩，身体烦热，除酒疸。（《大明》）

消食，利湿热。（时珍）

作菹，利胸膈，安五脏，令人好欢

乐，无忧，轻身明目。（苏颂）

 根

【主治】沙淋，下水气，酒疸黄色遍身者，捣汁服。（藏器）

大热衄血，研汁一大盏，和生姜汁半盏，细呷之。（宗奭）

吹乳、乳痈肿痛，擂酒服，以滓封之。（时珍）

附方

小便不通。萱草根煎水频饮。（《杏林摘要》）

大便后血。萱草根和生姜，油炒，酒冲服。（《圣济总录》）

鸭跖草

宋 嘉 祐 补

释名 鸡舌草、碧竹子、竹鸡草、竹叶菜、淡竹叶、耳环草、蓝姑草。

［时珍曰］竹叶菜处处平地有之。结角尖曲如鸟喙，实在角中，大如小豆。豆中有细子，灰黑而皱，状如蚕屎。

 苗

【气味】苦，大寒，无毒。

【主治】寒热瘴疟，痰饮丁肿，肉症涩滞，小儿丹毒。发热狂痫，大腹痞满，身面气肿，热痢，蛇犬咬、痈疽等毒。（藏器）

和赤小豆煮食，下水气湿痹，利小便。（《大明》）

消喉痹。（时珍）

附方

下痢赤白。蓝姑草，即淡竹叶菜，煎汤日服之。（《活幼全书》）

五痔肿痛。耳环草一名碧蝉儿

花，挼软纳患处，即效。（危亦林《得效方》）

败酱

本 经 中 品

释名 苦菜、苦蘵、泽败、鹿肠、鹿首、马草。[弘景曰] 根作陈败豆酱气，故以为名。

集解 [时珍曰] 处处原野有之，俗名苦菜，野人食之。江东人每采收储焉。春初生苗，深冬始凋。

【气味】苦，平，无毒。

【主治】除痈肿浮肿结热，风痹不足，产后腹痛。（《别录》）

治血气心腹痛，破症结，催生落胞，血运鼻衄吐血，赤白带下。赤眼障膜弩肉，聤耳，疮疖疥癣丹毒，排脓补瘘。（《大明》）

附方

产后腹痛如锥刺者。败酱草五两，水四升，煮二升，每服二合，日三服，良。（《卫生易简方》）

决明

本 经 上 品

释名 [时珍曰] 此马蹄决明也，以明目之功而名。

集解 [时珍曰] 决明有二种：一种马蹄决明，一种茳芒决明，《救荒本草》所谓山扁豆是也。

【气味】咸，平，无毒。

【主治】青盲，目淫肤，赤白膜，眼赤泪出。久服益精光，轻身。（《本经》）

助肝气，益精，以水调末涂，消肿毒。又贴脑心，止鼻洪。作枕，治头风明目，甚于黑豆。（《日华》）

治肝热风眼赤泪，每旦取一匙挼净，空心吞之。百日后夜见物光。（甄权）

【发明】［时珍曰］《相感志》言：圃中种决明，蛇不敢入。丹溪朱氏言决明解蛇毒，本于此也。王旻《山居录》言：

春月种决明，叶生采食，其花阴干亦可食。切忌泡茶，多食无不患风。

附方

积年失明。决明子二升为末。每食后粥饮服方寸匕。（《外台秘要》）

青盲雀目。决明一升，地肤子五两，为末。米饮丸梧子大，每米饮下二三十丸。（《普济方》）

款冬花

本 经 中 品

【释名】款冻、颗冻、氐冬。［时珍曰］按《述征记》云：洛水至岁末凝厉时，款冬生于草冰之中，则颗冻之名以此而得。后人讹为款冬，乃款冻尔。款者至也，至冬而花也。

【集解】［弘景曰］第一出河北，其形如宿莼未舒者佳，其腹里有丝。次出高丽百济，其花乃似大菊花。次亦出蜀北部宕昌，而并不如。其冬月在冰下生，十二月、正月旦取之。

【气味】辛，温，无毒。

【主治】咳逆上气善喘，喉痹，诸惊痫寒热邪气。（《本经》）

消渴，喘息呼吸。（《别录》）

疗肺气心促急，热乏劳咳，连连不绝，涕唾稠粘，肺痿肺痈，吐脓血。（甄权）

润心肺，益五脏，除烦消痰，洗肝明目，及中风等疾。（《大明》）

【发明】［颂曰］《本经》主咳逆，古方用为温肺治嗽之最。

［宗奭曰］有人病嗽多日，或教然款冬花三两，于无风处以笔管吸其烟，满口则咽之，数日果效。

口中疳疮。款冬花、黄连等分，为
细末，用唾津调成饼子。先以蛇床子煎
汤漱口，乃以饼子傅之，少顷确住，其
疮立消也。（杨诚《经验方》）

地肤

李 经 上 品

释名 地葵、地麦。［时珍
曰］地肤、地麦，因其子形似也。地
葵，因其苗味似也。

集解 ［时珍曰］地肤嫩苗，可作
蔬茹，一科数十枝，攒簇团团直上，性最
柔弱，故将老时可为帚，耐用。

子

【气味】苦，寒，无毒。

【主治】膀胱热，利小便，补中
益精气，久服耳目聪明，轻身耐老。
（《本经》）

去皮肤中热气，使人润泽，散恶疮
疝瘕，强阴。（《别录》）

【发明】［藏器曰］众病皆起于虚。
虚而多热者，加地肤子、甘草。

苗 叶

【气味】苦。寒，无毒。

【主治】捣汁服，主赤白痢，烧灰
亦善。煎水洗目，去热暗雀盲涩痛。
（《别录》）

主大肠泄泻，和气，涩肠胃，解恶疮
毒。（苏颂）

煎水日服，治手足烦疼，利小便诸
淋。（时珍）

【发明】［时珍曰］按虞抟《医学正
传》云：抟兄年七十，秋间患淋，二十余
日，百方不效。后得一方，取地肤草捣自
然汁，服之遂通。至贱之物，有回生之功
如此。

附方

物伤睛陷，弩肉突出。地肤洗去

土二两，捣绞汁，每点少许，冬月以干者煮浓汁。（《圣惠方》）

瞿 麦

本 经 中 品

释名 大菊、大兰、石竹。［时珍曰］按陆佃解《韩诗外传》云：生于两旁谓之瞿。此麦之穗旁生故也。

集解 ［时珍曰］石竹叶似地肤叶而尖小，又似初生小竹叶而细窄，其茎纤细有节，高尺余，梢间开花。田野生者，花大如钱，红紫色。人家栽者，花稍小而妖媚，有红白粉红紫赤斑烂数色，俗呼为洛阳花。

（穗）

【气味】苦，寒，无毒。

【主治】关格诸癃结，小便不通，出刺，决痈肿，明目去翳，破胎堕子，下闭血。（《本经》）

养肾气，逐膀胱邪逆，止霍乱，长毛发。（《别录》）

主五淋。（甄权）

月经不通，破血块排脓。（《大明》）

（叶）

【主治】痔瘘并泻血，作汤粥食。又治小儿蛔虫，及丹石药发。并眼目肿痛及肿毒，捣傅。治浸淫疮并妇人阴疮。（《大明》）

【发明】［杲曰］瞿麦利小便为君主

之用。

［颂曰］古今方通心经、利小肠为最要。

附方

小便石淋，宜破血。瞿麦子捣为末，酒服方寸匕，日三服，三日当下石。（《外台秘要》）

虎杖

别录中品

【释名】 苦杖、大虫杖、斑杖、酸杖。[时珍曰]杖言其茎，虎言其斑也。

【集解】[时珍曰]其茎似荭蓼，其叶圆似杏，其枝黄似柳，其花状似菊，色似桃花。

根

【气味】 微温。

【主治】 通利月水，破留血症结。（《别录》）

风在骨节间，及血淤，煮作酒服之。（藏器）

治大热烦躁，止渴利小便，压一切热毒。（甄权）

治产后血运，恶血不下，心腹胀满，排脓，主疮疖痈毒，扑损瘀血，破风毒结气。（《大明》）

烧灰，贴诸恶疮，焙研炼蜜为丸，陈米饮服，治肠痔下血。（苏颂）

研末酒服，治产后瘀血血痛，及坠扑昏闷有效。（时珍）

【发明】[权曰]暑月以根和甘草同煎为饮，色如琥珀可爱，甚甘美。瓶置井中，令冷澈如冰，时人呼为冷饮子，啜之且尊于茗，极解暑毒。其汁染米作糜糕益美，捣末浸酒常服，破女子经脉不通。有孕人勿服。

[时珍曰]许学士《本事方》：治男妇诸般淋疾。用苦杖根洗净，剉一合，以水五合，煎一盏，去滓，入乳香、麝香少许服之。鄞县尉耿梦得，内人患沙石淋，已十三年。每溯痛楚不可忍，溺器中小便下沙石剥剥有声。百方不效，偶得此方服之，一夕而愈。乃予目击者。

附方

小便五淋。苦杖为末，每服二钱，用饭饮下。（《集验方》）

月水不利。虎杖三两，凌霄花、没药一两，为末，热酒每服一钱。又方：治月经不通，腹大如瓮，气短欲死。虎杖一斤，去头暴干，切。土瓜根汁、牛膝汁二斗。水一斛，浸虎杖一宿，煎取二斗，入二汁，同煎如饧。每酒服一合，日再夜一，宿血当下。（《圣惠方》）

消渴引饮。虎杖烧过、海浮石、乌贼鱼骨、丹砂等分，为末。渴时以麦门冬汤服二钱，日三次。忌酒色鱼面鲊酱生冷。（《卫生家宝方》）

蒺藜

本 经 上 品

释名 茨、旁通、屈人、止行、休羽、升推。[时珍曰] 蒺，疾也；藜，利也；茨，刺也。其刺伤人，甚疾而利也。屈人、止行，皆因其伤人也。

集解 [时珍曰] 蒺藜叶如初生皂荚叶，整齐可爱。刺蒺藜状如赤根菜子及细菱，三角四刺，实有仁。其白蒺藜结荚长寸许，内子大如脂麻，状如羊肾而带绿色，今人谓之沙苑蒺藜。以此分别。

 子

【气味】苦，温，无毒。

【主治】恶血，破症积聚，喉痹乳难。久服长肌肉，明目轻身。（《本经》）

治诸风疬疡，疗吐脓，去燥热。（甄权）

治奔豚肾气，肺气胸膈满，催生堕胎，益精，疗水藏冷，小便多，止遗沥泄精溺血肿痛。（《大明》）

痔漏阴汗，妇人发乳带下。（苏颂）

 白 蒺 藜

【气味】甘，温，无毒。

【主治】补肾，治腰痛泄精，虚损劳乏。（时珍）

【发明】[时珍曰] 古方补肾治风，皆用刺蒺藜。后世补肾多用沙苑蒺藜，或以熬膏和药，恐其功亦不甚相远也。刺蒺藜炒黄去刺，磨面作饼，或蒸食，可以救荒。

附方

面上瘢痕。蒺藜子、山栀子各一合，为末，醋和，夜涂旦洗。（《救急方》）

白癜风疾。白蒺藜子六两，生捣为末。每汤服二钱，日二服。一月绝根，服至半月，白处见红点，神效。（《孙真人食忌》）

腰脊引痛。蒺藜子捣末，蜜和丸胡豆大。酒服二丸，日三服。（《外台秘要》）

通身浮肿。杜蒺藜日日煎汤洗之。（《圣惠方》）

大便风秘。蒺藜子炒一两，猪牙皂荚去皮酥炙五钱，为末。每服一钱，盐茶汤下。（《普济方》）

月经不通。杜蒺藜、当归等分，为末，米饮每服三钱。（《儒门事亲》）

谷精草

宋 开 宝

|释名| 戴星草、文星草、流星草。［时珍曰］谷田余气所生，故曰谷精。［志曰］白花似星，故有戴星诸名。

|集解| ［时珍曰］此草收谷后，荒田中生之，江湖南北多有。一科丛生，叶似嫩谷秧。抽细茎，高四五寸。茎头有小白花，点点如乱星。九月采花，阴干。

【气味】辛，温，无毒。

【主治】喉痹，齿风痛，诸疮疥。（《开宝》）

头风痛，目盲翳膜，痘后生翳，止血。（时珍）

【发明】［时珍曰］谷精体轻性浮，能上行阳明分野。凡治目中诸病，加而用之，甚良。明目退翳之功，似在菊花之上也。

附方

目中翳膜。谷精草、防风等分，为末，米饮服之，甚验。（《明目方》）

小儿雀盲，至晚忽不见物。用羖羊肝一具，不用水洗，竹刀剖开，入谷精草一撮，瓦罐煮熟，日食之，屡效。忌铁器。如不肯食，炙熟，捣作丸绿豆大。每服三十丸，茶下。（《卫生家宝方》）

蓖麻

唐 本 草

|释名| ［时珍曰］蓖亦作螕。螕，牛虱也。其子有麻点，故名蓖麻。

|集解| ［时珍曰］其茎有赤有白，中空。其叶大如瓠叶，每叶凡五尖。

夏秋间柽里抽出花穗，累累黄色。每枝结实数十颗，上有刺，攒簇如猬毛而软。凡三四子合成一颗，枯时劈开，状如巴豆，壳内有子大如豆。壳有斑点。状如牛蜱。再去斑壳，中有仁，娇白如续随子仁，有油可作印色及油纸，子无刺者良，子有刺者毒。

子

【修治】［时珍曰］取蓖麻油法：用蓖麻仁五升捣烂，以水一斗煮之，有沫撇起，待沫尽乃止。去水，以沫煎至点灯不炸、滴水不散为度。

【气味】甘、辛，平，有小毒。

【主治】水症。以水研二十枚服之，吐恶沫，加至三十枚，三日一服，瘥则止。又主风虚寒热，身体疮痒浮肿，尸疰恶气，榨取油涂之。（《唐本》）

研傅疮痍疥癞。涂手足心，催生。（《大明》）

治瘰疬。取子炒熟去皮，每卧时嚼服二三枚，渐加至十数枚，有效。（宗奭）

主偏风不遂，口眼㖞斜，失音口噤，头风耳聋，舌胀喉痹，胸喘脚气，毒肿丹瘤，汤火伤，针刺入肉，女人胎衣不下，子肠挺出，开通关窍经络，能止诸痛，消肿追脓拔毒。（时珍）

【发明】［震亨曰］蓖麻属阴，其性善收，能追脓取毒，亦外科要药。能出有形之滞物，故取胎产胞衣、剩骨胶血者用之。

［时珍曰］蓖麻仁甘辛有毒热，气味颇近巴豆，亦能利人，故下水气。其性善走，能开通诸窍经络，故能治偏风、失音口噤、口目㖞斜、头风七窍诸病，不止于出有形之物而已。

附方

小便不通。蓖麻仁三粒，研细，入纸捻内，插入茎中即通。（《摘玄方》）

一切毒肿，痛不可忍。蓖麻子仁捣傅，即止也。（《肘后方》）

面上雀斑。蓖麻子仁、蜜陀僧、硫黄各一钱，为末。用羊髓和匀，夜夜傅之。（《摘玄方》）

发黄不黑。蓖麻子仁，香油煎焦，去滓，三日后频刷之。（《摘玄方》）

半身不遂，失音不语。取蓖麻子油一升，酒一斗，铜锅盛油，着酒中一日，煮之令熟，细细服之。（《外台秘要》）

鼻窒不通。蓖麻子仁三百粒，大枣去皮核十五枚，捣匀绵裹塞之。一日一易，三十日闻香臭也。（《圣济录》）

舌上出血。蓖麻子油纸燃，烧烟熏鼻中，自止。（《摘玄方》）

脚气作痛。蓖麻子七粒，去壳研烂，同苏合香丸贴足心，痛即止也。（《外台秘要》）

叶

【气味】有毒。

【主治】脚气风肿不仁，蒸捣裹之，日二三易即消。又油涂炙热，熨囟上，止鼻衄，大验。（苏恭）

治痰喘咳嗽。（时珍）

附方

胸喘痰嗽。用九尖蓖麻叶三钱，入飞过白矾二钱，以猪肉四两薄批，掺药在内，荷叶裹之，文武火煨熟。细嚼，以白汤送下。名九仙散。（《儒门事亲》）

菟丝子

本经上品

释名 菟缕、菟累、菟芦、菟丘、火焰草、野狐丝、金线草。[时珍曰]毛诗注女萝即菟丝。《吴普本草》菟丝一名松萝。陆佃言在木为女萝，在草为菟丝，二物殊别，皆由《尔雅》释诗误以为一物故也。

集解 [时珍曰]按宁献王《庚辛玉册》云：火焰草即菟丝子，阳草也。多生荒园古道。其子入地，初生有根，及长延草物，其根自断。无叶有花，白色微红，香亦袭人。结实如秕豆而细，色黄，生于梗上尤佳，惟怀孟林中多有之，入药更良。

子

【修治】[时珍曰]凡用以温水淘去沙泥，酒浸一宿，曝干捣之。不尽者，再浸曝捣，须臾悉细。

【气味】辛、甘，平，无毒。

【主治】续绝伤，补不足，益气力，肥健人。（《本经》）

养肌强阴，坚筋骨，主茎中寒，精自出，溺有余沥，口苦燥渴，寒血为积。久服明目轻身延年。（《别录》）

补五劳七伤，治鬼交泄精，尿血，润心肺。（《大明》）

补肝脏风虚。（好古）

【发明】[敩曰]菟丝子禀中和凝正阳之气，一茎从树感枝而成，从中春上阳结实，故偏补人卫气，助人筋脉。

[颂曰]《抱朴子》仙方单服法：取实一斗，酒一斗浸，曝干再浸又曝，令酒尽乃止，捣筛。每酒服二钱，日二服。此药治腰膝去风，兼能明目。久服令人光泽，老变为少。十日外，饮啖如汤沃雪也。

附方

消渴不止。菟丝子煎汁，任意饮之，以止为度。（《事林广记》）

阳气虚损。用菟丝子、熟地黄等分，为末，酒糊丸梧子大。每服五十丸。气虚，人参汤下；气逆，沉香汤下。（《简便方》）

白浊遗精。菟丝子五两，白茯苓三两，石莲肉二两，为末，酒糊丸梧子大。每服三五十丸，空心盐汤下。（《和剂局方》）

小便淋沥。菟丝子煮汁饮。（《范汪方》）

肝伤目暗。菟丝子三两，酒浸三日，暴干为末，鸡子白和丸梧子大。空心温酒下二十丸。（《圣惠方》）

谷道赤痛。菟丝子熬黄黑，为末，鸡子白和涂之。（《肘后方》）

【气味】甘，平，无毒。

【主治】挼碎煎汤，浴小儿，疗热痱。（弘景）

附方

面疮粉刺。菟丝子苗绞汁涂之，不过三上。（《肘后方》）

小儿头疮。菟丝苗，煮汤频洗之。（《子母秘录》）

甘遂

本 经 下 品

释名 甘藁、陵藁、陵泽、甘泽、重泽、苦泽、白泽、主田、鬼丑。[时珍曰]诸名义多未详。

集解 [恭曰]甘遂苗似泽漆，其根皮赤肉白，作连珠实重者良。草甘遂乃是蚤休，疗体全别，苗亦不同，俗名重台，叶似鬼臼、蓖麻，根皮白色。

【修治】[时珍曰]今人多以面煨熟用，以去其毒。

【气味】苦，寒，有毒。

【主治】大腹疝瘕，腹满，面目浮肿，留饮宿食，破症坚积聚，利水谷道。（《本经》）

下五水，散膀胱多热，皮中痞，热气肿满。（《别录》）

能泻十二种水疾，去痰水。（甄权）

泻肾经及隧道水湿，脚气，阴囊肿坠，痰迷癫痫，噎膈痞塞。（时珍）

【发明】[宗奭曰]此药专于行水，攻决为用。

[元素曰]味苦气寒。苦性泄，寒胜

热，直达水气所结之处，乃泄水之圣药。水结胸中，非此不能除，故仲景大陷胸汤用之。但有毒不可轻用。

[时珍曰]肾主水，凝则为痰饮，溢则为肿胀。甘遂能泄肾经湿气，治痰之本也。不可过服，但中病则止可也。张仲景治心下留饮，与甘草同用，取其相反而立功也。刘河间《保命集》云：凡水肿服药未全消者，以甘遂末涂腹，绕脐令满，内服甘草水，其肿便去。又王璆《百一选方》云：脚气上攻，结成肿核，及一切肿毒。用甘遂末，水调傅肿处，即浓煎甘草汁服，其肿即散。二物相反，而感应如此。清流韩咏病脚疾用此，一服病去七八，再服而愈也。

附方

水肿腹满。甘遂炒二钱二分，黑牵牛一两半，为末，水煎，时时呷之。（《普济方》）

脚气肿痛，肾脏风气，攻注下部疮痒。甘遂半两，木鳖子仁四个，为末。猪腰子一个，去皮膜，切片，用药四钱掺在内，湿纸包煨熟，空心食之，米饮下。服后便伸两足。大便行后，吃白粥二三日为妙。（《本事方》）

痞证发热盗汗，胸背疼痛。甘遂面包，浆水煮十沸，去面，以细糠火炒黄为末。大人三钱，小儿一钱，冷蜜水卧时服。忌油腻鱼肉。（《普济方》）

麻木疼痛。万灵膏：用甘遂二两，蓖麻子仁四两，樟脑一两，捣作饼贴之。内饮甘草汤。（《摘玄方》）

耳卒聋闭。甘遂半寸，绵裹插入两耳内，口中嚼少甘草，耳卒自然通也。（《永类方》）

半夏

本经下品

释名 守田、水玉、地文、和姑。[时珍曰]《礼记·月令》：五月半夏生。盖当夏之半也，故名。守田会意，水玉因形。

集解 [颂曰]在处有之，以齐州者为佳。二月生苗一茎，茎端三叶，浅绿色，颇似竹叶，而生江南者似芍药叶。根下相重，上大下小，皮黄肉白。五月、八月采根，以灰裹二日，汤洗暴干。《蜀图经》云：五月采则虚小，八月采乃实大。

其平泽生者甚小，名羊眼半夏。由跋绝类半夏，而苗不同。

 根

【气味】辛，平，有毒。

【主治】伤寒寒热，心下坚，胸胀咳逆，头眩，咽喉肿痛，肠鸣，下气止汗。（《本经》）

消心腹胸膈痰热满结，咳嗽上气，心下急痛坚痞，时气呕逆，消痈肿，疗痿黄，悦泽面目，堕胎。（《别录》）

消痰，下肺气，开胃健脾，止呕吐，去胸中痰满。生者：摩痈肿，除瘤瘿气。（甄权）

治吐食反胃，霍乱转筋，肠腹冷，痰疟。（《大明》）

治寒痰，及形寒饮冷伤肺而咳，消胸中痞，膈上痰，除胸寒，和胃气，燥脾湿，治痰厥头痛，消肿散结。（元素）

治眉棱骨痛。（震亨）

补肝风虚。（好古）

除腹胀，目不得瞑，白浊梦遗带下。（时珍）

【发明】［权曰］半夏使也。虚而有痰气，宜加用之。

［颂曰］胃冷呕哕，方药之最要。

［成无己曰］辛者散也，润也。半夏之辛，以散逆气结气，除烦呕，发音声，行水气而润肾燥。

［时珍曰］脾无留湿不生痰，故脾为生痰之源，肺为贮痰之器。半夏能主痰饮及腹胀者，为其体滑而味辛性温也。涎滑能润，辛温能散亦能润，故行湿而通大便，利窍而泄小便。所谓辛走气，能化液，辛以润之是矣。

肺热痰嗽。制半夏、栝楼仁各一两，为末，姜汁打糊丸梧子大。每服二三十丸，白汤下。或以栝楼瓤煮熟丸。（《济生方》）

湿痰心痛喘急者。半夏油炒为末，粥糊丸绿豆大。每服二十丸，姜汤下。（《丹溪心法》）

伏暑引饮，脾胃不利。消暑丸：用半夏醋煮一斤，茯苓半斤，生甘草半斤，为末，姜汁面糊丸梧子大。每服五十丸，热汤下。（《和剂局方》）

面上黑气。半夏焙研，米醋调敷。不可见风，不计遍数，从早至晚，如此三日，皂角汤洗下，面莹如玉也。（《摘玄方》）

小儿吐泻，脾胃虚寒。齐州半夏泡七次、陈粟米各一钱半，姜十片，水盏半，煎八分，温服。（钱乙《小儿》）

小儿腹胀。半夏末少许，酒和丸粟米大。每服二丸，姜汤下。不瘥，加之。或以火炮研末，姜汁调贴脐，亦佳。（《子母秘录》）

白浊梦遗。半夏一两，洗十次，切破，以木猪苓二两，同炒黄，出火毒，去猪苓，入煅过牡蛎一两，以山药糊丸梧子大。每服三十丸，茯苓汤送下。肾气闭而一身精气无所管摄，妄行而遗者，宜用此方。盖半夏有利性，猪苓导水，使肾气通也。与下元虚急者不同。（许学士《本事方》）

呕吐反胃。大半夏汤：半夏三升，人参三两，白蜜一升，水一斗二升和，扬之一百二十遍。煮取三升半，温服一升，日再服。亦治膈间支饮。（《金匮要略》）

本草纲目

草部

半夏

一五三

旋覆花

释名 金沸草、金钱花、滴滴金、盗庚、夏菊、戴椹。[宗奭曰]花缘繁茂，圆而覆下，故曰旋覆。

集解 [时珍曰]花状如金钱菊。水泽边生者，花小瓣单；人家栽者，花大蕊簇，盖壤痹使然。其根细白。俗传露水滴下即生，故易繁，盖亦不然。

【气味】咸，温，有小毒。

【主治】结气胁下满，惊悸，除水，去五脏间寒热，补中下气。（《本经》）

消胸上痰结，唾如胶漆，心胸痰水，膀胱留饮，风气湿痹，皮间死肉，目中眵䁾，利大肠，通血脉，益色泽。（《别录》）

主水肿，逐大腹，开胃，止呕逆不下食。（甄权）

行痰水，去头目风。（宗奭）

消坚软痞，治噫气。（好古）

【发明】[颂曰]张仲景治伤寒汗下后，心下痞坚，噫气不除，有七物旋覆代赭汤；杂治妇人，有三物旋覆汤。胡洽居士治痰饮在两胁胀满，有旋覆花丸，用之尤多。

[成无己曰]硬则气坚，旋覆之咸，以软痞坚也。

[震亨曰]寇宗奭言其行痰水去头目风，亦走散之药。病人涉虚者，不宜多服，冷利大肠，宜戒之。

[时珍曰]旋覆乃手太阴肺、手阳明大肠药也。所治诸病，其功只在行水下气通血脉尔。

附方

中风壅滞。旋覆花，洗净焙研，炼蜜丸梧子大。夜卧以茶汤下五丸至七丸、十丸。（《经验方》）

月蚀耳疮。旋覆花烧研，羊脂和涂之。（《集简方》）

【主治】傅金疮，止血。（《大明》）治疔疮肿毒。（时珍）

【主治】风湿。（《别录》）

薔薇

本经上品

释名 营实、墙蘼、山棘、牛棘、牛勒、刺花。[时珍曰]此草蔓柔靡，依墙援而生，故名墙蘼。其茎多棘刺，牛喜食之，故有山刺、牛勒诸名。其子成簇而生，如营星然，故谓之营实。

集解 [时珍曰]薔薇野生林堑间。春抽嫩蔓，小儿掐去皮刺食之。既长则成丛似蔓，而茎硬多刺。小叶尖薄有细齿。四五月开花，四出，黄心，有白色、粉红二者。

【气味】酸，温，无毒。

【主治】痈疽恶疮，结肉跌筋，败疮热气，阴蚀不瘳，利关节。（《本经》）

久服轻身益气。（《别录》）

治上焦有热，好瞑。（时珍）

附方

眼热昏暗。营实、枸杞子、地肤子各二两，为末。每服三钱，温酒下。（《圣惠方》）

【气味】苦，涩，冷，无毒。

【主治】止泄痢腹痛，五脏客热，除邪逆气，疳癞诸恶疮，金疮伤挞，生肉复肌。（《别录》）

治热毒风，除邪气，止赤白痢，肠风泻血，通结血，治牙齿痛，小儿疳虫肚痛，痈疽疥癣。（《大明》）

头疮白秃。（甄权）

除风热湿热，缩小便，止消渴。（时珍）

【发明】[时珍曰]营实、薔薇根，能入阳明经，除风热湿热，生肌杀虫，故痈疽疮癣古方常用，而泄痢、消渴、遗尿、好瞑，亦皆阳明病也。

附方

消渴尿多。薔薇根一把，水煎，日服之。（《千金方》）

小便失禁。薔薇根煮汁饮，或为末酒服。野生白花者更良。（《圣惠方》）

少小尿床。薔薇根五钱，煎酒夜饮。（《外台秘要》）

小儿疳痢频数。用生薔薇根洗切，煎浓汁细饮，以愈为度。（《千金方》）

【主治】下疳疮。焙研，洗傅之。黄花者更良。（《摄生方》）

乌蔹莓

唐本草

释名 五叶莓、茏草、拔、茏葿、五爪龙。[时珍曰]五叶如白蔹，故曰乌蔹，俗名五爪龙。

集解 [时珍曰]滕堑间甚多。其藤柔而有棱，一枝一须，凡五叶。叶长而光，有疏齿，面青背淡。

【气味】酸、苦，寒，无毒。

【主治】痈疖疮肿虫咬，捣根傅之。（弘景）

风毒热肿游丹，捣傅并饮汁。（恭）

凉血解毒，利小便。根擂酒服，消疖肿，神效。（时珍）

附方

小便尿血。五叶藤阴干为末。每服二钱，白汤下。（《卫生易简方》）

项下热肿，俗名虾蟆瘟。五叶藤捣，傅之。（《丹溪纂要》）

栝楼

本经中品

释名 果臝、瓜蒌、天瓜、黄瓜、地楼、泽姑。根名白药、天花粉、瑞雪。[时珍曰]臝与蓏同。许慎云：木上曰果，地下曰蓏。此物蔓生附木，故得兼名。

集解 [时珍曰]其根直下生，年

久者长数尺。秋后掘者结实有粉，夏月掘者有筋无粉，不堪用。

【气味】苦，寒，无毒。

【主治】胸痹，悦泽人面。（《别录》）

润肺燥，降火，治咳嗽，涤痰结，利咽喉，止消渴，利大肠，消痈肿疮毒。（时珍）

子：炒用，补虚劳口干，润心肺，治吐血，肠风泻血，赤白痢，手面皱。（《大明》）

【发明】[时珍曰]张仲景治胸痹痛引心背，咳唾喘息，及结胸满痛，皆用栝楼实。乃取其甘寒不犯胃气，能降上焦之火，使痰气下降也。成无己不知此意，乃云苦寒以泻热。盖不尝其味原不苦，而随文傅会尔。

附方

小儿黄疸，眼黄脾热。用青瓜蒌焙研。每服一钱，水半盏，煎七分，卧时服。五更泻下黄物，立可。名逐黄散。（《普济方》）

小便不通、腹胀。用瓜蒌焙研。每服二钱，热酒下。频服，以通为度。绍兴刘驻云：魏明州病此，御医用此方治之，得效。（《圣惠方》）

风疮疥癞。生栝楼一二个打碎，酒浸一日夜。热饮。（瞿仙《乾坤秘韫》）

【气味】苦，寒，无毒。

【主治】消渴身热，烦满大热，补虚安中，续绝伤。（《本经》）

除肠胃中痼热，八疸身面黄，唇干口

燥短气，止小便利，通月水。（《别录》）

治热狂时疾，通小肠，消肿毒，乳痈发背，痔瘘疮疖，排脓生肌长肉，消扑损瘀血。（《大明》）

【发明】[时珍曰]栝楼根味甘微苦酸。其茎叶味酸。酸能生津，感召之理，故能止渴润枯。微苦降火，甘不伤胃。昔人只言其苦寒，似未深察。

附方

耳聋未久。栝楼根三十斤细切，以水煮汁，如常酿酒，久服甚良。（《肘后方》）

乳汁不下。栝楼根烧存性，研末，饮服方寸匕。或以五钱，酒水煎服。（《杨氏产乳》）

折伤肿痛。栝楼根捣涂，重布裹之。热除，痛即止。（葛洪《肘后方》）

小儿热病，壮热头痛。用栝楼根末，乳汁调服半钱。（《圣惠方》）

小儿发黄，皮肉面目皆黄。用生栝楼根捣取汁二合，蜜二大匙和匀。暖服，日一服。（《广利方》）

虚热咳嗽。天花粉一两，人参三钱，为末。每服一钱，米汤下。（《集简方》）

小儿囊肿。天花粉一两，炙甘草一钱半，水煎，入酒服。（《全幼心鉴》）

耳卒烘烘。栝楼根削尖，以腊猪脂煎三沸，取塞耳，三日即愈。（《肘后方》）

【气味】酸，寒，无毒。

【主治】中热伤暑。（《别录》）

天门冬

本经上品

释名 颠棘、天棘、万岁藤。［时珍曰］草之茂者为薜，俗作门。此草蔓茂，而功同麦门冬，故曰天门冬，或曰天棘。

集解 ［时珍曰］生苗时，亦可以沃地栽种。子亦堪种，但晚成。

 根

【气味】苦，平，无毒。

【主治】诸暴风湿偏痹，强骨髓，杀三虫，去伏尸。久服轻身益气，延年不饥。（《本经》）

保定肺气，去寒热，养肌肤，利小便，冷而能补。（《别录》）

肺气咳逆，喘息促急，肺萎生痈吐脓，除热，通肾气，止消渴，去热中风，治湿疥，宜久服。煮食之，令人肌体滑泽白净，除身上一切恶气不洁之疾。（甄权）

镇心，润五脏，补五劳七伤，吐血，治嗽消痰，去风热烦闷。（《大明》）

主心病，嗌干心痛，渴而欲饮，痿蹶嗜卧，足下热而痛。（好古）

润燥滋阴，清金降火。（时珍）

阳事不起，宜常服之。（思邈）

【发明】［元素曰］苦以泄滞血，甘以助元气，及治血妄行，此天门冬之功也。保定肺气，治血热侵肺，上气喘促，宜加人参、黄芪为主，用之神效。

［嘉谟曰］天、麦门冬并入手太阴，驱烦解渴，止咳消痰。而麦门冬兼行手少阴，清心降火，使肺不犯邪，故止咳立效。天门冬复走足少阴，滋肾助元，全其母气，故清痰殊功。盖肾主津液，燥则凝

而为痰，得润剂则化，所谓治痰之本也。

［好古曰］入手太阴、足少阴经。营卫枯涸，宜以湿剂润之。天门冬、人参、五味、枸杞子同为生脉之剂，此上焦独取寸口之意。

［赵继宗曰］五药虽为生脉之剂，然生地黄、贝母为天门冬之使，地黄、车前为麦门冬之使，茯苓为人参之使。若有君无使，是独行无功也。故张三丰与胡濙尚书长生不老方，用天门冬三斤，地黄一斤，乃有君而有使也。

［时珍曰］天门冬清金降火，益水之上源，故能下通肾气，入滋补方合群药用之有效。若脾胃虚寒人，单饵既久，必病

肠滑，反成痼疾。此物性寒而润，能利大肠故也。

附方

风颠发作则吐，耳如蝉鸣，引胁

牵痛。天门冬去心皮，曝捣为末。酒服方寸匕，日三服，久服食。（《外台秘要》）

面黑令白。天门冬曝干，同蜜捣作丸，日用洗面。（《圣济总录》）

葛

本 经 中 品

释名 鸡齐、鹿藿、黄斤。
[时珍曰]葛从曷，谐声也。鹿食九草，此其一种，故曰鹿藿。黄斤未详。

集解 [时珍曰]葛有野生，有家种。其蔓延长，取治可作绤绤。其根外紫内白，长者七八尺。其叶有三尖，如枫叶而长，面青背淡。

【气味】甘、辛，平，无毒。

【主治】消渴，身大热，呕吐，诸痹，起阴气，解诸毒。（《本经》）

疗伤寒中风头痛，解肌发表出汗，开腠理，疗金疮，止胁风痛。（《别录》）

治天行上气呕逆，开胃下食，解酒毒。（甄权）

治胸膈烦热发狂，止血痢，通小肠，排脓破血。傅蛇虺啮，罯毒箭伤。（《大明》）

作粉：止渴，利大小便，解酒，去烦热，压丹石，傅小儿热疮。捣汁饮，治小儿热痞。（《开宝》）

散郁火。（时珍）

【发明】[时珍曰]《本草十剂》云：轻可去实，麻黄、葛根之属。盖麻黄乃太阳经药，兼入肺经，肺主皮毛；葛根乃阳明经药，兼入脾经，脾主肌肉。所以二味药皆轻扬发散，而所入迥然不同也。

附方

数种伤寒。庸人不能分别，今取一药兼治。葛根四两，水二升，入豉一升，煮取半升服。生姜汁尤佳。（《伤寒类要》）

小儿热渴，久不止。葛根半两，水煎服。（《圣惠方》）

【主治】卒喉痹。烧研，水服方寸匕。（苏恭）

消痈肿。（时珍）

疖子初起。葛蔓烧灰，水调傅之，即消。（《千金方》）

百部

别录中品

【释名】婆妇草、野天门冬。

［时珍曰］其根多者百十连属，如部伍然，故以名之。

【集解】［时珍曰］百部亦有细叶如茴香者，其茎青，肥嫩时亦可煮食。其根长者近尺，新时亦肥实，但干则虚瘦无脂润尔。生时擘开去心曝之。

【气味】甘，微温，无毒。

【主治】咳嗽上气。火炙酒渍饮之。（《别录》）

治肺热，润肺。（甄权）

火炙酒浸空腹饮，治疥癣，去虫蚕咬毒。（藏器）

【发明】［时珍曰］百部亦天门冬之类，故皆治肺病杀虫。但百部气温而不寒，寒嗽宜之；天门冬性寒而不热，热嗽宜之，此为异耳。

附方

暴咳嗽。张文仲方：用百部根渍酒。每温服一升，日三服。葛洪方：用百部、生姜各捣汁等分，煎服二合。《续十全方》：用百部藤根捣自然汁，和蜜等分，沸汤煎膏噙咽。

小儿寒嗽。百部丸：用百部炒，麻黄去节，各七钱半，为末。杏仁去皮尖炒，仍以水略煮三五沸，研泥。入熟蜜和丸皂子大。每服二三丸，温水下。（钱乙《小儿方》）

三十年嗽。百部根二十斤，捣取汁，煎如饴。服方寸匕，日三服。《深师》加蜜二斤。《外台》加饴一斤。（《千金方》）

百虫入耳。百部炒研，生油调一字于耳门上。（《圣济录》）

何首乌

宋 开 宝

释名 交藤、夜合、地精、陈知白、马肝石、桃柳藤、九真藤、赤葛、疮帚、红内消。[大明曰] 其药《本草》无名，因何首乌见藤夜交，便即采食有功，因以采人为名尔。[时珍曰] 汉武时，有马肝石能乌人发，故后人隐此名，亦曰马肝石。

集解 [颂曰] 何首乌本出顺州南河县，今在处有之，以西洛、嵩山及河南柘城县者为胜。春生苗，蔓延竹木墙壁间，茎紫色。叶叶相对如薯蓣，而不光泽。夏秋开黄白花，如葛勒花。结子有棱，似荞麦而杂小，才如粟大。秋冬取根，大者如拳，各有五棱瓣，似小甜瓜。有赤白二种：赤者雄，白者雌。

根

【气味】苦、涩，微温，无毒。

【主治】瘰疬，消痈肿，疗头面风疮，治五痔，止心痛，益血气，黑髭发，悦颜色。久服长筋骨，益精髓，延年不老。亦治妇人产后及带下诸疾。（《开宝》）

久服令人有子，治腹脏一切宿疾，冷气肠风。（《大明》）

泻肝风。（好古）

【发明】[时珍曰] 何首乌，足厥阴、少阴药也。白者入气分，赤者入血分。肾主闭藏，肝主疏泄。此物气温，味苦涩。苦补肾，温补肝，涩能收敛精气。所以能养血益肝，固精益肾，健筋骨，乌髭发，为滋补良药。不寒不燥，功在地黄、天门冬诸药之上。气血太和，则风虚痈肿瘰疬诸疾可知矣。此药流传虽久，服者尚寡。嘉靖初，邵应节真人，以七宝美

髯丹方上进。世宗肃皇帝服饵有效，连生皇嗣。于是何首乌之方，天下大行矣。

附方

皮里作痛，不问何处。用何首乌末，姜汁调成膏涂之，以帛裹住，火炙鞋底熨之。（《经验方》）

自汗不止。何首乌末，津调，封脐中。（《集简方》）

瘰疬结核或破或不破，下至胸前者，皆治之。用九真藤，一名赤葛，即何首乌。其叶如杏，其根如鸡卵，亦类

瘰子。取根洗净，日日生嚼，并取叶捣涂之，数服即止。其药久服，延年黑发，用之神效。（《斗门方》）

疥癣满身不可治者。何首乌、艾叶等分，水煎浓汤洗浴。甚能解痛，生肌肉。（王衮《博济方》）

肠风脏毒，下血下止。何首乌二两，为末。食前米饮服二钱。（《圣惠方》）

 茎 叶

【主治】风疮疥癣作痒，煎汤洗浴，甚效。（时珍）

土茯苓

纲 目

释名 土萆薢、刺猪苓、山猪粪、草禹余粮。

集解 ［时珍曰］土茯苓，楚、蜀山菁中甚多，蔓生如莼，茎有细点。其叶不对，状颇类大竹叶而质厚滑，如瑞香叶而长五六寸。其根状如菝葜而圆，其大若鸡鸭子，连缀而生，远者离尺许，近或数寸，其肉软，可生啖。有赤白二种，入药用白者良。

 根

【气味】甘、淡，平，无毒。

【主治】食之当谷不饥，调中止泄，健行不睡。（藏器）

健脾胃，强筋骨，去风湿，利关节，止泄泻，治拘挛骨痛，恶疮痈肿。解汞粉、银朱毒。（时珍）

附方

杨梅毒疮。《邓笔峰杂兴方》：用冷饭团四两，皂角子七个，水煎代茶饮。浅者二七，深者四七，见效。一方：冷饭团一两，五加皮、皂角子、苦参各三钱，金银花一钱，用好酒煎。日一服。

防己

[释名] 解离、石解。[时珍曰]按东垣李杲云：防己如险健之人，幸灾乐祸，能首为乱阶；若善用之，亦可御敌。其名或取此义。解离，因其纹解也。

[集解] [当之曰]其茎如葛蔓延。其根外白内黄，如桔梗，内有黑纹如车辐解者，良。

[修治] [时珍曰]今人多去皮判，酒洗晒干用。

[气味] 辛，平，无毒。

[主治] 风寒温疟，热气诸痫，除邪，利大小便。（《本经》）

疗水肿风肿，去膀胱热，伤寒热邪气，中风手脚挛急，通腠理，利九窍，止泄，散痈肿恶结，诸疬疥癣虫疮。（《别录》）

治湿风，口面㖞斜，手足拘痛，散留痰，肺气喘嗽。（甄权）

治中下湿热肿，泄脚气，行十二经。（元素）

木防己：主治男子肢节中风，毒风不语，散结气痈肿，温疟风水肿，去膀胱热。（甄权）

[发明] [弘景曰]防己是疗风水要药。

[藏器曰]治风用木防己，治水用汉防己。

[元素曰]去下焦湿肿及痛，并泄膀胱火邪，必用汉防己、草龙胆为君，黄柏、知母、甘草佐之。防己乃太阳本经药也。

附方

风湿相搏，关节沉痛，微肿恶风。防己一两，黄芪二两二钱半，白术七钱半，炙甘草半两，锉散。每服五钱，生姜四片，枣一枚，水一盏半，煎八分，温服。良久再服。腹痛加芍药。（仲景方）

肺痿咯血多痰者。汉防己、葶苈等分，为末。糯米饮每服一钱。（《古今录验》）

释名 水泻、及泻、禹孙。

[时珍曰]去水曰泻，如泽水之泻也。禹能治水，故曰禹孙。余未详。

集解 [《别录》曰]泽泻生汝南池泽。五月采叶，八月采根，九月采实，阴干。

 根

【气味】甘，寒，无毒。

【主治】补虚损五劳，除五脏痞满，起阴气，止泄精消渴淋沥，逐膀胱三焦停水。（《别录》）

主肾虚精自出，治五淋，利膀胱热，宣通水道。（甄权）

主头旋耳虚鸣，筋骨挛缩，通小肠，止尿血，主难产，补女人血海，令人有子。（《大明》）

入肾经，去旧水，养新水，利小便，消肿胀，渗泄止渴。（元素）

渗湿热，行痰饮，止呕吐泻痢，疝痛脚气。（时珍）

【发明】[宗奭曰]泽泻长于行水。张仲景治水蓄渴烦，小便不利，或吐或泻，五苓散主之，方用泽泻，故知其长于行水。《本草》引扁鹊云：多服病人眼。诚为行去其水也。凡服泽泻散人，未有不小便多者。小便既多，肾气焉得复实？今人止泄精，多不敢用。仲景八味丸用之者，亦不过引接桂、附等，归就肾经，别无他意。

[好古曰]《本经》云久服明目，扁鹊云多服昏目，何也？易老云：去脬中留

垢，以其味咸能泻伏水故也。泻伏水，去留垢，故明目；小便利，肾气虚，故昏目。

[时珍曰]泽泻气平，味甘而淡。淡能渗泄，气味俱薄，所以利水而泄下。脾胃有湿热，则头重而目昏耳鸣。泽泻渗去其湿，则热亦随去，而土气得令，清气上行，天气明爽，故泽泻有养五脏、益气力、治头旋、聪明耳目之功。若久服，则降令太过，清气不升，真阴潜耗，安得不目昏耶？仲景地黄丸用茯苓、泽泻者，乃取其泻膀胱之邪气，非引接也。古人用补药必兼泻邪，邪去则补药得力，一辟一阖，此乃玄妙。

附方

水湿肿胀。白术、泽泻各一两，为末，或为丸。每服三钱，茯苓汤下。（《保命集》）

冒暑霍乱，小便不利，头运引饮。三白散：用泽泻、白术、白茯苓各三钱，水一盏，姜五片，灯心十茎，煎八分，温服。（《局方》）

【气味】咸，平，无毒。

【主治】大风，乳汁不出，产难，强阴气。久服轻身。（《别录》）

【气味】甘，平，无毒。

【主治】风痹消渴，益肾气，强阴，补不足，除邪湿。久服面生光。（《别录》）

菖蒲

本 经 上 品

【释名】昌阳、尧韭、水剑草。

[时珍曰]菖蒲，乃蒲类之昌盛者，故曰菖蒲。

【集解】[时珍曰]菖蒲凡五种：生于池泽，蒲叶肥，根高二三尺者，泥菖蒲，白菖也；生于溪涧，蒲叶瘦，根高二三尺者，水菖蒲，溪荪也；生于水石之间，叶有剑脊，瘦根密节，高尺余者，石菖蒲也；人家以砂栽之一年，至春剪洗，愈剪愈细，高四五寸，叶如韭，根如匙柄粗者，亦石菖蒲也；甚则根长二三分，叶长寸许，谓之钱蒲是矣。服食入药须用二种石菖蒲，余皆不堪。

【气味】辛，温，无毒。

【主治】风寒湿痹，咳逆上气，开心孔，补五脏，通九窍，明耳目，出音声。主耳聋痈疮，温肠胃，止小便利。久服轻身，不忘不迷惑，延年。益心智，高志不老。（《本经》）

四肢湿痹，不得屈伸，小儿温疟，身积热不解，可作浴汤。（《别录》）

治耳鸣头风泪下，鬼气，杀诸虫，恶疮疥瘙。（甄权）

除风下气，丈夫水脏，女人血海冷败，多忘，除烦闷，止心腹痛，霍乱转筋，及耳痛者，作末炒，乘热裹罨甚验。（《大明》）

心积伏梁。（好古）

治中恶卒死，客忤癫痫，下血崩中，安胎漏，散痈肿。捣汁服，解巴豆、大戟毒。（时珍）

【发明】[颂曰]古方有单服菖蒲法。蜀人治心腹冷气抢痛者，取一二寸捶碎，同吴茱萸煎汤饮之。亦将随行，卒患心痛，嚼一二寸，热汤或酒送下，亦效。

[时珍曰]国初周颠仙对太祖高皇帝常嚼菖蒲饮水。问其故。云服之无腹痛之疾。高皇御制碑中载之。菖蒲气温味

辛，乃手少阴、足厥阴之药。心气不足者用之，虚则补其母也。肝苦急以辛补之，是矣。

附方

产后崩中，下血不止。菖蒲一两半，酒二盏，煎取一盏，去滓分三服，食前温服。（《千金方》）

耳卒聋闭。菖蒲根一寸，巴豆一粒去心，同捣作七丸。绵裹一丸，塞耳，日一换。（《肘后方》）

病后耳聋。生菖蒲汁滴之。（《圣惠方》）

头疮不瘥。菖蒲末，油调傅之，日三、夜二次。（《法天生意》）

阴汗湿痒。石菖蒲、蛇床子等分，为末。日搽二三次。（《济急仙方》）

喉痹肿痛。菖蒲根嚼汁，烧铁秤锤淬酒一杯，饮之。（《圣济总录》）

 叶

【主治】洗疥、大风疮。（时珍）

桔梗

本经下品

| 释名 | 白药、梗草、荠苨。［时珍曰］此草之根结实而梗直，故名。

| 集解 | ［颂曰］今在处有之。根如指大，黄白色。春生苗，茎高尺余。叶似杏叶而长椭，四叶相对而生，嫩时亦可煮食。夏开小花紫碧色，颇似牵牛花，秋后结子。

 根

【气味】辛，微温，有小毒。

【主治】胸胁痛如刀刺，腹满肠鸣幽幽，惊恐悸气。（《本经》）

利五脏肠胃，补血气，除寒热风痹，温中消谷，疗喉咽痛，下蛊毒。（《别录》）

治下痢，破血积气，消积聚痰涎，去肺热气促嗽逆，除腹中冷痛，主中恶及小儿惊痫。（甄权）

下一切气，止霍乱转筋，心腹胀痛，补五劳，养气，除邪辟温，破症瘕肺痈，养血排脓，补内漏及喉痹。（《大明》）

利窍，除肺部风热，清利头目咽嗌，胸膈滞气及痛，除鼻塞。（元素）

治寒呕。（李杲）

主口舌生疮，赤目肿痛。（时珍）

【发明】［好古曰］桔梗气微温，味苦辛，味厚气轻，阳中之阴，升也。入手太阴肺经气分及足少阴经。

［元素曰］桔梗清肺气，利咽喉，其色白，故为肺部引经。与甘草同行，为舟楫之剂。如大黄苦泄峻下之药，欲引至胸中至高之分成功，须用辛甘之剂升之。譬如铁石入江，非舟楫不载。所以诸药有此一味，不能下沉也。

［时珍曰］朱肱《活人书》治胸中痞满不痛，用桔梗、枳壳，取其通肺利膈下气也。张仲景《伤寒论》治寒实结胸，用桔梗、贝母、巴豆，取其温中消谷破积也。又治肺痈唾脓，用桔梗、甘草，取其苦辛清肺，甘温泻火，又能排脓血、补内漏也。其治少阴证二三日咽痛，亦用桔梗、甘草，取其苦辛散寒，甘平除热，合而用之，能调寒热也。

水萍

本 经 中 品

【释名】水花、水白、水苏、水廉。

【集解】［时珍曰］浮萍处处池泽止水中甚多，季春始生。或云杨花所化。一叶经宿即生数叶。叶下有微须，即其根也。一种背面皆绿者。一种面青背紫赤若血者，谓之紫萍，入药为良，七月采之。

【气味】辛，寒，无毒。

【主治】暴热身痒，下水气，

胜酒，长须发，止消渴。久服轻身。（《本经》）

下气。以沐浴，生毛发。（《别录》）

治热毒、风热、热狂、燃肿毒、汤火伤、风疹。（《大明》）

【发明】[震亨曰]浮萍发汗，胜于麻黄。

[时珍曰]浮萍其性轻浮，入肺经，达皮肤，所以能发扬邪汗也。世传宋时东京开河，掘得石碑，梵书大篆一诗，无能晓者。真人林灵素逐字辨译，乃是治中风方，名去风丹也。其法：以紫色浮萍晒干为细末，炼蜜和丸弹子大。每服一粒，以豆淋酒化下。治左瘫右痪，三十六种风，偏正头风，口眼㖞斜，大风癫风，一切无名风及脚气，并打扑伤折，及胎孕有伤。服过百粒，即为全人。此方，后人易名紫萍一粒丹。

附方

小便不利，膀胱水气流滞。浮萍日干为末。饮服方寸匕，日二服。（《千金翼》）

汗斑癜风。端午日收紫背浮萍晒干。每以四两煎水浴，并以萍擦之。或入汉防己二钱亦可。（《袖珍方》）

马兜铃

宋 开 宝

释名 都淋藤、独行根、土青木香、云南根、三百两银药。[宗奭曰]蔓生附木而上，叶脱时其实尚垂，状如马项之铃，故得名也。

集解 [颂曰]马兜铃今关中、河东、河北、江、淮、夔、浙州郡皆有之。春生苗，作蔓绕树而生。叶如山蓣叶，而厚大背白。

实

【气味】苦，寒，无毒。

【主治】肺热咳嗽，痰结喘促，血痔瘘疮。（《开宝》）

肺气上急，坐息不得，咳逆连连不止。（甄权）

清肺气，补肺，去肺中湿热。（元素）

附方

水肿腹大，喘急。马兜铃煎汤，日服之。（《千金方》）

一切心痛，不拘大小男女。大马兜铃一个，灯上烧存性，为末。温酒服，立效。（《摘玄方》）

独行根

【气味】辛、苦，冷，有毒。

【主治】治血气。（《大明》）

利大肠，治头风瘙痒秃疮。（时珍。出《精义》）

附方

肠风漏血。马兜铃藤、谷精草、荆三棱用乌头炒过，三味各等分，煎水，先熏后洗之。（《普济方》）

海藻 本经中品

释名 落首、海萝。

集解 ［时珍曰］海藻近海诸地采取，亦作海菜，乃立名目，货之四方云。

【修治】［时珍曰］近人但洗净咸味，焙干用。

【气味】苦、咸，寒，无毒。

【主治】瘿瘤结气，散颈下硬核痛，痈肿症瘕坚气，腹中上下雷鸣，下十二水肿。（《本经》）

治气急心下满，疝气下坠，疼痛卵肿，去腹中幽幽作声。（甄权）

治奔豚气脚气，水气浮肿，宿食不消，五膈痰壅。（李珣）

【发明】［元素曰］海藻气味俱厚，纯阴，沉也。治瘿瘤马刀诸疮，坚而不溃者。经云：咸能软坚。营气不从，外为浮肿。随各引经药治之，肿无不消。

［诜曰］海藻起男子阴，消男子癀疾，宜常食之。南方人多食之，倍生诸疾，更不宜矣。

［时珍曰］海藻咸能润下，寒能泄热引水，故能消瘿瘤结核，阴癀坚聚，而除浮肿脚气留饮痰气之湿热，使邪气自小便出也。

瘿气初起。海藻一两，黄连二两，为末。时时舐咽。先断一切厚味。（《丹溪方》）

项下瘰疬如梅李状。宜连服前方海藻酒消之。（《肘后方》）

蛇盘瘰疬，头项交接者。海藻菜以荞面炒过，白僵蚕炒，等分为末，以白梅泡汤和丸梧子大。每服六十丸，米饮下，必泄出毒气。（《危氏得效方》）

仙茅

宋 开 宝

【释名】独茅、茅爪子、婆罗门参。[珣曰]其叶似茅，久服轻身，故名仙茅。

【集解】[时珍曰]处处大山中有之，人惟取梅岭者用，而会典成都岁贡仙茅二十一斤。

根

【气味】辛，温，有毒。

【主治】心腹冷气不能食，腰脚风冷挛痹不能行，丈夫虚劳，老人失溺无子，益阳道。久服通神强记，助筋骨，益肌肤，长精神，明目。（《开宝》）

治一切风气，补暖腰脚，清安五脏。久服轻身，益颜色。丈夫五劳七伤，明耳目，填骨髓。（李珣）

开胃消食下气，益房事不倦。（《大明》）

仙茅丸。壮筋骨，益精神，明目，黑髭须。仙茅二斤，糯米泔浸五日，去赤水，夏月浸三日，铜刀刮剉阴干，取一斤；苍术二斤，米泔浸五日，刮皮焙干，取一斤；枸杞子一斤；车前子十二两；白茯苓去皮，茴香炒，柏子仁去壳，各八两；生地黄焙，熟地黄焙，各四两；为末，酒煮糊丸如梧子大。每服五十丸，食前温酒下，日二服。（《圣济总录》）

定喘下气，补心肾。神秘散：用白仙茅半两，米泔浸三宿，晒炒；团参二钱半；阿胶一两半，炒；鸡腌腔一两，烧；为末。每服二钱，糯米饮空心下，日二。（《三因方》）

李时珍曰：凡草木之可茹者谓之菜。韭、薤、葵、葱、藿，五菜也。《素问》云：五谷为养，五菜为充。所以辅佐谷气，疏通壅滞也。古者三农生九谷，场圃蓺草木，以备饥馑，菜固不止于五而已。我国初周定王图草木之可济生者四百余种，为《救荒本草》，厥有旨哉。夫阴之所生，本在五味；阴之五宫，伤在五味。谨和五味，脏腑以通，气血以流，骨正筋柔，腠理以密，可以长久。是以《内则》有训，食医有方，菜之于人，补非小也。但五气之良毒各不同，五味之所入有偏胜，民生日用而不知。

菜部

本草

纲目

韭

别录中品

释名 草钟乳、起阳草。[颂曰]按《许慎说文》：韭字象叶出地上形。一种而久生，故谓之韭。一岁三四割，其根不伤，至冬壅培之，先春复生，信乎久生者也。[藏器曰]俗谓韭是草钟乳，言其温补也。

集解 [时珍曰]韭丛生丰本，长叶青翠。可以根分，可以子种。其性内生，不得外长。叶高三寸便剪，剪忌日中。一岁不过五剪，收子者只可一剪。八月开花成丛，收取腌藏供馔，谓之长生韭，言剪而复生，久而不乏也。

【气味】辛、微酸，温，涩，无毒。

【主治】归心，安五脏，除胃中热，利病人，可久食。（《别录》）

叶：煮鲫鱼鲊食，断卒下痢。根：入生发膏用。（弘景）

根、叶：煮食，温中下气，补虚益阳，调和脏腑，令人能食，止泄血脓，腹中冷痛。生捣汁服，主胸痹骨痛不可触者，又解药毒，疗狂狗咬人数发者，亦涂诸蛇虺、蝎虿、恶虫毒。（藏器）

煮食，充肺气，除心腹痼冷痃癖。捣汁服，治肥白人中风失音。（《日华》）

煮食，归肾壮阳，止泄精，暖腰膝。（宁原）

炸熟，以盐、醋空心吃十顿，治胸膈噎气。捣汁服，治胸痹刺痛如锥，即吐出胸中恶血甚验。又灌初生小儿，吐去恶水恶血，永无诸病。（诜）

主吐血唾血，衄血尿血，妇人经脉逆行，打扑伤损及膈噎病。捣汁澄清，和童尿饮之，能消散胃脘瘀血，甚效。（震亨）

饮生汁，主上气喘息欲绝，解肉脯毒。煮汁饮，止消渴盗汗。熏产妇血运，洗肠痔脱肛。（时珍）

【发明】[弘景曰]此菜殊辛臭，虽煮食之，便出犹熏灼，不如葱、薤熟即无气，最是养生所忌。

[颂曰]菜中此物最温而益人，宜常食之。昔人正月节食五辛以辟疠气，谓韭、薤、葱、蒜、姜也。

[宗奭曰]韭黄未出粪土，最不益人，食之滞气，盖含抑郁未申之气故也。孔子曰"不时不食"，正谓此类。花食之亦动风。

[思邈曰]韭味酸，肝病宜食之，大益人心。

[时珍曰]韭，叶热根温，功用相同。生则辛而散血，熟则甘而补中。入足

厥阴经，乃肝之菜也。《素问》言心病宜食韭，《食鉴本草》言归肾，文虽异而理则相贯。盖心乃肝之子，肾乃肝之母，母能令子实，虚则补其母也。道家目为五荤之一，谓其能昏人神而动虚阳也。有一贫叟病噎膈，食入即吐，胸中刺痛。或令取韭汁，入盐、梅、卤汁少许，细呷，得入渐加，忽吐稠涎数升而愈。此亦仲景治胸痹用薤白，皆取其辛温能散胃脘痰饮恶血之义也。

[震亨曰] 心痛有食热物及怒郁，致死血留于胃口作痛者，宜用韭汁、桔梗加入药中，开提气血。有肾气上攻以致心痛者，宜用韭汁和五苓散为丸，空心茴香汤下。盖韭性急，能散胃口血滞也。又反胃宜用韭汁二杯，入姜汁、牛乳各一杯，细细温服。盖韭汁消血，姜汁下气消痰和胃，牛乳能解热润燥补虚也。一人腊月饮刮剌酒三杯，自后食必屈曲下膈，硬涩微痛，右脉甚涩，关脉沉。此污血在胃脘之口，气因郁而成痰，隘塞食道也。遂以韭汁半盏，细细冷呷，尽半斤而愈。

附方

夜出盗汗。韭根四十九根，水二升，煮一升，顿服。（《千金方》）

消渴引饮。韭苗日用三五两，或炒或作羹，勿入盐，入酱无妨。吃至十斤即住，极效。过清明勿吃。有人病此，引饮无度，得此方而愈。（《秦宪副方》）

小儿腹胀。韭根捣汁，和猪脂煎服一合。间日一服，取愈。（《秘录》）

痘疮不发。韭根煎汤服之。（《海上方》）

五般疮癣。韭根炒存性，捣末，以猪脂和涂之。数度愈。（《经验方》）

聤耳出汁。韭汁日滴三次。（《圣惠方》）

食物中毒。生韭汁服数升良。（《千金》）

脱肛不收。生韭一斤切，以酥拌炒熟，绵裹作二包，更互熨之，以入为度。（《圣惠》）

小儿胎毒。初生时，以韭汁少许灌之，即吐出恶水恶血，永无诸疾。（《四声本草》）

韭子

【气味】辛、甘，温，无毒。

【主治】梦中泄精，溺血。（《别录》）

暖腰膝，治鬼交，甚效。（《日华》）

补肝及命门，治小便频数、遗尿，女人白淫、白带。（时珍）

【发明】[颂曰] 韭子得龙骨、桑螵蛸，主漏精补中。葛洪、孙思邈诸方多用之。

[弘景曰] 韭子入棘刺诸丸，主漏精。

附方

梦遗溺白。韭子，每日空心生吞一二十粒，盐汤下。（藏器）

女人带下及男子肾虚冷，梦遗。用韭子七升，醋煮千沸，焙研末，炼蜜丸梧子大。每服三十丸，空心温酒下。（《千金方》）

梦泄遗尿。韭子一升，稻米三升，水一斗七升，煮粥取汁六升，分三服。（《千金方》）

葱

【释名】 茐、菜伯、和事草、鹿胎。[时珍曰]葱从囱。外直中空，有囱略通之象也。

【集解】 [颂曰]入药用山葱、胡葱，食品用冬葱、汉葱。又有一种楼葱，亦冬葱类，江南人呼为龙角葱，荆楚间多种之，其皮赤，每茎上出歧如八角，故云。

葱 茎 白

【气味】辛，平。叶：温。根须：平。并无毒。

【主治】作汤，治伤寒寒热，中风面目浮肿，能出汗。（《本经》）

伤寒骨肉碎痛，喉痹不通，安胎，归目益目睛，除肝中邪气，安中利五脏，杀百药毒。根：治伤寒头痛。（《别录》）

主天行时疾，头痛热狂，霍乱转筋，及奔豚气、脚气，心腹痛，目眩，止心迷闷。（《大明》）

通关节，止衄血，利大小便。（孟诜）

治阳明下痢、下血。（李杲）

达表和里，止血。（宁原）

除风湿，身痛麻痹，虫积心痛，止大人阳脱，阴毒腹痛，小儿盘肠内钓，妇人妊娠溺血，通乳汁，散乳痈，利耳鸣，涂猘犬伤，制蚯蚓毒。（时珍）

杀一切鱼、肉毒。（士良）

【发明】 [元素曰]葱茎白，味辛而甘平，气厚味薄，升也，阳也。入手太阴、足阳明经，专主发散，以通上下阳气。故《活人书》治伤寒头痛如破，用连

须葱白汤主之。张仲景治少阴病，下利清谷，里寒外热，厥逆脉微者，白通汤主之，内用葱白。若面色赤者，四逆汤加葱白。腹中痛者，去葱白。成无己解之云：肾恶燥，急食辛以润之。葱白辛温以通阳气也。

[时珍曰]葱乃释家五荤之一。生辛散，熟甘温，外实中空，肺之菜也，肺病宜食之。肺主气，外应皮毛，其合阳明。故所治之症多属太阴、阳明，皆取其发散通气之功，通气故能解毒及理血病。气者血之帅也，气通则血活矣。金疮磕损，折伤血出，疼痛不止者，《王璆百一选方》，用葱白、砂糖等分研封之。云痛立止，更无痕瘢也。葱叶亦可用。又葱管吹盐入玉茎内，治小便不通及转脬危急者，极有捷效。余常用治数人得验。

附方

感冒风寒初起。即用葱白一握，淡豆豉半合，泡汤服之，取汗。（《濒

湖集简方》）

伤寒头痛如破者。连须葱白半斤，生姜二两，水煮温服。（《活人书》）

风湿身痛。生葱擂烂，入香油数点，水煎，调川芎䓖、郁金末一钱服，取吐。（《丹溪心法》）

肠痔有血。葱白三斤，煮汤熏洗立效。（《外台》）

【主治】煨研，傅金疮水入皲肿。盐研，傅蛇、虫伤及中射工、溪毒。（《日华》）

主水病足肿。（苏颂）

利五脏，益目精，发黄疸。（思邈）

【发明】[颂曰]煨葱治打扑损，见《刘禹锡传信方》，云得于崔给事。取葱新折者，煻火煨热剥皮，其间有涕，便将罨损处。仍多煨，续续易热者。崔云：顷在泽潞，与李抱真作判官。李相方以球杖按球子。其军将以杖相格，因伤李相拇指并爪甲掰裂。遽索金创药裹之，强索酒饮，而面色愈青，忍痛不止。有军吏言此方，遂用之。三易面色却赤，斯须云已不通。凡十数度，用热葱并涕缠裹其指，遂毕席笑语。

[时珍曰]按《张氏经验方》云：金创折伤血出，用葱白连叶煨热，或锅烙炒热，捣烂傅之，冷即再易。石城尉戴尧臣，试马损大指，血出淋漓。余用此方，再易而痛止。翌日洗面，不见痕迹。宋推官、鲍县尹皆用此方，每有杀伤气未绝者，亟令用此，活人甚众。又凡人头目重闷疼痛，时珍每用葱叶插入鼻内二三寸并耳内，气通即便清爽也。

附方

水病足肿。葱茎叶煮汤渍之，日

三五次妙。（《韦宙独行方》）

代指毒痛。取萎黄葱叶煮汁，热渍之。（《千金方》）

【气味】辛，温，滑，无毒。

【主治】溺血，饮之。解藜芦及桂毒。（《别录》）

散瘀血，止衄止痛，治头痛耳聋，消痔漏，解众药毒。（时珍）

附方

金疮出血不止。取葱炙热，按汁涂之即止。（《梅师方》）

【主治】心脾痛如锥刀刺，腹胀。用一升，同吴茱萸一升，水一大升八合，煎七合，去滓，分三服，立效。（颂。出《崔元亮方》）

【气味】辛，大温，无毒。

【主治】明目，补中气不足。（《本经》）

温中益精。（《日华》）

附方

眼暗补中。葱子半升为末，每取一匙，水二升，煎汤一升半，去滓，入米煮粥食之。亦可为末，蜜丸梧子大，食后米汤服一二十丸，日三服。（《食医心镜》）

生姜

别录中品

释名 ［时珍曰］按《许慎说文》，姜乃御湿之菜也。《王安石字说》云：姜能疆御百邪，故谓之姜。初生嫩者其尖微紫，名紫姜，或作子姜；宿根谓之母姜也。

集解 ［时珍曰］姜宜原隰沙地。四月取母姜种之。五月生苗如初生嫩芦，而叶稍阔似竹叶，对生，叶亦辛香。秋社前后新芽顿长，如列指状，采食无筋，谓之子姜。

【气味】辛，微温，无毒。

【主治】久服去臭气，通神明。（《本经》）

归五脏，除风邪寒热，伤寒头痛鼻塞，咳逆上气，止呕吐，去痰下气。（《别录》）

去水气满，疗咳嗽时疾。和半夏，主心下急痛。又汁和杏仁作煎，下一切结气实，心胸拥隔冷热气，神效。捣汁和蜜服，治中热呕逆不能下食。（甄权）

散烦闷，开胃气。汁作煎服，下一切结实，冲胸膈恶气，神验。（孟诜）

破血调中，去冷气。汁，解药毒。（藏器）

除壮热，治痰喘胀满，冷痢腹痛，转筋心满，去胸中臭气、狐臭，杀腹内长虫。（张鼎）

益脾胃，散风寒。（元素）

解菌蕈诸物毒。（吴瑞）

生用发散，熟用和中。解食野禽中毒成喉痹。浸汁，点赤眼。捣汁和黄明胶熬，贴风湿痛甚妙。（时珍）

干生姜

【主治】治嗽温中，治胀满，霍乱不止，腹痛，冷痢，血闭。病人虚而冷，宜加之。（甄权）

姜屑，和酒服，治偏风。（孟诜）

【发明】［杲曰］生姜之用有四：制半夏、厚朴之毒，一也；发散风寒，二也；与枣同用，辛温益脾胃元气，温中去湿，三也；与芍药同用，温经散寒，四也。孙真人云，姜为呕家圣药，盖辛以散之。呕乃气逆不散，此药行阳而散气也。

［时珍曰］姜辛而不荤，去邪辟恶，生啖熟食，醋、酱、糟、盐、蜜煎调和，无不宜之。可蔬可和，可果可药，其利博矣。

附方

大便不通。生姜削，长二寸，涂盐内下部，立通。（《外台》）

腋下狐臭。姜汁频涂，绝根。（《经验方》）

赤白癜风。生姜频擦之，良。（《易简》）

两耳冻疮。生姜自然汁熬膏涂。
（《暇日记》）

【气味】辛，凉，无毒。

【主治】消浮肿腹胀痞满，和脾胃，去翳。（时珍）

【气味】辛，温，无毒。

【主治】食鲙成症，捣汁饮，即消。
（张机）

释名　白姜。

【集解】［时珍曰］干姜以母姜造之。今江西、襄、均皆造，以白净结实者为良，故人呼为白姜，又曰均姜。凡入药并宜炮用。

【气味】辛，温，无毒。

【主治】胸满咳逆上气，温中止血，出汗，逐风湿痹，肠澼下痢。生者尤良。（《本经》）

治腰肾中疼冷、冷气，破血去风，通四肢关节，开五脏六腑，宣诸络脉，去风毒冷痹，夜多小便。（甄权）

消痰下气，治转筋吐泻，腹脏冷，反胃干呕，瘀血扑损，止鼻红，解冷热毒，开胃，消宿食。（《大明》）

主心下寒痞，目睛久赤。（好古）

【发明】［李杲曰］干姜生辛炮苦，阳也。生则逐寒邪而发表，炮则除胃冷而守中。多用则耗散元气，辛以散之，是壮火食气故也，须以生甘草缓之。辛热以散里寒，同五味子用以温肺，同人参用以温胃也。

［时珍曰］干姜能引血药入血分，气药入气分，又能去恶养新，有阳生阴长之意，故血虚者用之；而人吐血、衄血、下血，有阴无阳者，亦宜用之。乃热因热用，从治之法也。

附方

头运吐逆，胃冷生痰。用川干姜炮二钱半，甘草炒一钱二分，水一钟半，煎减半服。累用有效。（《传信适用方》）

虚劳不眠。干姜为末，汤服三钱，取微汗出。（《千金方》）

赤眼涩痛。白姜末，水调贴足心，甚妙。（《普济方》）

牙痛不止。川姜炮、川椒等分为末，掺之。（《御药院方》）

白菜

别 录 上 品

|释名| 菘。[时珍曰]按陆佃《埤雅》云：菘性凌冬晚凋，四时常见，有松之操，故曰菘。今俗谓之白菜，其色青白也。

|集解| [时珍曰]菘，即今人呼为白菜者，有二种：一种茎圆厚微青，一种茎扁薄而白。

【气味】甘，温，无毒。

【主治】通利肠胃，除胸中烦，解酒渴。（《别录》）

消食下气，治瘴气，止热气嗽。冬汁尤佳。（萧炳）

和中，利大小便。（宁原）

附方

漆毒生疮。白菘菜捣烂涂之。（《普济方》）

飞丝入目。白菜揉烂帕包，滴汁三二点入目，即出。（《普济方》）

【气味】甘，平，无毒。

【主治】作油，涂头长发，涂刀剑不锈。（弘景）

附方

酒醉不醒。菘菜子二合细研，井华水一盏调，为二服。（《圣惠方》）

芥

别 录 上 品

|释名| [时珍曰]按《王祯农书》云：其气味辛烈，菜中之介然者，食之有刚介之象，故字从介。

|集解| [时珍曰]芥有数种：青芥，又名刺芥，似白菘，有柔毛。有大

芥，亦名皱叶芥，大叶皱纹，色尤深绿。味更辛辣。二芥宜入药用。有马芥，叶如青芥。有花芥，叶多缺刻，如萝卜英。有紫芥，茎叶皆紫如苏。有石芥，低小。

【气味】辛，温，无毒。

【主治】归鼻，除肾经邪气，利九窍，明耳目，安中。久食温中。（《别录》）

止咳嗽上气，除冷气。（《日华》）

主咳逆下气，去头面风。（孟诜）

通肺豁痰，利膈开胃。（时珍）

【发明】［时珍曰］芥性辛热而散，故能通肺开胃，利气豁痰。久食则积温成热，辛散太盛，耗人真元，肝木受病，昏人眼目，发人疮痔；而《别录》谓其能明耳目者，盖知暂时之快，而不知积久之害也。《素问》云：辛走气，气病无多食辛。多食辛则筋急而爪枯，此类是矣。陆佃云：望梅生津，食芥堕泪，五液之自外至也。慕而涎垂，愧而汗出，五液之自内生也。

附方

牙龈肿烂，出臭水者。芥菜秆烧存性，研末，频傅之，即愈。（《摘玄方》）

漆疮搔痒。芥菜煎汤，洗之。（《千金方》）

痔疮肿痛。芥叶捣饼，频坐之。（《谈野翁经效方》）

【气味】辛，热，无毒。

【主治】痃气发无常处，及射工毒，丸服之，或捣末醋和涂之，随手有验。（苏恭）

治风毒肿及麻痹，醋研傅之。扑损瘀血，腰痛肾冷，和生姜研涂贴之。又治心痛，酒调服之。（《日华》）

温中散寒，豁痰利窍，治胃寒吐食，肺寒咳嗽，风冷气痛，口噤唇紧，消散痈肿瘀血。（时珍）

【发明】［时珍曰］芥子功与菜同。其味辛，其气散，故能利九窍，通经络，治口噤、耳聋、鼻衄之证，消瘀血、痈肿、痛痹之邪。其性热而温中，故又能利气豁痰，治嗽止吐，主心腹诸痛。

附方

雀目不见。真紫芥菜子，炒黑为末，用羊肝一具，分作八服。每用芥末三钱，捻肝上，笋箨裹定，煮熟冷食，以汁送下。（《圣济总录》）

腰脊胀痛。芥子末调酒，贴之立效。（《摘玄方》）

五种痿疾。芥子末，以水、蜜和傅，干即易之。（《广济方》）

感寒无汗。水调芥子末填脐内，以热物隔衣熨之，取汗出妙。（《杨起简便单方》）

身体麻木。芥菜子末，醋调涂之。（《济生秘览》）

中风口噤，舌本缩者。用芥菜子一升研，入醋二升，煎一升，傅颔颊下，效。（《圣惠方》）

目中翳膜。芥子一粒，轻手接入眼中。少顷，以井华水、鸡子清洗之。（《总录》）

眉毛不生。芥菜子、半夏等分，为末，生姜自然汁调搽，数次即生。（《孙氏集效方》）

反胃吐食。芥子末，酒服方寸匕，日三服。（《千金方》）

莱菔

唐本草

释名 芦萉、萝卜、雹突、紫花菘、温菘、土酥、芦菔。[保升曰]莱菔俗名萝卜。[颂曰]紫花菘、温菘，皆南人所呼。吴人呼楚菘。广南人呼秦菘。

集解 [时珍曰]莱菔今天下通有之。大抵生沙壤者脆而甘，生瘠地者坚而辣。根、叶皆可生可熟，可菹可酱，可豉可醋，可糖可腊，可饭，乃蔬中之最有利益者。

【气味】根：辛、甘。叶：辛、苦，温，无毒。

【主治】利关节，理颜色，练五脏恶气，制面毒，行风气，去邪热气。（萧炳）

消痰止咳，治肺痿吐血，温中补不足。同羊肉、银鱼煮食，治劳瘦咳嗽。（《日华》）

同猪肉食，益人。生捣服，治禁口痢。（汪颖）

宽胸膈，利大小便。生食，止渴宽中；煮食，化痰消导。（宁原）

主吞酸，化积滞，解酒毒，散瘀血，甚效。末服，治五淋。丸服，治白浊。煎汤，洗脚气。饮汁，治下痢及失音，并烟熏欲死。生捣，涂打扑汤火伤。（时珍）

【发明】[颂曰]莱菔功同芜菁，然力猛更出其右。断下方亦用其根，烧熟入药。尤能制面毒。昔有婆罗门僧东来，见食麦面者，惊云：此大热，何以食之。又见食中有芦菔，乃云：赖有此以解其性。自此相传，食面必啖芦菔。

[炳曰]捣烂制面，作馎饦食之最佳，饱食亦不发热。酥煎食之，下气。凡人饮食过度，生嚼咽之便消。

[慎微曰]按《杨亿谈苑》云：江东居民言种芋三十亩，计省米三十斛；种萝卜三十亩，计益米三十斛。则知萝卜果能消食也。

[宗奭曰]服地黄、何首乌人食莱菔，则令人髭发白。世皆以为此物味辛、下气速也。然生姜、芥子更辛，何止能散而已。盖莱菔辛而又甘，故能散缓，而又下气速也。所以散气用生姜，下气用莱菔。

[震亨曰]莱菔根属土，有金与水。寇氏言其下气速，人往往煮食过多，停滞成溢饮，岂非甘多而辛少乎。

[时珍曰]莱菔根、叶同功，生食升气，熟食降气。苏、寇二氏止言其下气速，孙真人言久食涩营卫，亦不知其生则噫气，熟则泄气，升降之不同也。大抵入太阴、阳明、少阳气分，故所主皆肺、脾、肠、胃、三焦之病。李九华云：莱菔

多食渗人血。则其白人髭发，盖亦由此，非独因其下气、涩营卫也。按《洞微志》云：齐州有人病狂，云梦中见红裳女子引入宫殿中，小姑令歌，每日遂歌云五灵楼阁晓玲珑，天府由来是此中。惆怅闷怀言不尽，一丸萝卜火吾官。有一道士云：此犯大麦毒也。少女心神，小姑脾神。医经言萝卜制面毒，故曰火吾宫。火者，毁也。遂以药并萝卜治之果愈。又按《张杲医说》云：饶民李七病鼻衄甚危，医以萝卜自然汁和无灰酒饮之即止。盖血随气运，气滞故血妄行，萝卜下气而酒导之故也。又云：有人好食豆腐中毒，医治不效。忽见卖豆腐人言其妻误以萝卜汤入锅中，遂致不成。其人心悟，乃以萝卜汤饮之而瘳。物理之妙如此。又《延寿书》载李师逃难入石窟中，贼以烟熏之垂死，摸得萝卜菜一束，嚼汁咽下即苏。此法备急，不可不知。

附方

消渴饮水。独胜散：用出了子萝卜三枚，净洗切片，日干为末。每服二钱，煎猪肉汤澄清调下，日三服，渐增至三钱。生者捣汁亦可，或以汁煮粥食之。（《图经本草》）

肺痿咳血。萝卜和羊肉或鲫鱼，煮熟频食。（《普济方》）

脚气走痛。萝卜煎汤洗之。仍以萝卜晒干为末，铺袜内。（《圣济总录》）

满口烂疮。萝卜自然汁，频漱去涎妙。（《濒湖集简方》）

汤火伤灼。生萝卜捣涂之。子亦可。（《圣济总录》）

沙石诸淋，疼不可忍。用萝卜切片，蜜浸少时，炙干数次，不可过焦。细嚼盐汤下，日三服。名瞑眩膏。（《普济》）

【气味】辛、甘、平，无毒。

【主治】下气定喘治痰，消食除胀，利大小便，止气痛，下痢后重，发疮疹。（时珍）

【发明】［时珍曰］莱菔子之功，长于利气。生能升，熟能降。升则吐风痰，散风寒，发疮疹；降则定痰喘咳嗽，调下痢后重，止内痛，皆是利气之效。予曾用，果有殊绩。

附方

上气痰嗽，喘促唾脓血。以莱菔子一合，研细煎汤，食上服之。（《食医心镜》）

高年气喘。萝卜子炒，研末，蜜丸梧子大。每服五十丸，白汤下。（《济生秘览》）

疮疹不出。萝卜子生研末，米饮服二钱，良。（《卫生易简方》）

肺痰咳嗽。莱菔子半升淘净焙干，炒黄为末，以糖和，丸芡子大。绵裹含之，咽汁甚妙。（《胜金方》）

久嗽痰喘。萝卜子炒，杏仁去皮尖炒，等分，蒸饼丸麻子大。每服三五丸，时时津咽。（《医学集成》）

小儿盘肠气痛。用萝卜子炒黄研末，乳香汤服半钱。（杨仁斋《直指方》）

【主治】用糟下酒藏，食之甚美，明目。（士良）

胡萝卜

纲目

释名 ［时珍曰］元时始自胡地来，气味微似萝卜，故名。

集解 ［时珍曰］胡萝卜今北土、山东多莳之，淮、楚亦有种者。八月下种，冬月掘根，生、熟皆可啖，兼果、蔬之用。

 根

【气味】甘、辛，微温，无毒。

【主治】下气补中，利胸膈肠胃，安五脏，令人健食，有益无损。（时珍）

 子

【主治】久痢。（时珍）

莳香

唐本草

释名 茴香、八月珠。［颂曰］莳香，北人呼为茴香，声相近也。

集解 ［时珍曰］茴香宿根，深冬生苗作丛，肥茎丝叶，五六月开花，如蛇床花而色黄。结子大如麦粒，轻而有细棱，俗呼为大茴香，今惟以宁夏出者第一。其他处小者，谓之小茴香。

 子

【气味】辛，平，无毒。

【主治】膀胱胃间冷气及育肠气，调中，止痛、呕吐。（马志）

暖丹田。（吴绶）

【发明】［时珍曰］小茴香性平，理气开胃，夏月祛蝇辟臭，食料宜之。大茴香性热，多食伤目发疮，食料不宜过用。

附方

肾虚腰痛。茴香炒研，以猪腰子批开，掺末入内，湿纸裹煨熟。空心食之，盐酒送下。（《戴原礼要诀》）

 茎 叶

【气味】与子同。

【主治】煮食，治卒恶心，腹中不安。（甄权）

治小肠气，卒肾气冲胁，如刀刺痛，喘息不得。生捣汁一合，投热酒一合，和服。（孟诜）

蕺

【释名】葀菜、鱼腥草。[时珍曰]蕺字，《段公路北户录》作蕺，音戢。秦人谓之菹子。葀、蕺音相近也。其叶腥气，故俗呼为鱼腥草。

【集解】[时珍曰]按《赵叔文医方》云：鱼腥草即紫蕺。叶似荞，其状三角，一边红，一边青。可以养猪。

叶

【气味】辛，微温，有小毒。

【主治】蠼螋尿疮。（《别录》）

淡竹筒内煨熟，捣傅恶疮、白秃。（《大明》）

散热毒痈肿，疮痔脱肛，断痁疾，解硇毒。（时珍）

附方

痔疮肿痛。鱼腥草一握，煎汤熏洗，仍以草挹痔即愈。一方：洗后以枯矾入片脑少许，傅之。（《救急方》）

疔疮作痛。鱼腥草捣烂傅之。痛一二时，不可去草，痛后一二日即愈。徽人所传方也。（《陆氏积德堂方》）

小儿脱肛。鱼腥草擂如泥，先以朴消水洗过，用芭蕉叶托住药坐之，自入也。（《永类方》）

白芥

【释名】胡芥、蜀芥。[时珍曰]其种来自胡戎而盛于蜀，故名。

【集解】[时珍曰]白芥处处可种，但人知莳之者少尔。以八九月下种，冬生可食。至春深茎高二三尺，其

叶花而有丫，如花芥叶，青白色。茎易起而中空，性脆，最畏狂风大雪，须谨护之，乃免折损。

 茎 叶

【气味】辛，温，无毒。

【主治】冷气。（藏器）

安五脏，功与芥同。（《日华》）

 子

【气味】辛，温，无毒。

【主治】发汗，主胸膈痰冷，上气，面目黄赤。又醋研，傅射工毒。（《别录》）

御恶气遁尸飞尸，及暴风毒肿流四肢疼痛。（弘景）

咳嗽，胸胁支满，上气多唾者，每用温酒吞下七粒。（思邈）

利气豁痰，除寒暖中，散肿止痛，治喘嗽反胃，痹木脚气，筋骨腰节诸痛。（时珍）

【发明】［震亨曰］痰在胁下及皮里膜外，非白芥子莫能达。古方控涎丹用白芥子，正此义也。

［时珍曰］白芥子辛能入肺，温能发散，故有利气豁痰、温中开胃、散痛消肿辟恶之功。

附方

反胃上气。白芥子末，酒服一二钱。（《普济方》）

胸胁痰饮。白芥子五钱，白术一两，为末，枣肉和捣，丸梧子大，每白汤服五十丸。（《摘玄方》）

马齿苋

蜀 本 草

释名 马苋、五行草、五方草、长命菜、九头狮子草。［时珍曰］其叶比并如马齿，而性滑利似苋，故名。

集解 ［时珍曰］马齿苋处处园野生之。柔茎布地，细叶对生。六七月开细花，结小尖实，实中细子如葶苈子状。人多采苗煮晒为蔬。

 菜

【气味】酸，寒，无毒。

【主治】作膏，涂湿癣、白秃、杖疮。又主三十六种风。煮粥，止痢及疳痢，治腹痛。（孟诜）

散血消肿，利肠滑胎，解毒通淋，治产后虚汗。（时珍）

【发明】［时珍曰］马齿苋所主诸病，皆只取其散血消肿之功也。

附方

腋下狐臭。马齿苋杵，以蜜和作团，纸裹泥固半寸厚，日干，烧过研末。每以少许和蜜作饼，先以生布揩之，以药夹胁下，令极痛，久忍，然后以手巾勒两臂。日用一次，以瘥为度。（《千金方》）

小儿白秃。马齿苋煎膏涂之。或烧灰，猪脂和涂。（《圣惠方》）

 子

【主治】明目，仙经用之。（《开宝》）

青盲白翳，除邪气，利大小肠，去寒热。（《心镜》）

莴苣

食疗

释名 莴菜、千金菜。［时珍曰］按《彭乘墨客挥犀》云：莴菜自呙国来，故名。

集解 ［时珍曰］莴苣正二月下种，最宜肥地。叶似白苣而尖，色稍青，折之有白汁粘手。四月抽薹，高三四尺。剥皮生食，味如胡瓜。糟食亦良。

 菜

【气味】苦，冷，微毒。

【主治】利五脏，通经脉，开胸膈，功同白苣。（藏器）

利气，坚筋骨，去口气，白齿牙，明眼目。（宁原）

通乳汁，利小便，杀虫、蛇毒。（时珍）

附方

乳汁不通。莴苣菜煎酒服。（《海上方》）

小便不通。莴苣菜捣傅脐上即通。（《卫生易简方》）

【主治】下乳汁，通小便，治阴肿、痔漏下血、伤损作痛。（时珍）

附方

乳汁不行。莴苣子一合，生甘草三钱，糯米、粳米各半合，煮粥频食之。（《海上仙方》）

闪损腰痛。趁痛丸：用白莴苣子炒

三两，白粟米炒一撮，乳香、没药、乌梅肉各半两，为末，炼蜜丸弹子大。每嚼一丸，热酒下。（《玉机微义》）

髭发不生，疖疮疤上不生髭发。先以竹刀刮损，以莴苣子拗猢狲姜末，频擦之。（《摘玄方》）

小便不通。莴苣子捣饼，贴脐中，即通。（《海上仙方》）

阴囊癞肿。莴苣子一合捣末，水一盏，煎五沸，温服。（《玉机微义》）

蕨

【释名】鳖。〔时珍曰〕陆佃《埤雅》云：蕨初生无叶，状如雀足之拳，又如人足之蹶，故谓之蕨。

【集解】〔时珍曰〕蕨处处山中有之。二三月生芽，拳曲状如小儿拳。长则展开如凤尾，高三四尺。其茎嫩时采取，以灰汤煮去涎滑，晒干作蔬，味甘滑，亦可醋食。其根紫色，皮内有白粉，捣烂再三洗澄，取粉作粔籹，荡皮作线食之，色淡紫，而甚滑美也。

【气味】甘，寒，滑，无毒。

【主治】去暴热，利水道，令人睡。（藏器）

补五脏不足，气壅经络筋骨间，毒气。（孟诜）

【发明】〔藏器曰〕多食消阳气，故令人睡、弱人脚。四皓食芝而寿，夷齐食蕨而夭，固非良物。

〔时珍曰〕蕨之无益，为其性冷而滑，能利水道，泄阳气，降而不升，耗人真元也。四皓采芝而心逸，夷齐采蕨而心忧，其寿其夭，于蕨何与焉？陈公之言，可谓迂哉！然饥人濒死，赖蕨延活，又不无济世之功。

附方

肠风热毒。蕨菜花焙，为末。每服二钱，米饮下。（《圣惠》）

本草纲目　菜部　蕨　一八六

茄

释名 落苏、昆仑瓜、草鳖甲。[时珍曰] 杜宝《拾遗录》云：隋炀帝改茄曰昆仑紫瓜。又王隐君《养生主论》治疟方用干茄，讳名草鳖甲。盖以鳖甲能治寒热，茄亦能治寒热故尔。

集解 [时珍曰] 茄种宜于九月黄熟时收取，洗净曝干，至二月下种移栽。株高二三尺，叶大如掌。自夏至秋，开紫花，五瓣相连，五棱如缕，黄蕊绿蒂，蒂包其茄。茄中有瓤，瓤中有子，子如脂麻。其茄有团如栝楼者，长四五寸者。有青茄、紫茄、白茄。

【气味】甘，寒，无毒。

【主治】寒热，五脏劳。（孟诜）

治温疾传尸劳气。醋摩，傅肿毒。（《大明》）

老裂者烧灰，治乳裂。（震亨）

散血止痛，消肿宽肠。（时珍）

【发明】[宗奭曰] 蔬圃中惟此无益。《开宝本草》并无主治，止说损人。后人虽有处治之法，终与正文相失。圃人又下于暖处，厚加粪壤，遂于小满前后求贵价以售。既不以时，损人益多。不时不食，乌可忽也。

[震亨曰] 茄属土，故甘而喜降，大肠易动者忌之。老实治乳头裂，茄根煮汤渍冻疮，折蒂烧灰治口疮，俱获奇效，皆甘以缓火之意也。

附方

肠风下血。经霜茄连蒂烧存性为末，每日空心温酒服二钱匕。（《灵苑方》）

热毒疮肿。生茄子一枚，割去二分，去瓤二分，似罐子形，合于疮上即消也。如已出脓，再用取瘥。（《圣济总录》）

虫牙疼痛。黄茄种烧灰擦之，效。（《摘玄方》）

妇人乳裂。秋月冷茄子裂开者，阴干烧存性研末，水调涂。（《补遗方》）

 蒂

【主治】烧灰，米饮服二钱，治肠风下血不止及血痔。（吴瑞）

附方

风蛀牙痛。茄蒂烧灰掺之。或加细辛末等分，日用之。（《仁存方》）

【主治】金疮牙痛。（时珍）

附方

牙痛。秋茄花干之，旋烧研涂痛处，立止。（《海上名方》）

【主治】冻疮皴裂，煮汤渍之良。（《开宝》）

散血消肿，治血淋下血，血痢阴挺，齿蜃口蜃。（时珍）

附方

血淋疼痛。茄叶熏干为末，每服二钱，温酒或盐汤下。隔年者尤佳。（《经验良方》）

久痢不止。茄根烧灰、石榴皮等分为末，以砂糖水服之。（《简便单方》）

口中生蜃。用醋漱口，以茄母烧灰、飞盐等分，米醋调稀，时时擦之。（《摘玄方》）

释名 白瓜、水芝、地芝。
[时珍曰]冬瓜，以其冬熟也。

集解 [时珍曰]冬瓜三月生苗引蔓，大叶团而有尖，茎叶皆有刺毛。六七月开黄花，结实大者径尺余，长三四尺，嫩时绿色有毛，老则苍色有粉，其皮坚厚，其肉肥白。其瓤谓之瓜练，白虚如絮，可以浣练衣服。

【气味】甘，微寒，无毒。

【主治】小腹水胀，利小便，止渴。（《别录》）

捣汁服，止消渴烦闷，解毒。（弘景）

益气耐老，除心胸满，去头面热。（孟诜）

消热毒痈肿。切片摩痱子，甚良。（《大明》）

【发明】[诜曰]热者食之佳，冷者食之瘦人。煮食练五脏，为其下气故也。欲得体瘦轻健者，则可长食之；若要肥，则勿食也。

[宗奭曰]凡患发背及一切痈疽者，削一大块置疮上，热则易之，分散热毒气甚良。

[震亨曰]冬瓜性走而急。寇氏谓其分散热毒气，盖亦取其走而性急也。久病者、阴虚者忌之。孙真人言：九月勿食，令人反胃。须被霜食之乃佳。

附方

消渴不止。冬瓜一枚削皮，埋湿地中，一月取出，破开取清水日饮之。或烧熟绞汁饮之。（《圣济总录》）

消渴骨蒸。大冬瓜一枚去瓤，入黄连末填满，安瓮内，待瓜消尽，同研，丸梧子大。每服三四十丸，煎冬瓜汤下。（《经验》）

小儿渴利。冬瓜汁饮之。（《千金》）

痔疮肿痛。冬瓜煎汤洗之。（《神珍方》）

面黑令白。冬瓜一个，竹刀去皮切片，酒一升半，水一升，煮烂滤去滓，熬成膏，瓶收，每夜涂之。（《圣济总录》）

婴孩寒热。冬瓜炮熟，绞汁饮。（《子母秘录》）

十种水气，浮肿喘满。用大冬瓜一枚，切盖去瓤，以赤小豆填满，盖合签定，以纸筋泥固济，日干，用糯糠两大箩，入瓜在内，煨至火尽，取出切片，同豆焙干为末，水糊丸梧子大。每服七十丸，煎冬瓜子汤下，日三服，小便利为度。（《杨氏家藏方》）

 瓜 练

瓤也。

【气味】甘，平，无毒。

【主治】绞汁服，止烦躁热渴，利小肠，治五淋，压丹石毒。（甄权）

洗面澡身，令人悦泽白皙。（时珍）

附方

消渴烦乱。冬瓜瓤干者一两，水煎饮。（《圣惠方》）

水肿烦渴小便少者。冬瓜白瓤，水煮汁，淡饮之。（《圣济总录》）

丝 瓜

纲 目

|释名| 天丝瓜、天罗、布瓜。[时珍曰]此瓜老则筋丝罗织，故有丝罗之名。

|集解| [时珍曰]丝瓜，唐宋以前无闻，今南北皆有之，以为常蔬。其瓜大寸许，长一二尺，甚则三四尺，深绿色，有皱点，瓜头如鳖首。嫩时去皮，可烹可曝，点茶充蔬。

瓜

【气味】甘，平，无毒。

【主治】痘疮不快，枯者烧存性，入朱砂研末，蜜水调服，甚妙。（震亨）

煮食，除热利肠。老者烧存性服，去风化痰，凉血解毒，杀虫，通经络，行血脉，下乳汁，治大小便下血，痔漏崩中，黄积，疝痛卵肿，血气作痛，痈疽疮肿，痘疹胎毒。（时珍）

暖胃补阳，固气和胎。（《生生编》）

【发明】［颖曰］丝瓜本草诸书无考，惟痘疮及脚痈方中烧灰用之，亦取其性冷解毒耳。

［时珍曰］丝瓜老者，筋络贯串，房隔联属。故能通人脉络脏腑，而祛风解毒，消肿化痰，祛痛杀虫，及治诸血病也。

附方

风热腮肿。丝瓜烧存性，研末，水调搽之。（《严月轩方》）

手足冻疮。老丝瓜烧存性，和腊猪脂涂之。（《海上方》）

腰痛不止。天罗布瓜子仁炒焦，擂酒服，以渣傅之。（《熊氏补遗》）

痔漏脱肛。丝瓜烧灰、多年石灰、雄黄各五钱为末，以猪胆、鸡子清及香油和调，贴之，收上乃止。（《孙氏集效方》）

化痰止嗽。天罗（即丝瓜）烧存性为末，枣肉和，丸弹子大。每服一丸，温酒化下。（《摄生众妙方》）

乳汁不通。丝瓜连子烧存性研，酒服一二钱，被覆取汗即通。（《简便单方》）

风虫牙痛。经霜干丝瓜烧存性，为末，擦之。（《直指方》）

喉闭肿痛。天罗瓜研汁灌之。（《普济》）

经脉不通。干丝瓜一个为末，用白鸽血调成饼，日干研末，每服二钱，空心酒下。先服四物汤三服。（《海上名方》）

痘疮不快，初出或未出，多者令少，少者令稀。老丝瓜近蒂三寸连皮烧存性，研末，砂糖水服。（《直指方》）

痈疽不敛，疮口太深。用丝瓜捣汁频抹之。（《直指方》）

肺热面疮。苦丝瓜、牙皂荚并烧灰，等分，油调搽。（《摘玄方》）

坐板疮疥。丝瓜皮焙干为末，烧酒调搽之。（《摄生众妙方》）

叶

【主治】癣疮，频挼掺之。（时珍）

附方

阴子偏坠。丝瓜叶烧存性三钱，鸡子壳烧灰二钱，温酒调服。余居士（《选奇方》）

藤 根

【气味】同叶。

【主治】杀虫解毒。（时珍）

附方

诸疮久溃。丝瓜老根熬水扫之，大凉即愈。（《应验方》）

喉风肿痛。丝瓜根，以瓦瓶盛水浸，饮之。（《海上名方》）

腰痛不止。丝瓜根烧存性，为末。每温酒服二钱，神效甚捷。（邓笔峰《杂兴》）

苦瓜

释名 锦荔枝、癞葡萄。[时珍曰]苦以味名，瓜及荔枝、葡萄，皆以实及茎、叶相似得名。

集解 [时珍曰]苦瓜原出南番，今闽、广皆种之。结瓜长者四五寸，短者二三寸，青色，皮上痱瘟如癞及荔枝壳状，熟则黄色自裂，内有红瓤裹子。

瓜

【气味】苦，寒，无毒。

【主治】除邪热，解劳乏，清心明目。（时珍。《生生编》）

子

【气味】苦，甘，无毒。

【主治】益气壮阳。（时珍）

黄瓜

宋 嘉祐

释名 胡瓜。[时珍曰]张骞使西域得种，故名胡瓜。

集解 [时珍曰]胡瓜处处有之。结瓜围二三寸，长者至尺许，青色，皮上有瘟瘟如疣子，至老则黄赤色。

【气味】甘，寒，有小毒。

【主治】清热解渴，利水道。（宁原）

附方

小儿热痢。嫩黄瓜同蜜食十余枚，良。（《海上名方》）

水病肚胀，四肢浮肿。用胡瓜一个破开，连子以醋煮一半，水煮一半至烂，空心俱食之，须臾下水也。（《千金髓》）

咽喉肿痛。老黄瓜一枚去子，入硝填满，阴干为末。每以少许吹之。（《医林集要》）

【气味】苦，平，有小毒。

【主治】小儿闪癖，一岁用一叶，生

按搅汁服，得吐、下良。（藏器）

【主治】捣傅狐刺毒肿。（《大明》）

竹笋

蜀本草

释名 竹萌、竹芽、竹胎、竹子。

集解 ［时珍曰］晋·武昌戴凯之、宋·僧赞宁皆著竹谱，凡六十余种。其所产之地，发笋之时，各各不同。其笋亦有可食、不可食者。大抵北土鲜竹，惟秦、蜀、吴、楚以南则多有之。竹有雌雄，但看根上第一枝双生者，必雌也，乃有笋。土人于竹根行鞭时掘取嫩者，谓之鞭笋。江南、湖南人冬月掘大竹根下未出土者为冬笋，《东观汉记》谓之苞笋，并可鲜食，为珍品。其他则南人淡干者为玉版笋、明笋、火笋，盐曝者为盐笋，并可为蔬食也。按赞宁云：凡食笋者譬如治药，得法则益人，反是则有损。采之宜避风日，见风则本坚，入水则肉硬，脱壳煮则失味，生着刃则失柔。煮之宜久，生必损人。

【气味】甘，微寒，无毒。

【主治】消渴，利水道，益气，可久食。（《别录》）

利膈下气，化热消痰爽胃。（宁原）

【气味】苦、甘，寒。

【主治】不睡，去面目并舌上热黄，消渴，明目，解酒毒，除热气，健人。（藏器）

理心烦闷，益气力，利水道，下气化痰，理风热脚气，并蒸煮食之。（《心镜》）

治出汗中风失音。（汪颖）

干者烧研入盐，擦牙疳。（时珍）

淡竹笋

【气味】甘，寒。

【主治】消痰，除热狂壮热，头痛头风，并妊妇头旋，颠仆惊悸，温疫迷闷，小儿惊痫天吊。（汪颖）

【主治】小儿痘疹不出，煮粥食之，解毒，有发生之义。（汪颖）

冬笋

【气味】甘，寒。

薤

别录中品

释名 莜子、火葱、菜芝、鸿荟。

集解 ［时珍曰］薤八月栽根，正月分莳，宜肥壤。数枝一本，则茂而根大。叶状似韭。韭叶中实而扁，有剑脊。薤叶中空，似细葱叶而有棱，气亦如葱。

【气味】辛、苦，温，滑，无毒。

【主治】归骨，除寒热，去水气，温中散结气。作羹食，利病人。诸疮中风寒水气肿痛，捣涂之。（《别录》）

治泄痢下重，能泄下焦阳明气滞。（李杲）

治女人带下赤白，作羹食之。骨鲠在咽不去者，食之即下。（孟诜）

补虚解毒。（苏颂）

温补，助阳道。（时珍）

【发明】［时珍曰］薤味辛气温。诸家言其温补，而《苏颂图经》独谓其冷补。按杜甫《薤诗》云：束比青刍色，圆齐玉箸头。衰年关膈冷，味暖并无忧。亦言其温补，与《经》文相合。则冷补之说，盖不然也。

附方

赤白痢下。薤白一握，同米煮粥，

日食之。（《食医心镜》）

妊娠胎动，腹内冷痛。薤白一升，当归四两，水五升，煮二升，分三服。（《古今录验》）

疥疮痛痒。煮薤叶，捣烂涂之。（《肘后方》）

目中风翳作痛。取薤白截断，安膜上令遍。痛作复为之。（《范汪方》）

咽喉肿痛。薤根醋捣傅肿处。冷即易之。（《圣惠》）

小儿疳痢。薤白生捣如泥，以粳米粉和蜜作饼，炙熟与食。不过三两服。（《杨氏产乳》）

产后诸痢。多煮薤白食，仍以羊肾脂同炒食之。（《范汪方》）

手指赤色，随月生死。以生薤一把，苦酒煮熟，捣烂涂之，愈乃止。（《肘后方》）

灸疮肿痛。薤白一升，猪脂一斤，切，以苦酒浸一宿，微火煎三上三下，去滓涂之。（《梅师方》）

释名 蔓菁、九英菘、诸葛菜。

集解 ［时珍曰］蔓菁六月种者，根大而叶蠹；八月种者，叶美而根小；惟七月初种者，根叶俱良。拟卖者纯种九英，九英根大而味短，削净为菹甚佳。今燕京人以瓶腌藏，谓之闭瓮菜。

 根 叶

【气味】苦，温，无毒。

【主治】利五脏，轻身益气，可长食之。（《别录》）

常食通中，令人肥健。（苏颂）

消食，下气治嗽，止消渴，去心腹冷痛，及热毒风肿，乳痈妒乳寒热。（孟诜）

【发明】［诜曰］九英菘出河西，叶大根亦粗长。和羊肉食甚美，常食都不见发病。冬日作菹煮羹食，消宿食，下气治嗽。诸家商略其性冷，而本草云温，恐误也。

小儿头秃。芜菁叶烧灰，和脂傅之。（《千金》）

 子

【气味】苦、辛、平，无毒。

【主治】明目。（《别录》）

疗黄疸，利小便。水煮汁服，主症瘕积聚。少少饮汁，治霍乱心腹胀。末服之，主目暗。为油入面膏，去黑野皱纹。（苏恭）

压油涂头，能变蒜发。（孟诜）

入丸药服，令人肥健，尤宜妇人。（萧炳）

【发明】［时珍曰］蔓菁子可升可降，能汗能吐，能下能利小便，又能明目解毒，其功甚伟，而世罕知用之何哉。夏初采子，炒过榨油，同麻油炼熟一色无异，西人多食之。点灯甚明，但烟亦损目。北魏祖珽囚地窖中，因芜菁子油灯伤明，即此也。

附方

预禳时疾。立春后遇庚子日，温蔓菁汁，合家大小并服之，不限多少，一年可免时疾。（《神仙教子法》）

大醉不堪，连日病困者。蔓菁菜入少米煮熟，去滓，冷饮之良。（《肘后方》）

阴肿如斗。生蔓菁根捣封之，治人所不能治者。（《集疗方》）

附方

明目益气。芜菁子一升，水九升，煮汁尽，日干。如此三度，研细。水服方寸匕，日三。亦可研水和米煮粥食。（《外台秘要》）

小儿头秃。蔓菁子末，和酢傅之。一日三上。（《千金方》）

眉毛脱落。蔓菁子四两炒研，醋和涂之。（《圣惠》）

面皯痣点。蔓菁子研末，入面脂中，夜夜涂之。亦去面皱。（《圣惠方》）

花

【气味】辛，平，无毒。

【主治】虚劳眼暗。久服长生，可夜读书。三月三日采花，阴干为末，每服二钱，空心井华水下。（慎微）

莳萝

宋开宝

释名 慈谋勒、小茴香。[时珍曰] 莳萝、慈谋勒，皆番言也。

集解 [时珍曰] 其子簇生，状如蛇床子而短，微黑，气辛臭，不及茴香。

苗

【气味】辛，温，无毒。

【主治】下气利膈。（时珍）

子

【气味】辛，温，无毒。

【主治】小儿气胀，霍乱呕逆，腹冷不下食，两肋痞满。（藏器）

健脾，开胃气，温肠，杀鱼、肉毒，补水脏，治肾气，壮筋骨。（《日华》）

主膈气，消食，滋食味。（李珣）

附方

闪挫腰痛。莳萝作末，酒服二钱匕。（《永类钤方》）

牙齿疼痛。舶上莳萝、芸薹子、白芥子等分，研末。口中含水，随左右嗅鼻，神效。（《圣惠方》）

山药

本经上品

[释名] 薯蓣、土薯、山薯、山芋、玉延。[宗奭曰] 薯蓣因唐代宗名预，避讳改为薯药；又因宋英宗讳署，改为山药，尽失当日本名。恐岁久以山药为别物，故详著之。

[集解] [时珍曰] 薯蓣入药，野生者为胜；若供馔，则家种者为良。四月生苗延蔓，紫茎绿叶。叶有三尖，似白牵牛叶而更光润。五六月开花成穗，淡红色。结荚成簇，荚凡三棱合成，坚而无仁。其子别结于一旁，状似雷丸，大小不一，皮色土黄而肉白，煮食甘滑，与其根同。

 根

【气味】 甘，温、平，无毒。

【主治】 伤中，补虚赢，除寒热邪气，补中，益气力，长肌肉，强阴，久服耳目聪明，轻身不饥延年。（《本经》）

主头面游风，头风眼眩，下气，止腰痛，治虚劳赢瘦，充五脏，除烦热。（《别录》）

补五劳七伤，去冷风，镇心神，安魂魄，补心气不足，开达心孔，多记事。（甄权）

强筋骨，主泄精健忘。（《大明》）

益肾气，健脾胃，止泄痢，化痰涎，润皮毛。（时珍）

生捣贴肿硬毒，能消散。（震亨）

【发明】 [诜曰] 利丈夫，助阴力。熟煮和蜜，或为汤煎，或为粉，并佳。干之入药更妙。惟和面作馎饦则动气，为不

能制面毒也。

[李杲曰] 山药入手太阴。张仲景八味丸用干山药，以其凉而能补也。亦治皮肤干燥，以此润之。

[时珍曰] 按吴绶云：山药入手、足太阴二经，补其不足，清其虚热。又按《王履溯洄集》云：山药虽入手太阴，然肺为肾之上源，源既有滋，流岂无益，此八味丸所以用其强阴也。又按曹毗《杜兰香传》云：食薯蓣可以辟雾露。

附方

补益虚损、益颜色，补下焦虚冷，小便频数，瘦损无力。用薯蓣于沙盆中研细，入铫中，以酒一大匙熬令香，旋添酒一盏搅令匀，空心饮之。每旦一服。（《圣惠方》）

脾胃虚弱，不思饮食。山芋、白术一两，人参七钱半，为末，水糊丸小豆大，每米饮下四五十丸。（《普济方》）

项后结核或赤肿硬痛。以生山药一挺去皮，蓖麻子二个同研，贴之如

神。（《救急易方》）

手足冻疮。山药一截磨泥，傅之。（《儒门事亲》）

湿热虚泄。山药、苍术等分，饭丸，米饮服。大人小儿皆宜。（《濒湖经验方》）

壶卢

日 华

释名 瓠瓜、匏瓜。[时珍曰] 壶，酒器也。卢，饭器也。此物各象其形，又可为酒饭之器，因以名之。

集解 [时珍曰] 长瓠、悬瓠、壶卢、匏瓜、蒲卢，名状不一，其实一类各色也。处处有之，但有迟早之殊。

【气味】甘，平，滑，无毒。

【主治】消渴恶疮，鼻口中肉烂痛。（思邈）

消热，服丹石人宜之。（孟诜）

除烦，治心热，利小肠，润心肺，治石淋。（《大明》）

【发明】[时珍曰] 按《名医录》云：浙人食匏瓜，多吐泻，谓之发暴。盖此物以暑月壅成故也。惟与香菜同食则可免。

附方

腹胀黄肿。用亚腰壶卢连子烧存性，每服一个，食前温酒下。不饮酒者，白汤下。十余日见效。（《简便方》）

 叶

【气味】甘，平，无毒。

【主治】为茹耐饥。（思邈）

 蔓 须 花

【主治】解毒。（时珍）

附方

预解胎毒。七八月，或三伏日，或中秋日，剪壶卢须如环子脚者，阴干，于除夜煎汤浴小儿，则可免出痘。（唐瑶《经验方》）

 子

【主治】齿龂或肿或露，齿摇疼痛，用八两同牛膝四两，每服五钱，煎水含漱，日三四次。（《御药院方》）

荠

别录上品

释名 护生草。[时珍曰]荠生济济，故谓之荠。

集解 [时珍曰]荠有大、小数种。小荠叶花茎扁，味美。其最细小者，名沙荠也。大荠科、叶皆大，而味不及。其茎硬有毛者，名菥蓂，味不甚佳。

【气味】甘，温，无毒。

【主治】利肝和中。（《别录》）

利五脏。根：治目痛。（《大明》）

明目益胃。（时珍）

根、叶：烧灰，治赤白痢极效。（甄权）

附方

眼生翳膜。荠菜和根、茎、叶洗净，焙干为细末。每夜卧时先洗眼，挑末米许，安两大眦头。涩痛忍之，久久膜自落也。（《圣济总录》）

肿满腹大，四肢枯瘦，尿涩。用甜葶苈炒、荠菜根等分，为末，炼蜜丸弹子大。每服一丸，陈皮汤下。只二三丸，小便清；十余丸，腹如故。（《三因》）

【气味】甘，平，无毒。

【主治】青盲不见物，补五脏不足。（甄权）

治腹胀。（吴普）

去风毒邪气，治壅去翳，解热毒。久服，视物鲜明。（士良）

【主治】布席下，辟虫。又辟蚊、蛾。（士良）

阴干研末，枣汤日服二钱，治久痢。（《大明》）

昔蓿

别录上品

释名 木粟、光风草。[时珍曰]昔蓿，郭璞作牧宿。谓其宿根自生，可饲牧牛马也。又罗愿《尔雅翼》作木粟，言其米可炊饭也。

集解 [时珍曰]《杂记》言昔蓿 原出大宛，汉使张骞带归中国。然今处

处田野有之，陕、陇人亦有种者，年年自生。刈苗作蔬，一年可三刈。

【气味】苦，平，涩，无毒。

【主治】安中利人，可久食。（《别录》）

利五脏，轻身健人，洗去脾胃间邪热气，通小肠诸恶热毒，煮和酱食，亦可作羹。（孟诜）

利大小肠。（宗奭）

干食益人。（苏颂）

【气味】寒，无毒。

【主治】热病烦满，目黄赤，小便黄，酒疸，捣取汁一升，令人吐利即愈。（苏恭）

捣汁煎饮，治沙石淋痛。（时珍）

百合

本经中品

释名 强瞿、蒜脑薯。〔时珍曰〕百合之根，以众瓣合成也。或云专治百合病故名，亦通。

集解 〔时珍曰〕百合一茎直上，四向生叶。叶似短竹叶，不似柳叶。五六月茎端开大白花，长五寸，六出，红蕊四垂向下，色亦不红。红者叶似柳，乃山丹也。

【气味】甘，平，无毒。

【主治】邪气腹胀心痛，利大小便，补中益气。（《本经》）

除浮肿胪胀，痞满寒热，通身疼痛，及乳难喉痹，止涕泪。（《别录》）

安心定胆益志，养五脏，治颠邪狂叫惊悸，产后血狂运，杀蛊毒气，胁痈乳痈发背诸疮肿。（《大明》）

温肺止嗽。（元素）

【发明】〔颂曰〕张仲景治百合病，有百合知母汤、百合滑石代赭汤、百合鸡子汤、百合地黄汤，凡四方。病名百合而用百合治之，不识其义。

〔颖曰〕百合新者，可蒸可煮，和肉更佳；干者作粉食，最益人。

〔时珍曰〕按王维诗云：冥搜到百合，真使当重肉。果堪止泪无，欲纵望江目。盖取本草百合止涕泪之说。

附方

肺脏壅热，烦闷咳嗽者。新百合四两，蜜和蒸软，时时含一片，吞

津。（《圣惠方》）

肺病吐血。新百合捣汁，和水饮之。亦可煮食。（《卫生易简》）

耳聋耳痛。干百合为末，温水服二钱，日二服。（《千金方》）

天泡湿疮。生百合捣涂，一二日即安。（《濒湖集简方》）

【主治】小儿天泡湿疮，暴干研末，菜子油涂，良。（时珍）

【主治】酒炒微赤，研末汤服，治肠风下血。（思邈）

蒲公英

唐 本 草

|释名| 耨耨草、金簪草、黄花地丁。

|集解| [时珍曰]地丁江之南北颇多，他处亦有之，岭南绝无。小科布地，四散而生，茎、叶、花、絮并似苦苣，但小耳。嫩苗可食。

【气味】甘，平，无毒。

【主治】妇人乳痈水肿，煮汁饮及封之，立消。（恭）

解食毒，散滞气，化热毒，消恶肿、结核、疔肿。（震亨）

掺牙，乌须发，壮筋骨。（时珍）

【发明】[震亨曰]此草属土，开黄花，味甘。解食毒，散滞气，可入阳明、太阴经。化热毒，消肿核，有奇功。同忍冬藤煎汤，入少酒佐服，治乳痈，服罢欲睡，是其功也。睡觉微汗，病即安矣。

[时珍曰]《萨谦斋瑞竹堂方》，有擦牙乌须发还少丹，甚言此草之功，盖取其能通肾也。故东垣李氏言其为少阴本经

必用之药，而著本草者不知此义。

附方

乳痈红肿。蒲公英一两，忍冬藤二两，捣烂，水二钟，煎一钟，食前服。睡觉病即去矣。（《积德堂方》）

疳疮疔毒。蒲公英捣烂覆之，即黄花地丁也。别更捣汁，和酒煎服，取汗。（《唐氏方》）

多年恶疮。蒲公英捣烂贴。（《救急方》）

李时珍曰：木实曰果，草实曰蓏。熟则可食，干则可脯。丰俭可以济时，疾苦可以备药。辅助粒食，以养民生。故《素问》云：五果为助。五果者，以五味、五色应五脏，李、杏、桃、栗、枣是矣。《占书》欲知五谷之收否，但看五果之盛衰。李主小豆，杏主大麦，桃主小麦，栗主稻，枣主禾。

《礼记·内则》列果品菱、栟、榛、瓜之类。《周官》职方氏辨五地之物，山林宜皂物，柞、栗之属。川泽宜膏物，菱、芡之属。丘陵宜核物，梅、李之属。

甸师掌野果蓏。场人树果蓏珍异之物，以时藏之。观此，则果蓏之土产常异，性味良毒，岂可纵嗜欲而不知物理乎？

果部

本草

纲目

梅 本经中品

释名　[时珍曰]梅，古文作某，象子在木上之形。

集解　[时珍曰]按陆机《诗疏》云：梅，杏类也。树、叶皆略似杏。叶有长尖，先众木而花。其实酢，曝干为脯，入羹臛齑中，又含之可以香口。子赤者材坚，子白者材脆。

实

【气味】酸，平，无毒。

【发明】[宗奭曰]食梅则津液泄者，水生木也。津液泄则伤肾，肾属水，外为齿故也。

[时珍曰]梅，花开于冬而实熟于夏，得木之全气，故其味最酸，所谓曲直作酸也。肝为乙木，胆为甲木。人之舌下有四窍，两窍通胆液，故食梅则津生者，类相感应也。故《素问》云：味过于酸，肝气以津。又云：酸走筋，筋病无多食酸。不然，物之味酸者多矣，何独梅能生津耶？

乌梅

【气味】酸，温、平，涩，无毒。

【主治】下气，除热烦满，安心，止肢体痛，偏枯不仁，死肌，去青黑痣，蚀恶肉。（《本经》）

去痹，利筋脉，止下痢，好唾口干。（《别录》）

止渴调中，去痰治疟瘴，止吐逆霍乱，除冷热痢。（藏器）

治虚劳骨蒸，消酒毒，令人得睡。和建茶、干姜为丸服，止休息痢，大验。（《大明》）

敛肺涩肠，止久嗽泻痢，反胃噎膈，蛔厥吐利，消肿涌痰，杀虫，解鱼毒、马汗毒、硫黄毒。（时珍）

白梅

【释名】盐梅、霜梅。

【气味】酸、咸，平，无毒。

【主治】乳痈肿毒，杵烂贴之，佳。（汪颖）

除痰。（苏颂）

治中风惊痫，喉痹痰厥僵仆，牙关紧闭者，取梅肉揩擦牙龈，涎出即开。又治泻痢烦渴，霍乱吐下，下血血崩，功同乌梅。（时珍）

附方

产后痢渴。乌梅肉二十个，麦门冬十二分，每以一升，煮七合，细呷

之。（《必效方》）

久痢不止，肠垢已出。用乌梅肉二十个，水一盏，煎六分，食前分二服。（《肘后》）

大便不通，气奔欲死者。乌梅十颗，汤浸去核，丸枣大。纳入下部，少时即通。（《食疗本草》）

伤寒头痛壮热，胸中烦痛，四五日不解。乌梅十四枚，盐五合，水一升，煎半升，温服取吐。吐后避风，

良。（《梅师方》）

小儿头疮。乌梅烧末，生油调涂。（《圣济录》）

【气味】酸，平，无毒。

【主治】明目，益气，不饥。（吴普）
治代指忽然肿痛，捣烂，和醋浸之。（时珍。出《肘后方》）

本 经 下 品

释名 ［时珍曰］桃性早花，易植而子繁，故字从木、兆。十亿曰兆，言其多也。或云从兆谐声也。

集解 ［时珍曰］桃品甚多，易于栽种，且早结实。五年宜以刀劙其皮，出其脂液，则多延数年。

【气味】辛、酸、甘，热，微毒。

【主治】作脯食，益颜色。（《大明》）
肺之果，肺病宜食之。（思邈）

【气味】苦、甘，平，无毒。

【主治】瘀血血闭，症瘕邪气，杀小虫。（《本经》）

止咳逆上气，消心下坚硬，除卒暴击血，通月水，止心腹痛。（《别录》）

治血结、血秘、血燥，通润大便，破畜血。（元素）

杀三虫，又每夜嚼一枚和蜜，涂手、面良。（孟诜）

主血滞风痹骨蒸，肝疟寒热，鬼注疼痛，产后血病。（时珍）

【发明】［杲曰］桃仁苦重于甘，气薄味厚，沉而降，阴中之阳，手、足厥阴经血分药也。苦以泄滞血，甘以生新血，故破凝血者用之。其功有四：治热入血室，一也；泄腹中滞血，二也；除皮肤血热燥痒，三也；行皮肤凝聚之血，四也。

　　[成无己曰]肝者血之源，血聚则肝气燥，肝苦急，急食甘以缓之。桃仁之甘以缓肝散血，故张仲景抵当汤用之，以治伤寒八九日，内有畜血，发热如狂，小腹满痛，小便自利者，又有当汗失汗，热毒深入，吐血及血结胸，烦躁谵语者，亦以此汤主之。与虻虫、水蛭、大黄同用。

附方

　　延年去风，令人光润。用桃仁五合去皮，用粳米饭浆同研，绞汁令尽，温温洗面极妙。（《千金翼》）

　　上气咳嗽，胸满气喘。桃仁三两去皮尖，以水一大升研汁，和粳米二合煮粥食之。（《心镜》）

　　小儿聤耳。桃仁炒研绵裹，日日塞之。（《千金方》）

　　唇干裂痛。桃仁捣和猪脂傅。（《海上》）

　　大便不快，里急后重。用桃仁三两去皮，吴茱萸二两，食盐一两，同炒熟，去盐、茱，每嚼桃仁五七粒。（《总录》）

毛桃实上毛也，刮取用之。

【气味】辛，平，微毒。

【主治】破血闭，下血瘕，寒热积聚，无子，带下诸疾。（《别录》）

疗崩中，破癖气。（《大明》）

【气味】苦，平，无毒。

【主治】杀疰恶鬼，令人好颜色。（《本经》）

悦泽人面，除水气，破石淋，利大小便，下三虫。（《别录》）

消肿满，下恶气。（苏恭）

治心腹痛及秃疮。（孟诜）

利宿水痰饮积滞，治风狂。研末，傅头上肥疮，手足病疮。（时珍）

【发明】[弘景曰]《肘后方》言服三树桃花尽，则面色红润悦泽如桃花也。

　　[颂曰]《太清草木方》言：酒渍桃花饮之，除百疾，益颜色。

　　[时珍曰]按欧阳询《初学记》，载北齐崔氏以桃花、白雪与儿靧面，云令面妍华光悦，盖得本草令人好颜色、悦泽人面之义；而陶、苏二氏乃引服桃花法，则因本草之言而谬用者也。桃花性走泄下降，利大肠甚快，用以治气实人病水饮肿满积滞、大小便闭塞者，则有功无害。若久服，即耗人阴血，损元气，岂能悦泽颜色耶。按张从正《儒门事亲》载：一妇滑泻数年，百治不效。或言：此伤饮有积也。桃花落时，以棘针刺取数十萼，勿犯人手。以面和作饼，煨熟食之，米饮送下。不一二时，泻下如倾。六七日，行至数百行，昏困，惟饮凉水而平。观此，则桃花之峻利可征矣。

附方

　　大便艰难。桃花为末，水服方寸匕，即通。（《千金》）

　　产后秘塞，大小便不通。用桃花、葵子、滑石、槟榔等分，为末。每空心葱白汤服二钱，即利。（《集验方》）

　　脚气肿痛。桃花一升，阴干为末。每温酒细呷之，一宿即消。（《外台秘要》）

【气味】苦，平，无毒。

【主治】除邪鬼中恶腹痛，去胃中

热。（《别录》）

治痃癖心腹痛，解蛊毒，辟疫疠，疗黄疸身目如金，杀诸疮虫。（时珍）

附方

喉痹塞痛。桃皮煮汁三升服。（《千金翼》）

小儿湿癣。桃树青皮为末，和醋频傅之。（《子母秘录》）

水肿尿短。桃皮三斤去内外皮，秫米一斗，女曲一升，以水二斗煮桃皮，取汁一斗，以一半渍曲，一半渍秫饭，如常酿成酒。每服一合，日三次，以体中有热为候。小便多是病去。忌生冷、一切毒物。（《圣济总录》）

妇人经闭，数年不通，面色萎黄，唇口青白，腹内成块，肚上筋起，腿胫或肿，桃根煎主之。用桃树根、牛蒡根、马鞭草根、牛膝、蓬虆各一斤锉，以水三斗，煎一斗去滓，更以慢火煎如饧状收之。每以热酒调服一匙。（《圣惠方》）

小儿白秃。桃皮五两煎汁，入白面沐之。并服。（《圣惠方》）

栗

別 录 上 品

释名 ［时珍曰］栗，象花实下垂之状也。《梵书》名笃迦。

集解 ［时珍曰］栗但可种成，不可移栽。

【气味】咸，温，无毒。

【主治】益气，厚肠胃，补肾气，令人耐饥。（《别录》）

生食，治腰脚不遂。（思邈）

疗筋骨断碎，肿痛瘀血，生嚼涂之，有效。（苏恭）

【主治】筋骨风痛。（士良）

每日生食七枚，破冷痃癖。又生嚼，署恶刺，出箭头。傅瘰疬肿毒痛。（《大明》）

【气味】甘，平，涩，无毒。

【主治】捣散，和蜜涂面，令光急去皱纹。（苏恭）

【气味】同蒄。

【主治】反胃消渴，煮汁饮之。（孟诜）

煮汁饮，止泻血。（《大明》）

附方

鼻衄不止，累医不效。栗壳烧存性，研末，粥饮服二钱。（《圣惠方》）

别 录 中 品

■释名■ 柿，胡名镇头迦。

■集解■ ［时珍曰］生柿置器中自红者谓之烘柿，日干者谓之白柿，火干者谓之乌柿，水浸藏者谓之醂柿。其核形扁，状如木鳖子仁而硬坚。其根甚固，谓之柿盘。

［时珍曰］烘柿，非谓火烘也。即青绿之柿，收置器中，自然红熟如烘成，涩味尽去，其甘如蜜。

【气味】甘，寒，涩，无毒。

【主治】通耳鼻气，治肠澼不足。解酒毒，压胃间热，止口干。（《别录》）

【气味】甘，平，涩，无毒。

【主治】补虚劳不足，消腹中宿血，涩中厚肠，健脾胃气。（诜）

开胃涩肠，消痰止渴，治吐血，润心肺，疗肺痿心热咳嗽，润声喉，杀虫。（《大明》）

霜：清上焦心肺热，生津止渴，化痰宁嗽，治咽喉口舌疮痛。（时珍）

【发明】［时珍曰］柿乃脾、肺血分之果也。其味甘而气平，性涩而能收，故有健脾涩肠、治嗽止血之功。盖大肠者，肺之合而胃之子也。真正柿霜，乃其精液，入肺病上焦药尤佳。

■附方■

小便血淋。用干柿三枚烧存性，研末，陈米饮服。（叶氏）

产后咳逆，气乱心烦。用干柿切碎，水煮汁呷。（《产宝》）

耳聋鼻寒。干柿三枚细切，以粳米三合，豆豉少许煮粥，日日空心食之。（《圣惠》）

火熏干者。

【气味】甘，温，无毒。

【主治】杀虫，疗金疮、火疮，生肉止痛。（《别录》）

【气味】涩，平，无毒。

【主治】咳逆哕气，煮汁服。（诜）

■附方■

咳逆不止。柿蒂散：治咳逆胸满。用柿蒂、丁香各二钱，生姜五片，水煎服。或为末，白汤点服。（《济生》）

本草纲目

果部

柿

二〇六

橘

本经上品

释名　[时珍曰]橘从矞（音鹬），谐声也。又云，五色为庆，二色为矞。橘实外赤内黄，剖之香雾纷郁，有似乎矞云。橘之从矞，取此意也。

集解　[时珍曰]橘、柚、柑三者相类而不同。橘实小，其瓣味微酢，其皮薄而红，味辛而苦。柑大于橘，其瓣味甘，其皮稍厚而黄，味辛而甘。柚大小皆如橙，其瓣味酢，其皮最厚而黄，味甘而不甚辛。

橘实

【气味】甘、酸，温，无毒。

【主治】甘者润肺，酸者聚痰。（藏器）

止消渴，开胃，除胸中膈气。（《大明》）

【发明】[时珍曰]橘皮下气消痰，其肉生痰聚饮，表里之异如此，凡物皆然。今人以蜜煎橘充果食甚佳，亦可酱菹也。

黄橘皮

【释名】红皮、陈皮。

【气味】苦、辛，温，无毒。

【主治】胸中瘕热逆气，利水谷。久服去臭，下气通神。（《本经》）

下气，止呕咳，治气冲胸中，吐逆霍乱，疗脾不能消谷，止泄，除膀胱留热停水，五淋，利小便，去寸白虫。（《别录》）

清痰涎，治上气咳嗽，开胃，主气痢，破症瘕疟癖。（甄权）

【发明】[杲曰]橘皮气薄味厚，阳中之阴也。可升可降，为脾、肺二经气分药。留白则补脾胃，去白则理肺气。同白术则补脾胃，同甘草则补肺。独用则泻肺损脾。其体轻浮，一能导胸中寒邪，二破滞气，三益脾胃。加青皮减半用之去滞气，推陈致新。但多用久服，能损元气也。

[原曰]橘皮能散能泻，能温能补能和，化痰治嗽，顺气理中，调脾快膈，通五淋，疗酒病，其功当在诸药之上。

[时珍曰]橘皮，苦能泄能燥，辛能散，温能和。其治百病，总是取其理气燥湿之功。同补药则补，同泻药则泻，同升药则升，同降药则降。脾乃元气之母，肺乃摄气之籥，故橘皮为二经气分之药，但随所配而补泻升降也。洁古张氏云，陈皮、枳壳利其气而痰自下，盖此义也。同杏仁治大肠气闷，同桃仁治大肠血闷，皆取其通滞也。详见杏仁下。按方勺《泊

宅编》云：橘皮宽膈降气，消痰饮，极有殊功。他药贵新，惟此贵陈。外舅莫强中令丰城时得疾，凡食已辄胸满不下，百方不效。偶家人合橘红汤，因取尝之，似相宜，连日饮之。一日忽觉胸中有物坠下，大惊目瞪，自汗如雨。须臾腹痛，下数块如铁弹子，臭不可闻。自此胸次廓然，其疾顿愈，盖脾之冷积也。其方：用橘皮去穰一斤，甘草、盐花各四两，水五碗，慢火煮干，焙研为末，白汤点服。名二贤散，治一切痰气特验。世医徒知半夏、南星之属，何足以语此哉？珍按：二贤散，丹溪变之为润下丸，用治痰气有效。惟气实人服之相宜，气不足者不宜用之也。

化食消痰，胸中热气。用橘皮半两微熬，为末。水煎代茶，细呷。（《心镜》）

产后尿闷不通者。陈皮一两去白为末，每空心温酒服二钱，一服即通。此张不愚方也。（《妇人良方》）

橘皮汤治男女伤寒并一切杂病呕哕，手足逆冷者。用橘皮四两，生姜一两，水二升，煎一升，徐徐呷之即止。（仲景方）

小儿疳瘦，久服消食和气，长肌肉。用陈橘皮一两，黄连以米泔水浸一日，一两半，研末，入麝三分，用猪胆盛药，以浆水煮熟取出，用粟米饭和，丸绿豆大。每服一二十丸，米饮下。（钱氏《小儿方》）

青橘皮

【气味】苦、辛，温，无毒。

【主治】气滞，下食，破积结及膈气。（颂）

破坚癖，散滞气，去下焦诸湿，治左胁肝经积气。（元素）

治胸膈气逆，胁痛，小腹疝痛，消乳肿，疏肝胆，泻肺气。（时珍）

【发明】［时珍曰］青橘皮古无用者，至宋时医家始用之。其色青气烈，味苦而辛，治之以醋，所谓肝欲散，急食辛以散之，以酸泄之，以苦降之也。陈皮浮而升，入脾、肺气分。青皮沉而降，入肝、胆气分。一体二用，物理自然也。小儿消积多用青皮，最能发汗，有汗者不可用。说出杨仁斋《直指方》，人罕知之。

妇人乳癌，因久积忧郁，乳房内有核如指头，不痛不痒，五七年成痈，名乳癌，不可治也。用青皮四钱，水一盏半，煎一盏，徐徐服之，日一服。或用酒服。（《丹溪方》）

伤寒呃逆。四花青皮全者，研末。每服二钱，白汤下。（《医林集要》）

法制青皮，常服安神调气，消食解酒益胃，不拘老人小儿。用青皮一斤浸去苦味，去瓤炼净，白盐花五两，炙甘草六两，舶茴香四两，甜水一斗煮之。不住搅，勿令著底。候水尽慢火焙干，勿令焦。去甘草、茴香，只取青皮密收用。（王氏《易简方》）

快膈汤，治冷膈气及酒食后饱满。用青橘皮一斤作四分：四两用盐汤浸，四两用白沸汤浸，四两用醋浸，四两用酒浸。各三日取出，去白切丝，以盐一两炒微焦，研末。每用二钱，以茶末五分，水煎温服。亦可点服。（王氏《易简方》）

产后气逆。青橘皮为末，葱白、童子小便煎二钱服。（《经验后方》）

山楂

唐本草

【释名】赤爪子、鼠楂、猴楂、茅楂、朹子（音求）、檕梅（音计）、棠梂子。[时珍曰]山楂味似楂子，故亦名楂。

【集解】[时珍曰]赤爪、棠梂、山楂，一物也。古方罕用，故《唐本》虽有赤爪，后人不知即此也。自丹溪朱氏始著山楂之功，而后遂为要药。

实

【气味】酸，冷，无毒。

【主治】煮汁服，止水痢。沐头洗身，治疮痒。（《唐本》）

煮汁洗漆疮，多瘥。（弘景）

治腰痛有效。（苏颂）

消食积，补脾，治小肠疝气，发小儿疮疹。（吴瑞）

健胃，行结气。治妇人产后儿枕痛，恶露不尽，煎汁入砂糖服之，立效。（震亨）

化饮食，消肉积症瘕，痰饮痞满吞酸，滞血痛胀。（时珍）

化血块气块，活血。（宁原）

【发明】[震亨曰]山楂大能克化饮食。若胃中无食积，脾虚不能运化，不思食者，多服之，则反克伐脾胃生发之气也。

[时珍曰]凡脾弱食物不克化，胸腹酸刺胀闷者，于每食后嚼二三枚，绝佳。但不可多用，恐反克伐也。按《物类相感志》言：煮老鸡、硬肉，入山楂数颗即易烂。则其消肉积之功，益可推矣。

附方

偏坠疝气。山棠梂肉、茴香（炒）各一两为末，糊丸梧子大。每服一百丸，空心白汤下。（《卫生易简方》）

老人腰痛及腿痛。用棠梂子、鹿茸（炙）等分为末，蜜丸梧子大。每服百丸，日二服。（《百一选方》）

核

【主治】吞之，化食磨积，治癫疝。（时珍）

赤爪木

【气味】苦，寒，无毒。

【主治】水痢，头风身痒。（《唐本》）

根

【主治】消积，治反胃。（时珍）

茎叶

【主治】煮汁，洗漆疮。（时珍。出《肘后》）

柚

日 华

释名 条、壶柑、臭橙、朱栾。[时珍曰]柚色油然，其状如卣，故名。壶亦象形。今人呼其黄而小者为蜜筒，正此意也。其大者谓之朱栾，亦取团栾之象。最大者谓之香栾。

集解 [时珍曰]柚，树、叶皆似橙。其实有大、小二种：小者如柑如橙；大者如瓜如升，有围及尺余者，亦橙之类也。

【气味】酸，寒，无毒。

【主治】消食，解酒毒，治饮酒人口气，去肠胃中恶气，疗妊妇不思食口淡。（《大明》）

皮

【气味】甘、辛，平，无毒。

【主治】下气。宜食，不入药。（弘景）消食快膈，散愤懑之气，化痰。（时珍）

枣

李 经 上 品

释名 [时珍曰]按陆佃《埤雅》云：大曰枣，小曰棘。棘，酸枣也。

集解 [时珍曰]枣木赤心有刺。四月生小叶，尖觥光泽。五月开小花，白色微青。南北皆有，惟青、晋所出者肥大甘美，入药为良。

生枣

【气味】甘、辛，热，无毒。多食令人寒热。凡羸瘦者不可食。[思邈曰]多食令人热渴膨胀，动脏腑，损脾元，助湿热。

大枣

【释名】干枣、美枣、良枣。[瑞曰]此即晒干大枣也。味最良美，故宜入药。今人亦有用胶枣之肥大者。

【气味】甘，平，无毒。

【主治】心腹邪气，安中，养脾气，平胃气，通九窍，助十二经，补少气、少津液、身中不足，大惊四肢重，和百药。久服轻身延年。（《本经》）

补中益气，坚志强力，除烦闷，疗心下悬，除肠澼。久服不饥神仙。（《别录》）

润心肺，止嗽，补五脏，治虚损，除肠胃癖气。和光粉烧，治疳痢。（《大明》）

小儿患秋痢，与蛀枣食之良。（孟诜）

杀乌头、附子、天雄毒。（之才）

和阴阳，调荣卫，生津液。（李杲）

【发明】［弘景曰］道家方药，以枣为佳饵。其皮利，肉补虚，所以合汤皆擘之也。

［杲曰］大枣气味俱厚，阳也。温以补不足，甘以缓阴血。

［成无己曰］邪在荣卫者，辛甘以解之。故用姜、枣以和荣卫，生发脾胃升腾之气。张仲景治奔豚，用大枣滋脾土以平肾气也。治水饮胁痛有十枣汤，益土而胜水也。

［震亨曰］枣属土而有火，味甘性缓。甘先入脾，补脾者未尝用甘。故今人食甘多者，脾必受病也。

［时珍曰］《素问》言枣为脾之果，脾病宜食之。谓治病和药，枣为脾经血分药也。若无故频食，则生虫损齿，贻害多矣。按王好古云：中满者勿食甘，甘令人满。故张仲景建中汤心下痞者，减饧、枣，与甘草同例，此得用枣之方矣。又按许叔微《本事方》云：一妇病脏燥悲泣不止，祈祷备至。予忆古方治此证用大枣汤遂治，与服尽剂而愈。古人识病治方，妙绝如此。又陈自明《妇人良方》云：程虎卿内人妊娠四五个月，遇昼则惨戚悲伤，泪下数欠，如有所凭，医巫兼治皆无益。管伯周说：先人曾语此，治须大枣汤乃愈。虎卿借方治药，一投而愈。又《摘玄方》治此证，用红枣烧存性，酒服三钱，亦大枣汤变法也。

三岁陈枣核中仁

【气味】燔之，苦，平，无毒。

【主治】腹痛邪气。（《别录》）

恶气卒疰忤。（孟诜）

核烧研，掺胫疮良。（时珍）

【发明】［时珍曰］按《刘根别传》云：道士陈孜如痴人，江夏袁仲阳敬事之。孜曰：今春当有疾，可服枣核中仁二十七枚。后果大病，服之而愈。又云：常服枣仁，百邪不复干也。仲阳服之有效，则枣果有治邪之说矣。又《道书》云：常含枣核治气，令口行津液，咽之

佳。谢承《后汉书》亦云：孟节能含枣核，不食可至十年也。此皆藉枣以生津受气，而咽之又能达黄宫，以交离坎之义耳。

骨立。锉取一斛，水淹三寸，煮至二斗澄清，煎五升，旦服五合，取吐即愈。又煎红水服之，能通经脉。（时珍。出《小品方》）

【气味】甘，温，微毒。

【主治】覆麻黄，能令出汗。（《本经》）和葛粉，揩热痱疮，良。（《别录》）治小儿壮热，煎汤浴之。（《大明》）

【气味】甘，涩，温，有小毒。

【主治】中蛊腹痛，面目青黄，淋露

【主治】小儿赤丹从脚跌起，煎汤频浴之。（时珍。出《千金》）

【主治】同老桑树皮，并取北向者，等分，烧研。每用一合，井水煎，澄取清，洗目。一月三洗，昏者复明。忌荤、酒、房事。（时珍）

荔枝

宋开宝

释名 离枝、丹荔。[时珍曰]司马相如《上林赋》作离支。按白居易云：若离本枝，一日色变，三日味变。则离支之名，又或取此义也。

集解 [时珍曰]荔枝炎方之果，性最畏寒，易种而根浮。其木甚耐久，有经数百年犹结实者。其实生时肉白，干时肉红。日晒火烘，卤浸蜜煎，皆可致远。成朵晒干者谓之荔锦。

【气味】甘，平，无毒。

【主治】止渴，益人颜色。（《开宝》）食之止烦渴，头重心躁，背膊劳闷。（李珣）

通神，益智，健气。（孟诜）

治瘰疬瘤赘，赤肿疔肿，发小儿痘疮。（时珍）

【发明】[震亨曰]荔枝属阳，主散无形质之滞气，故消瘤赘赤肿者用之。苟不明此，虽用之无应。

附方

痘疮不发。荔枝肉浸酒饮，并食之。忌生冷。（《闻人规·痘疹论》）

风牙疼痛。用荔枝连壳烧存性，研末，擦牙即止。（《普济》）

呃逆不止。荔枝七个，连皮核烧存性，为末。白汤调下，立止。（杨拱《医方摘要》）

 核

【气味】甘，温，涩，无毒。

【主治】心痛、小肠气痛，以一枚煨存性，研末，新酒调服。（宗奭）

附方

脾痛不止。荔枝核为末，醋服二钱。数服即愈。（《卫生易简方》）

妇人血气刺痛。用荔枝核烧存性半两，香附子炒一两，为末。每服二钱，盐汤、米饮任下。名蠲痛散。（《妇人良方》）

 壳

【主治】痘疮出不爽快，煎汤饮之。又解荔枝热，浸水饮。（时珍）

附方

赤白痢。荔枝壳、橡斗壳（炒）、石榴皮（炒）、甘草（炙），各等分。每以半两，水一盏半，煎七分，温服，日二服。（《普济方》）

 花及皮根

【主治】喉痹肿痛，用水煮汁。细细含咽，取瘥止。（苏颂。出崔元亮《海上方》）

龙眼

别 录 中 品

|释名| 龙目、圆眼、益智。[时珍曰]龙眼、龙目，象形也。

|集解| [时珍曰]龙眼正圆，《别录》、苏恭比之槟榔，殊不类也。其木性畏寒，白露后方可采摘，晒焙令干，成朵干者名龙眼锦。

【气味】甘，平，无毒。

【主治】五脏邪气，安志厌食。除蛊毒，去三虫。久服强魂聪明，轻身不老，通神明。（《别录》）

开胃益脾，补虚长智。（时珍）

【主治】狐臭。六枚，同胡椒二七枚研，遇汗出即擦之。（时珍）

木瓜

别录中品

‖释名‖楙。［时珍曰］按《尔雅》云：楙，木瓜。郭璞注云：木实如小瓜，酢而可食。则木瓜之名，取此义也。

‖集解‖［时珍曰］木瓜可种可接，可以枝压。其叶光而厚，其实如小瓜而有鼻。津润味不木者为木瓜。圆小于木瓜，味木而酢涩者为木桃。

【修治】［时珍曰］今人但切片晒干入药尔。

【气味】酸，温，无毒。

【主治】湿痹脚气，霍乱大吐下，转筋不止。（《别录》）

治脚气冲心，取嫩者一颗，去子煎服佳。强筋骨，下冷气，止呕逆，心膈痰唾，消食，止水利后渴不止，作饮服之。（藏器）

止吐泻奔豚，及水肿冷热痢，心腹痛。（《大明》）

调营卫，助谷气。（雷敩）

去湿和胃，滋脾益肺，治腹胀善噫，

心下烦痞。（好古）

【发明】［杲曰］木瓜入手、足太阴血分，气脱能收，气滞能和。

［宗奭曰］木瓜得木之正，酸能入肝，故益筋与血。病腰肾脚膝无力，皆不可缺也。人以铅霜或胡粉涂之，则失酢味，且无渣，盖受金之制也。

［时珍曰］木瓜所主霍乱吐痢转筋脚气，皆脾胃病也，非肝病也。肝虽主筋，而转筋则由湿热、寒湿之邪袭伤脾胃所致，故筋转必起于足腓。腓及宗筋皆属阳明。木瓜治转筋，非益筋也，理脾而伐肝也。土病则金衰而木盛，故用酸温以收脾肺之耗散，而借其走筋以平肝邪，乃土

中泻木以助金也。木平则土得令而金受荫矣。《素问》云：酸走筋，筋病无多食酸。孟诜云：多食木瓜，损齿及骨。皆伐肝之明验，而木瓜入手、足太阴为脾、肺药，非肝药，益可征矣。

附方

脚气肿急。用木瓜切片，囊盛踏之。广德顾安中，患脚气筋急腿肿。因附舟以足阁一袋上，渐觉不痛。乃问舟子：袋中何物？曰：宣州木瓜也。及归，制木瓜袋用之，顿愈。（《名医录》）

发槁不泽。木瓜浸油梳头。（《圣惠方》）

反花痔疮。木瓜为末，以鳝鱼身上涎调，贴之，以纸护住。（《医林集要》）

 木瓜核

【主治】霍乱烦躁气急，每嚼七粒，温水咽之。（时珍。出《圣惠》）

 枝叶皮根

【气味】并酸，涩，温，无毒。

【主治】煮汁饮，并止霍乱吐下转筋，疗脚气。（《别录》）

枝、叶煮汁饮，治热痢。（时珍。出《千金》）

毕澄茄

宋开宝

|**释名**| 毗陵茄子。［时珍曰］皆番语也。

|**集解**| ［时珍曰］海南诸番皆有之。蔓生，春开白花，夏结黑实，与胡椒一类二种，正如大腹之与槟榔相近耳。

 实

【气味】辛，温，无毒。

【主治】下气消食，去皮肤风，心腹间气胀，令人能食，疗鬼气。能染发及香身。（藏器）

治一切冷气痰澼，并霍乱吐泻，肚腹痛，肾气膀胱冷。（《大明》）

暖脾胃，止呕吐哕逆。（时珍）

本草纲目

果部

毕澄茄

二一五

附方

　　脾胃虚弱，胸膈不快，不进饮食。用毕澄茄为末，姜汁打神曲糊，丸梧子大。每姜汤下七十丸，日二服。（《济生方》）

　　反胃吐食，吐出黑汁，治不愈者。用毕澄茄为末，米糊丸梧子大。每姜汤下三四十丸，日一服。愈后服平胃散三百帖。（《永类钤方》）

　　鼻塞不通，肺气上攻而致者。毕澄茄丸：用毕澄茄半两，薄荷叶三钱，荆芥穗一钱半，为末，蜜丸芡子大。时时含咽。（《御药院方》）

杨梅

宋　开　宝

■释名 朹子。〔时珍曰〕其形如水杨子而味似梅，故名。

■集解 〔时珍曰〕杨梅树叶如龙眼及紫瑞香，冬月不凋。二月开花结实，形如褚实子，五月熟，有红、白、紫三种，红胜于白，紫胜于红，颗大而核细，盐藏、蜜渍、糖收皆佳。

 实

【气味】酸、甘，温，无毒。

【主治】盐藏食，去痰止呕哕，消食下酒。干作屑，临饮酒时服方寸匕，止吐酒。（《开宝》）

　　止渴，和五脏，能涤肠胃，除烦愦恶气。烧灰服，断下痢甚验。盐者常含一枚，咽汁，利五脏下气。（诜）

附方

　　下痢不止。杨梅烧研，每米饮服二钱，日二服。（《普济》）

　　头风作痛。杨梅为末，每食后薄荷茶服二钱。或以消风散同煎服。或同捣末，以白梅肉和，丸弹子大，每食后葱茶嚼下一丸。（朱氏《集验》）

　　一切损伤，止血生肌，令无瘢痕。用盐藏杨梅和核捣如泥，做成挺子，以竹筒收之。凡遇破伤，研末傅之，神圣绝妙。（《经验方》）

 核仁

【主治】脚气。〔时珍曰〕案王性之

《挥麈录》云：会稽杨梅为天下冠。童贯苦脚气，或云杨梅仁可治之。郡守王巘馈五十石，贯用之而愈。取仁法：以柿漆拌核暴之，则自裂出也。

【主治】煎汤，洗恶疮疥癣。（《大明》）
煎水，漱牙痛。烧灰油调，涂汤火伤。（时珍）

枇杷

别录中品

|释名| ［宗奭曰］其叶形似琵琶，故名。

|集解| ［时珍曰］按郭义恭《广志》云：枇杷易种，叶微似栗，冬花春实。其子簇结有毛，四月熟，大者如鸡子，小者如龙眼，白者为上，黄者次之。无核者名焦子，出广州。

实

【气味】甘、酸，平，无毒。
【主治】止渴下气，利肺气，止吐逆，主上焦热，润五脏。（《大明》）

叶

【气味】苦，平，无毒。
【主治】卒畹不止，下气，煮汁服。（《别录》）
煮汁饮，主渴疾，治肺气热嗽，及肺风疮，胸面上疮。（诜）
和胃降气，清热解暑毒，疗脚气。（时珍）
【发明】［时珍曰］枇杷叶气薄味厚，阳中之阴。治肺胃之病，大都取其下气之功耳。气下则火降痰顺，而逆者不逆，呕者不呕，渴者不渴，咳者不咳矣。

附方

反胃呕哕。枇杷叶（去毛炙）、丁香各一两，人参二两，为末。每服三钱，水一盏，姜三片，煎服。（《圣惠》）
衄血不止。枇杷叶去毛，焙研末。茶服一二钱，日二。（《圣惠》）
酒齄赤鼻。枇杷叶、栀子仁等分，为末。每服二钱，温酒调下，日三服。（《本事》）
痔疮肿痛。枇杷叶蜜炙，乌梅肉焙，为末。先以乌梅汤洗，贴之。（《集要》）
痘疮溃烂。枇杷叶煎汤洗之。（《摘玄》）

【主治】头风，鼻流清涕。辛夷等分，研末，酒服二钱，日二服。（时珍）

木白皮

【主治】生嚼咽汁，止吐逆不下食，煮汁冷服尤佳。（思邈）

榧实

别录下品

【释名】柀子（音彼）、赤果、玉榧、玉山果。［时珍曰］榧亦作棐，其木名文木，斐然章采，故谓之榧。

【集解】［时珍曰］榧生深山中，人呼为野杉。

榧实

《别录》。

【气味】甘，平，涩，无毒。

【主治】常食，治五痔，去三虫蛊毒，鬼疰恶毒。（《别录》）

消谷，助筋骨，行营卫，明目轻身，令人能食。多食一二升，亦不发病。（孟诜）

多食滑肠，五痔人宜之。（宗奭）

治咳嗽白浊，助阳道。（《生生编》）

柀子

《本经》。旧作彼。

【气味】甘，温，有毒。

【主治】腹中邪气，去三虫，蛇螫蛊毒，鬼疰伏尸。（《本经》）

【发明】［震亨曰］榧子，肺家果也。火炒食之，香酥甘美。但多食则引火入肺，大肠受伤尔。

［原曰］榧子杀腹间大小虫，小儿黄瘦有虫积者宜食之。苏东坡诗云"驱除三彭虫，已我心腹疾"，是矣。

附方

令发不落。榧子三个，胡桃二个，侧柏叶一两，捣浸雪水梳头，发永不落且润也。（《圣惠方》）

榧华

《别录》。

【气味】苦。

【主治】水气，去赤虫，令人好色，不可久服。（《别录》）

胡桃

宋 开宝

释名 羌桃、核桃。[时珍曰] 此果外有青皮肉包之，其形如桃，胡桃乃其核也。羌音呼核如胡，名或以此。或作核桃。

集解 [时珍曰] 胡桃树高丈许。三月开花如栗花，穗苍黄色。结实至秋如青桃状，熟时沤烂皮肉，取核为果。人多以榉柳接之。

核仁

【气味】甘，平、温，无毒。

【发明】[时珍曰] 胡桃仁味甘气热，皮涩肉润。孙真人言其冷滑，误矣。近世医方用治痰气喘嗽醋心及疬风诸病，而酒家往往醉后嗜之。则食多吐水吐食脱眉，及酒同食咯血之说，亦未必尽然也。但胡桃性热，能入肾肺，惟虚寒者宜之。而痰火积热者，不宜多食耳。

【主治】食之令人肥健，润肌，黑须发。多食利小便，去五痔。捣和胡粉，拔白须发，内孔中，则生黑毛。烧存性，和松脂研，傅瘰疬疮。（《开宝》）

食之令人能食，通润血脉，骨肉细腻。（诜）

补气养血，润燥化痰，益命门，利三焦，温肺润肠，治虚寒喘嗽，腰脚重痛，心腹疝痛，血痢肠风，散肿毒，发痘疮，制铜毒。（时珍）

油胡桃

【气味】辛，热，有毒。

【主治】杀虫攻毒，治痈肿、疬风、疥癣、杨梅、白秃诸疮，润须发。（时珍）

【发明】[韩�曰] 破故纸属火，能使心包与命门之火相通。胡桃属水，主润血养血，血属阴，阴恶燥，故油以润之。佐破故纸，有木火相生之妙。故古有云：黄柏无知母，破故纸无胡桃，犹水母之无虾也。

附方

服胡桃法。[诜曰] 凡服胡桃不得并食，须渐渐食之。初日服一颗，每五日加一颗，至二十颗止，周而复始。常服令人能食，骨肉细腻光润，须发黑泽，血脉通润，养一切老痔。

小便频数。胡桃煨熟，卧时嚼之，温酒下。（崔元亮《海上方》）

石淋痛楚，便中有石子者。胡桃肉一升，细米煮浆粥一升，相和顿服即瘥。（崔元亮《海上方》）

老人喘嗽气促，睡卧不得。胡桃肉去皮、杏仁去皮尖、生姜各一两，研膏，入炼蜜少许和，丸弹子大。每卧时嚼一丸，姜汤下。(《普济方》)

压扑伤损。胡桃仁捣，和温酒顿服便瘥。(《图经本草》)

【主治】止水痢。春月斫皮汁，沐头至黑。煎水，可染褐。(《开宝》)

【主治】烧存性，入下血、崩中药。(时珍)

西瓜

日 用

|释名| 寒瓜。

|集解| [时珍曰]按胡峤《陷虏记》言：峤征回纥，得此种归，名曰西瓜。则西瓜自五代时始入中国，今则南北皆有，而南方者味稍不及，亦甜瓜之类也。

【气味】甘、淡，寒，无毒。

【主治】消烦止渴，解暑热。(吴瑞)

宽中下气，利小水，治血痢，解酒毒。(宁原)

含汁，治口疮。(震亨)

【发明】[时珍曰]西瓜、甜瓜皆属生冷。世俗以为醍醐灌顶，甘露洒心，取其一时之快，不知其伤脾助湿之害也。《真西山卫生歌》云："瓜桃生冷宜少飧，免致秋来成疟疾。"是矣。

之。(震亨)

附方

闪挫腰痛。西瓜青皮，阴干为末，盐酒调服三钱。(《摄生众妙方》)

【气味】甘，凉，无毒。

【主治】口、舌、唇内生疮，烧研噙

【气味】甘，寒，无毒。

【主治】与甜瓜仁同。(时珍)

杏

｜释名｜ 甜梅。[时珍曰] 杏字篆文象子在木枝之形。或云从口及从可者，并非也。《江南录》云：杨行密改杏名甜梅。

｜集解｜［时珍曰] 诸杏，叶皆圆而有尖，二月开红花，亦有千叶者，不结实。甘而有沙者为沙杏，黄而带酢者为梅杏，青而带黄者为柰杏。其金杏大如梨，黄如橘。《西京杂记》载蓬莱杏花五色，盖异种也。

 实

【气味】 酸，热，有小毒。

【主治】 暴脯食，止渴，去冷热毒。心之果，心病宜食之。（思邈）

 核 仁

【修治】［时珍曰] 治风寒肺病药中，亦有连皮尖用者，取其发散也。

【气味】 甘（苦），温（冷利），有小毒。

【主治】 咳逆上气雷鸣，喉痹，下气，产乳金疮，寒心奔豚。（《本经》）

惊痫，心下烦热，风气往来。时行头痛，解肌，消心下急满痛，杀狗毒。（《别录》）

治腹痹不通，发汗，主温病脚气，咳嗽上气喘促。入天门冬煎，润心肺。和酪作汤，润声气。（甄权）

除肺热，治上焦风燥，利胸膈气逆，润大肠气秘。（元素）

杀虫，治诸疮疥，消肿，去头面诸风气瘟疱。（时珍）

【发明】［元素曰] 杏仁气薄味厚，浊而沉坠，降也、阴也。入手太阴经。其用有三：润肺也，消食积也，散滞气也。

［好古曰] 张仲景麻黄汤，及王朝奉治伤寒气上喘逆，并用杏仁者，为其利气、泻肺、解肌也。

［时珍曰] 杏仁能散能降，故解肌散风、降气润燥、消积治伤损药中用之。治疮杀虫，用其毒也。

附方

耳出脓汁。杏仁炒黑，捣膏绵裹纳入，日三四易之妙。（《梅师方》）

鼻中生疮。杏仁研末，乳汁和傅。（《千金方》）

白癜风斑。杏仁连皮尖，每早嚼二七粒，揩令赤色。夜卧再用。（《圣济总录》）

【气味】苦，温，无毒。

【主治】补不足，女子伤中，寒热痹厥逆。（《别录》）

附方

粉滓面䵟。杏花、桃花各一升，东流水浸七日，洗面三七遍，极妙。（《圣济总录》）

【主治】人卒肿满，身面洪大，煮浓汁热渍，亦少少服之。（《肘后》）

【主治】堕伤，取一握，水一升煮减半，入酒三合和匀，分服，大效。（苏颂）

附方

坠扑瘀血在内，烦闷者。用东引杏树枝三两，细锉微熬，好酒二升煎十余沸，分二服。（《塞上方》）

【主治】食杏仁多，致迷乱将死，切碎煎汤服，即解。（时珍）

橄榄

宋开宝

【释名】青果、忠果、谏果。

［时珍曰］橄榄名义未详。此果虽熟，其色亦青，故俗呼青果。

【集解】［时珍曰］橄榄树高，将熟时以木钉钉之，或纳盐少许于皮内，其实一夕自落，亦物理之妙也。

【气味】酸、甘，温，无毒。

【主治】生啖、煮汁，能解诸毒。（苏颂）

开胃下气，止泻。（《大明》）

生津液，止烦渴，治咽喉痛。咀嚼咽

汁，能解一切鱼、鳖毒。（时珍）

【发明】［时珍曰］按《名医录》云：吴江一富人，食鳜鱼被鲠，横在胸中，不上不下，痛声动邻里，半月余几死。忽遇渔人张九，令取橄榄与食。时无此果，以核研末，急流水调服，骨遂下而

愈。张九云：我父老相传，橄榄木作取鱼棹篦，鱼触着即浮出，所以知鱼畏橄榄也。今人煮河豚、团鱼，皆用橄榄，乃知橄榄能治一切鱼、鳖之毒也。

附方

唇裂生疮。橄榄炒研，猪脂和涂之。（《圣惠方》）

牙齿风疳，脓血有虫。用橄榄烧研，入麝香少许，贴之。（《圣惠方》）

初生胎毒。小儿落地时，用橄榄一个烧研，朱砂末五分和匀，嚼生脂麻一口，吐唾和药，绢包如枣核大，安儿口中，待咽一个时顷，方可与乳。此药取下肠胃秽毒，令儿少疾，及出痘稀少也。（《孙氏集效方》）

 榄 仁

【气味】甘，平，无毒。

【主治】唇吻燥痛，研烂傅之。（《开宝》）

核

【气味】甘，涩，温，无毒。

【主治】磨汁服，治诸鱼骨鲠，及食鲙成积，又治小儿痘疮倒靥。烧研服之，治下血。（时珍）

附方

耳足冻疮。橄榄核烧研，油调涂之。（《乾坤生意》）

 猕猴桃

宋 开 宝

释名 猕猴梨、藤梨、阳桃、木子。［时珍曰］其形如梨，其色如桃，而猕猴喜食，故有诸名。闽人呼为阳桃。

集解 ［《志》曰］生山谷中。藤着树生，叶圆有毛。其实形似鸡卵大，其皮褐色，经霜始甘美可食。皮堪作纸。

实

【气味】酸、甘，寒，无毒。

【主治】止暴渴，解烦热，压丹石，下石淋。（《开宝》）

调中下气，主骨节风，瘫缓不随，长年白发，野鸡内痔病。（藏器）

 藤 中 汁

【气味】甘，滑，寒，无毒。

【主治】热壅反胃，和生姜汁服之。又下石淋。（藏器）

 枝、叶

【主治】杀虫。煮汁饲狗，疗病疥。（《开宝》）

槟榔

别录中品

释名 宾门、仁频、洗瘴丹。[时珍曰]宾与郎皆贵客之称。嵇含《南方草木状》言：交广人凡贵胜族客，必先呈此果。若邂逅不设，用相嫌恨。则槟榔名义，盖取于此。

集解 [时珍曰]槟榔树初生若笋竿积硬，引茎直上。茎干颇似桄榔、椰子而有节，旁无枝柯，条从心生。端顶有叶如甘蕉，条派开破，风至则如羽扇扫天之状。三月叶中肿起一房，因自拆裂，出穗凡数百颗，大如桃李。又生刺重累于下，以护卫其实。五月成熟，剥去其皮，煮其肉而干之。皮皆筋丝，与大腹皮同也。

【气味】苦、辛，温，涩，无毒。

【主治】治腹胀，生捣末服，利水谷道。傅疮，生肌肉止痛。烧灰，傅口吻白疮。（苏恭）

宣利五脏六腑壅滞，破胸中气，下水肿，治心痛积聚。（甄权）

除一切风，下一切气，通关节，利九窍，补五劳七伤，健脾调中，除烦，破癥结。（《大明》）

主贲豚膀胱诸气，五膈气，风冷气，脚气，宿食不消。（李珣）

治冲脉为病，气逆里急。（好古）

治泻痢后重，心腹诸痛，大小便气秘，痰气喘急，疗诸疟，御瘴疠。（时珍）

【发明】[元素曰]槟榔味厚气轻，沉而降，阴中阳也。苦以破滞，辛以散邪，泄胸中至高之气，使之下行，性如铁石之沉重，能坠诸药至于下极，故治诸气、后重如神也。

[时珍曰]按罗大经《鹤林玉露》云：岭南人以槟榔代茶御瘴，其功有四：一曰醒能使之醉，盖食之久，则熏然颊赤，若饮酒然，苏东坡所谓"红潮登颊醉槟榔"也。二曰醉能使之醒，盖酒后嚼之，则宽气下痰，余醒顿解，朱晦庵所谓"槟榔收得为祛痰"也。三曰饥能使之饱。四曰饱能使之饥。盖空腹食之，则充然气盛如饱；饱后食之，则饮食快然易消。又且赋性疏通而不泄气，禀味严正而更有余甘，是有德故有是功也。

附方

膀胱诸气。槟榔十二枚，一生一熟，为末。酒煎服之，良。此太医秦鸣鹤方也。（《海药本草》）

脚气胀满，非冷非热，或老人、弱人病此。用槟榔仁为末，以槟榔壳煎汁或茶饮、苏汤或豉汁调服二钱，甚利。（《外台秘要》）

大肠湿闷，肠胃有湿，大便秘塞。大槟榔一枚，麦门冬煎汤磨汁温服。或以蜜汤调末二钱服，亦可。（《普济》）

莲藕

本经上品

【释名】 其根藕，其实莲，其茎叶荷。

【集解】 ［时珍曰］莲藕，荆、扬、豫、益诸处湖泽陂池皆有之。以莲子种者生迟，藕芽种者最易发。

莲实

【释名】 藕实、菂（音吸）、石莲子。

【气味】 甘，平，涩，无毒。

【主治】 补中养神，益气力，除百疾。久服，轻身耐老，不饥延年。（《本经》）

主五脏不足，伤中，益十二经脉血气。（孟诜）

止渴去热，安心止痢，治腰痛及泄精。多食令人欢喜。（《大明》）

交心肾，厚肠胃，固精气，强筋骨，补虚损，利耳目，除寒湿，止脾泄久痢，赤白浊，女人带下崩中诸血病。（时珍）

【发明】 ［时珍曰］莲产于淤泥，而不为泥染；居于水中，而不为水没。根茎花实，凡品难同；清净济用，群美兼得。自蓇葖而节节生茎，生叶，生花，生藕；由菡萏而生蕊，生莲，生菂，生薏。其莲菂则始而黄，黄而青，青而绿，绿而黑，中含白肉，内隐青心。石莲坚刚，可历永久，薏藏生意，藕复萌芽，展转生生，造化不息，故释氏用为引譬，妙理具存；医家取为服食，百病可却。盖莲之味甘气温而性啬，禀清芳之气，得稼穑之味，乃脾之果也。脾者黄宫，所以交媾水、火，会合木、金者也。土为元气之母，母气既和，津液相成，神乃自生，久视耐老，此其权舆也。昔人治心肾不交，劳伤白浊，有清心莲子饮；补心肾，益精血，有瑞莲丸，皆得此理。

附方

补中强志，益耳目聪明。用莲实半两去皮心，研末，水煮熟，以粳米三合作粥，入末搅匀食。（《圣惠方》）

白浊遗精。用莲肉、白茯苓等分，为末。白汤调服。（《普济》）

小儿热渴。莲实二十枚炒，浮萍二钱半，生姜少许，水煎，分三服。（《圣济总录》）

藕

【气味】 甘，平，无毒。

【主治】 热渴，散留血，生肌。久服令人心欢。（《别录》）

止怒止泄，消食解酒毒，及病后干渴。（藏器）

捣汁服，止闷除烦开胃，治霍乱，破产后血闷。捣膏，罯金疮并伤折，止暴痛。蒸煮食之，大能开胃。（《大明》）

【发明】 ［时珍曰］白花藕大而孔扁

者，生食味甘，煮食不美；红花及野藕，生食味涩，煮蒸则佳。夫藕生于卑污，而洁白自若。质柔而穿坚，居下而有节。孔窍玲珑，丝纶内隐。生于嫩蒻，而发为茎、叶、花、实，又复生芽，以续生生之脉。四时可食，令人心欢，可谓灵根矣。故其所主者，皆心脾血分之疾，与莲之功稍不同云。

附方

时气烦渴。生藕汁一盏，生蜜一合，和匀，细服。（《圣惠》）

上焦痰热。藕汁、梨汁各半盏，和服。（《简便》）

冻脚裂坼。蒸熟藕捣烂涂之。（《普济方》）

尘芒入目。大藕洗捣，绵裹，滴汁入目中，即出也。（《普济方》）

 藕节

【气味】涩，平，无毒。

【主治】消瘀血，解热毒。产后血闷，和地黄研汁，入热酒、小便饮。（《大明》）

能止咳血唾血，血淋溺血，下血血痢血崩。（时珍）

附方

大便下血。藕节晒干研末，人参、白蜜煎汤，调服二钱，日二服。（《全幼心鉴》）

 莲薏

即莲子中青心也。

【释名】苦薏。

【气味】苦，寒，无毒。

【主治】血渴，产后渴，生研末，米饮服二钱，立愈。（士良）

清心去热。（时珍。出《统旨》）

附方

劳心吐血。莲子心七个，糯米二十一粒，为末，酒服。此临安张上舍方也。（是斋《百一方》）

小便遗精。莲子心一撮，为末，入辰砂一分。每服一钱，白汤下，日二。（《医林集要》）

 莲花

【释名】芙蓉、芙蕖、水华。

【气味】苦、甘、温，无毒。

【主治】镇心益色。驻颜轻身。（《大明》）

附方

天泡湿疮。荷花贴之。（《简便方》）

 莲房

【释名】莲蓬壳。

【气味】苦、涩，温，无毒。

【主治】治血胀腹痛，及产后胎衣不下，酒煮服之。水煮服之，解野菌毒。（藏器）

止血崩、下血、溺血。（时珍）

附方

经血不止。瑞莲散：用陈莲蓬壳烧存性，研末。每服二钱，热酒下。（《妇人经验方》）

小便血淋。莲房烧存性，为末，入麝香少许。每服二钱半，米饮调下，日二。（《经验方》）

荷叶

【释名】嫩者荷钱、贴水者藕荷、出水者芰荷、蒂名荷鼻。

【气味】苦，平，无毒。

【主治】止渴，落胞破血，治产后口干，心肺躁烦。（《大明》）

生发元气，裨助脾胃，涩精滑，散瘀血，消水肿痈肿，发痘疮，治吐血咯血衄血，下血溺血血淋，崩中，产后恶血，损伤败血。（时珍）

附方

脚膝浮肿。荷叶心、藁本等分，煎汤，淋洗之。（《永类方》）

漆疮作痒。干荷叶煎汤，洗之良。（《集验方》）

偏头风痛。升麻、苍术各一两，荷叶一个，水二钟，煎一钟，食后温服。或烧荷叶一个，为末，以煎汁调服。（《简便方》）

秦椒

本经中品

释名 大椒、花椒。

集解 ［时珍曰］秦椒，花椒也。始产于秦，今处处可种，最易蕃衍。

椒红

【气味】辛，温，有毒。

【主治】除风邪气，温中，去寒痹，坚齿发，明目。久服，轻身好颜色，耐老增年通神。（《本经》）

疗喉痹吐逆疝瘕，去老血，产后余疾腹痛，出汗，利五脏。（《别录》）

上气咳嗽，久风湿痹。（孟诜）

能下肿湿气。（震亨）

附方

膏癃尿多，其人饮少。用秦椒一分出汗，瓜蒂二分，为末。水服方寸匕，日三服。（《伤寒类要》）

手足心肿。椒、盐末等分，醋和傅之，良。（《肘后方》）

久患口疮。大椒去闭口者，水洗面拌，煮作粥，空腹吞之，以饭压下。重者可再服，以瘥为度。（《食疗本草》）

牙齿风痛。秦椒煎醋含漱。（孟诜《食疗》）

榛

宋 开 宝

释名 ［时珍曰］关中甚多此果。关中，秦地也。榛之从秦，盖取此意。

集解 ［时珍曰］按陆机《诗疏》云：榛有两种，一种大小枝叶皮树皆如栗，而子小，形如橡子，味亦如栗，枝茎可以为烛；一种高丈余，枝叶如木蓼，子作胡桃味，辽、代、上党甚多，久留亦易油坏者也。

 仁

【气味】甘，平，无毒。

【主治】益气力，实肠胃，令人不饥健行。（《开宝》）

止饥，调中开胃，甚验。（《大明》）

阳桃

纲 目

释名 五棱子、五敛子。

集解 ［时珍曰］五敛子出岭南及闽中，闽人呼为阳桃。其大如拳，其色青黄润绿，形甚诡异，状如田家碌碡，上有五棱如刻起，作剑脊形。皮肉脆软，其味初酸久甘，其核如柰。

 实

【气味】酸、甘、涩，平，无毒。

【主治】风热，生津止渴。（时珍）

吴茱萸

释名 ［藏器曰］茱萸南北总有，入药以吴地者为好，所以有吴之名也。

集解 ［时珍曰］茱萸枝柔而肥，叶长而皱，其实结于梢头，累累成簇而无核，与椒不同。一种粒大，一种粒小，小者入药为胜。

【气味】辛，温，有小毒。

【主治】利五脏，去痰冷逆气，饮食不消，心腹诸冷绞痛，中恶心腹痛。（《别录》）

下产后余血，治肾气、脚气水肿，通关节，起阳健脾。（《大明》）

主痢，止泻，厚肠胃，肥健人。（孟诜）

治痞满塞胸，咽膈不通，润肝燥脾。（好古）

开郁化滞，治吞酸，厥阴痰涎头痛，阴毒腹痛，疝气血痢，喉舌口疮。（时珍）

【发明】［时珍曰］茱萸辛热，能散能温；苦热，能燥能坚。故其所治之症，皆取其散寒温中、燥湿解郁之功而已。

附方

妇人阴寒，十年无子者。用吴茱萸、川椒各一升，为末，炼蜜丸弹子大。绵裹内阴中，日再易之。但子宫开，即有子也。（《经心录》）

多年脾泄。老人多此，谓之水土同化。吴茱萸三钱泡过，入水煎汁，入盐少许，通口服。（孙氏《仁存方》）

叶

【气味】辛、苦，热，无毒。

【主治】治大寒犯脑，头痛，以酒拌叶，袋盛蒸熟，更互枕熨之，痛止为度。（时珍）

根 及 白 皮

【气味】同叶。

【主治】治中恶腹中刺痛，下痢不禁，疗漆疮。（甄权）

芡实

本经上品

[释名] 鸡头、雁喙、水流黄。[弘景曰]此即今芡子也。茎上花似鸡冠，故名鸡头。

[集解] [时珍曰]芡茎三月生叶贴水，大于荷叶，皱纹如縠，蹙衄如沸，面青背紫，茎、叶皆有刺。其茎长至丈余，中亦有孔有丝，嫩者剥皮可食。

【修治】 [时珍曰]新者煮食良。入涩精药，连壳用亦可。

【气味】 甘，平，涩，无毒。

【主治】 湿痹，腰脊膝痛，补中，除暴疾，益精气，强志，令耳目聪明。久服，轻身不饥，耐老神仙。（《本经》）

止渴益肾，治小便不禁，遗精白浊带下。（时珍）

【发明】 [弘景曰]仙方取此合莲实饵之，甚益人。

[恭曰]作粉食，益人胜于菱也。

[颂曰]取其实及中子，捣烂暴干，再捣筛末，熬金樱子煎和丸服之，云补下益人，谓之水陆丹。

[时珍曰]按《孙升谈圃》云：芡本不益人，而俗谓之水流黄河也。盖人之食芡，必咀嚼之，终日嗫嗫。而芡味甘平，腴而不腻。食之者能使华液流通，转相灌溉，其功胜于乳石也。

附方

鸡头粥益精气，强志意，利耳目。鸡头实三合，煮熟去壳，粳米一合煮粥，日日空心食。（《经验》）

四精丸治思虑、色欲过度，损伤心气，小便数，遗精。用秋石、白茯苓、芡实、莲肉各二两，为末，蒸枣和，丸梧子大。每服三十丸，空心盐汤送下。（《永类方》）

分清丸治浊病。用芡实粉、白茯苓粉，黄蜡化蜜和，丸梧桐子大。每服百丸，盐汤下。（《摘玄方》）

【气味】 咸、甘，平，无毒。

【主治】 止烦渴，除虚热，生熟皆宜。（时珍）

【气味】 同茎。

【主治】 小腹结气痛，煮食之。（士良）

李时珍曰：太古民无粒食，茹毛饮血。神农氏出，始尝草别谷，以教民耕蓺；又尝草别药，以救民疾夭。轩辕氏出，教以烹饪，制为方剂，而后民始得遂养生之道。《周官》有五谷、六谷、九谷之名，诗人有八谷、百谷之咏，谷之类可谓繁矣。《素问》云：五谷为养。麻、麦、稷、黍、豆，以配肝、心、脾、肺、肾。职方氏辨九州之谷，地官辨土宜穜穋之种，以教稼穑树蓺，皆所以重民天也。五方之气，九州之产，百谷各异其性，岂可终日食之而不知其气味损益乎。

谷部

纲目 本草

大豆

本经中品

释名 俗作菽。[时珍曰]豆、菽皆荚谷之总称也。篆文菽，象荚生附茎下垂之形。豆象子在荚中之形。

集解 [时珍曰]大豆有黑、白、黄、褐、青、斑数色：黑者名乌豆，可入药，及充食，作豉；黄者可作腐，榨油，造酱；余但可作腐及炒食而已。

【气味】甘，平，无毒。

【主治】逐水胀，除胃中热痹，伤中淋露，下瘀血，散五脏结积内寒。杀乌头毒。炒为屑，主胃中热，除痹去肿，止腹胀消谷。（《别录》）

炒黑，热投酒中饮之，治风痹瘫缓口噤，产后头风。食罢生吞半两，去心胸烦热，热风恍惚，明目镇心，温补。久服，好颜色，变白不老。煮食性寒，下热气肿，压丹石烦热，消肿。（藏器）

主中风脚弱，产后诸疾。同甘草煮汤饮，去一切热毒气，治风毒脚气。煮食，治心痛筋挛膝痛胀满。同桑柴灰汁煮食，下水鼓腹胀。和饭捣，涂一切毒肿。疗男女人阴肿，以绵裹纳之。（孟诜）

治肾病，利水下气，制诸风热，活血，解诸毒。（时珍）

【发明】[时珍曰]按《养老书》云：李守愚每晨水吞黑豆二七枚，谓之五脏谷，到老不衰。夫豆有五色，各治五脏。惟黑豆属水性寒，为肾之谷，入肾功

多，故能治水消胀下气，制风热而活血解毒，所谓同气相求也。

附方

男子便血。黑豆一升，炒焦研末，热酒淋之，去豆饮酒，神效。（《活人心统》）

折伤堕坠，瘀血在腹，气短。大豆五升，水一斗，煮汁二升，顿服。剧者不过三作。（《千金方》）

小儿头疮。黑豆炒存性研，水调傅之。（《普济方》）

【主治】生用，疗痘疮目翳。嚼烂，傅小儿尿灰疮。（时珍）

【主治】捣傅蛇咬，频易即瘥。（时

珍。出《广利方》）

【发明】［时珍曰］按《抱朴子内篇》云：相国张文蔚庄内有鼠狼穴，养四子为蛇所吞。鼠狼雌雄情切，乃于穴外坋土壅穴。俟蛇出头，度其回转不便，当腰咬断而劈腹，衔出四子，尚有气。置于穴外，衔豆叶嚼而傅之，皆活。后人以豆叶治蛇咬，盖本于此。

【主治】主目盲，翳膜。（时珍）

宋开宝

　释名　［时珍曰］绿以色名也。旧本作菉者，非矣。

　集解　［时珍曰］绿豆处处种之。北人用之甚广，可作豆粥、豆饭、豆酒，炒食、炒食，磨而为面，澄滤取粉，可以作饵顿糕，荡皮搓索，为食中要物。以水浸湿生白芽，又为菜中佳品。牛马之食亦多赖之。真济世之良谷也。

【气味】甘，寒，无毒。

【主治】治寒热热中，止泄痢卒澼，利小便胀满。（思邈）

厚肠胃。作枕，明目，治头风头痛。除吐逆。（《日华》）

补益元气，和调五脏，安精神，行十二经脉，去浮风，润皮肤，宜常食之。煮汁，止消渴。（孟诜）

治痘毒，利肿胀。（时珍）

【发明】［时珍曰］绿豆肉平皮寒，解金石、砒霜、草木一切诸毒，宜连皮生研水服。

附方

赤痢不止。以大麻子，水研滤汁，煮绿豆食之，极效。粥食亦可。（《必效方》）

老人淋痛。青豆二升，橘皮二两，煮豆粥，下麻子汁一升，空心渐食之，并饮其汁，甚验。（《养老书》）

消渴饮水。绿豆煮汁，并作粥食。（《普济方》）

小儿丹肿。绿豆五钱，大黄二钱，为末，用生薄荷汁入蜜调涂。（《全幼心鉴》）

心气疼痛。绿豆廿一粒，胡椒十四粒，同研，白汤调服即止。（《朱氏集验方》）

多食易饥。绿豆、黄麦、糯米各一升，炒熟磨粉。每以白汤服一杯，三五日见效。（《朱氏集验方》）

 绿豆粉

【气味】甘，凉、平，无毒。

【主治】解诸热，益气，解酒食诸毒，治发背痈疽疮肿，及汤火伤灼。（吴瑞）

痘疮湿烂不结痂疕者，干扑之良。（宁原）

【发明】［时珍曰］绿豆色绿，小豆之属木者也，通于厥阴、阳明。其性稍平，消肿治痘之功虽同赤豆，而压热解毒之力过之。且益气，厚肠胃，通经脉，无久服枯人之忌。但以作凉粉，造豆酒，或偏于冷，或偏于热，能致人病，皆人所为，非豆之咎也。豆粉须以绿色粘腻者为真。外科治痈疽有内托护心散，极言其神效，丹溪朱氏有论发挥。

附方

解烧酒毒。绿豆粉荡皮，多食之即解。（《卫生易简》）

暑月痱疮。绿豆粉二两，滑石一两，和匀扑之。一加蛤粉二两。（《简易方》）

疮气呕吐。绿豆粉三钱，干胭脂半钱，研匀。新汲水调下，一服立止。（《普济》）

打扑损伤。用绿豆粉新铫炒紫，新汲井水调傅，以杉木皮缚定，其效如神。此汀人陈氏梦传之方。（《澹寮方》）

一切肿毒初起。用绿豆粉炒黄黑色，猪牙皂荚一两，为末，用米醋调敷之。皮破者油调之。（邵真人《经验方》）

 豆皮

【气味】甘，寒，无毒。

【主治】解热毒，退目翳。（时珍）

附方

通神散治痫痘目生翳。绿豆皮、白菊花、谷精草等分，为末。每用一钱，以干柿饼一枚，粟米泔一盏，同煮干。食柿，日三服。浅者五七日见效，远者半月见效。（《直指方》）

 豆荚

【主治】赤痢经年不愈，蒸熟，随意食之良。（时珍。出《普济》）

 豆芽

【气味】甘，平，无毒。

【主治】解酒毒热毒，利三焦。（时珍）

赤小豆

| 释名 | 赤豆、红豆。

| 集解 [时珍曰] 此豆以紧小而赤黯色者入药，其稍大而鲜红、淡红色者，并不治病。

【气味】甘、酸，平，无毒。

【主治】疗寒热热中消渴，止泄痢，利小便，下腹胀满，吐逆卒澼。（《别录》）

治热毒，散恶血，除烦满，通气，健脾胃，令人美食。捣末同鸡子白，涂一切热毒痈肿。煮汁，洗小儿黄烂疮，不过三度。（权）

散气，去关节烦热，令人心孔开。暴痢后，气满不能食者，煮食一顿即愈。和鲤鱼煮食，甚治脚气。（诜）

辟瘟疫，治产难，下胞衣，通乳汁。和鲤鱼、蠡鱼、鲫鱼、黄雌鸡煮食，并能利水消肿。（时珍）

【发明】[颂曰] 水气、脚气最为急用。有人患脚气，以袋盛此豆，朝夕践踏展转之，久久遂愈。

[好古曰] 治水者惟知治水，而不知补胃，则失之壅滞。赤小豆消水通气而健脾胃，乃其药也。

[时珍曰] 赤小豆小而色赤，心之谷也。其性下行，通乎小肠，能入阴分，治有形之病。故行津液，利小便，消胀除肿止吐，而治下痢肠澼，解酒病，除寒热痈肿，排脓散血，而通乳汁，下胞衣产难，皆病之有形者。久服则降令太过，津血渗泄，所以令人肌瘦身重也。其吹鼻瓜蒂散

以辟瘟疫用之，亦取其通气除湿散热耳。或言共工氏有不才子，以冬至死为疫鬼，而畏赤豆，故于是日作小豆粥厌之，亦傅会之妄说也。

附方

小儿不语，四五岁不语者。赤小豆末，酒和，傅舌下。（《千金》）

频致堕胎。赤小豆末，酒服方寸匕，日二服。（《千金》）

乳汁不通。赤小豆煮汁饮之。（《产书》）

热毒下血，或因食热物发动。赤小豆末，水服方寸匕。（《梅师方》）

中酒呕逆。赤小豆煮汁，徐徐饮之。（《食鉴本草》）

 叶

【主治】去烦热，止小便数。（《别录》）

煮食明目。（《日华》）

【发明】［时珍曰］小豆利小便，而藿止小便，与麻黄发汗而根止汗同意，物理之异如此。

 附方

小便频数。小豆叶一斤，入豉汁中煮，和作羹食之。（《心镜》）

小儿遗尿。小豆叶捣汁服之。（《千金》）

 芽

【主治】妊娠数月，经水时来，名曰漏胎；或因房室，名曰伤胎。用此为末，温酒服方寸匕，日三，得效乃止。（时珍。出《普济》）

小麦

别录中品

释名 来。［时珍曰］许氏《说文》云：天降瑞麦，一来二秄，象芒刺之形，天所来也。如足行来，故麦字从来。

集解 ［时珍曰］北人种麦漫撒，南人种麦撮撒。北麦皮薄面多，南麦反此。

 小麦

【气味】甘，微寒，无毒。

【主治】除客热，止烦渴咽燥，利小便，养肝气，止漏血唾血。（《别录》）

养心气，心病宜食之。（思邈）

煎汤饮，治暴淋。（宗奭）

陈者煎汤饮，止虚汗。（时珍）

【发明】［时珍曰］按《素问》云：麦属火，心之谷也。郑玄云：麦有孚甲，属木。许慎云：麦属金，金王而生，火王而死。三说各异。而《别录》云，麦养肝气，与郑说合。孙思邈云，麦养心气，与《素问》合。夷考其功，除烦、止渴、收汗、利溲、止血，皆心之病也，当以《素问》为准。盖许以时，郑以形，而《素问》以功性，故立论不同尔。

[震亨曰]饥年用小麦代谷，须晒燥，以少水润，春去皮，煮为饭食，可免面热之患。

即水淘浮起者，焙用。

【气味】甘、咸，寒，无毒。

【主治】益气除热，止自汗盗汗，骨蒸虚热，妇人劳热。（时珍）

【主治】时疾热疮，汤火疮烂，扑损伤折瘀血，醋炒罯贴之。（《日华》）

和面作饼，止泄痢，调中去热健人。以醋拌蒸热，袋盛，包熨人马冷失腰脚伤折处，止痛散血。（藏器）

醋蒸，熨手足风湿痹痛，寒湿脚气，互易至汗出，并良。末服，止虚汗。（时珍）

【发明】[时珍曰]麸乃麦皮也，与浮麦同性，而止汗之功次于浮麦，盖浮麦无肉也。凡人身体疼痛及疮疡肿烂沾渍，或小儿暑月出痘疮，溃烂不能着席睡卧者，并用夹褥盛麸缝合藉卧，性凉而软，诚妙法也。

【气味】甘，温，有微毒。

【主治】补虚。久食，实人肤体，厚肠胃，强气力。（藏器）

水调服，治人中暑，马病肺热。（宗奭）

傅痈肿损伤，散血止痛。生食，利大肠。水调服，止鼻衄吐血。（时珍）

【发明】[诜曰]面有热毒者，多是陈黦之色，又为磨中石末在内故也。但杵食之，即良。

[藏器曰]面性热，惟第二磨者凉，为其近麸也。河渭以西，白麦面性凉，以其春种，阙二气也。

[颖曰]东南卑湿，春多雨水，麦已受湿气，又不曾出汗，故食之作渴，动风气，助湿发热。西北高燥，春雨又少，麦不受湿，复入地窖出汗，北人禀厚少湿，故常食而不病也。

[时珍曰]北面性温，食之不渴；南面性热，食之烦渴；西边面性凉，皆地气使然也。吞汉椒，食萝卜，皆能解其毒。医方中往往用飞罗面，取其无石末而性平易尔。陈麦面，水煮食之，无毒。以糟发胀者，能发病发疮，惟作蒸饼和药，取

本草纲目

谷部

小麦

二三七

其易消也。按李鹏飞《延寿书》云：北多霜雪，故面无毒；南方雪少，故面有毒。顾元庆《檐曝偶谈》云：江南麦花夜发，故发病；江北麦花昼发，故宜人。又曰：鱼稻宜江淮，羊面宜京洛，亦五方有宜不宜也。面性虽热，而寒食日以纸袋盛悬风处，数十年亦不坏，则热性皆去而无毒矣。入药尤良。

附方

热渴心闷。温水一盏，调面一两，饮之。（《圣济总录》）

远行脚趼成泡者。水调生面涂之，一夜即平。（《海上》）

白秃头疮。白面、豆豉和研，酢和傅之。（《普济方》）

麦粉

【气味】甘，凉，无毒。

【主治】补中，益气脉，和五脏，调经络。又炒一合，汤服，断下痢。（孟诜）

醋熬成膏，消一切痈肿、汤火伤。（时珍）

麦苗

《拾遗》。

【气味】辛，寒，无毒。

【主治】消酒毒暴热，酒疸目黄，并捣烂绞汁日饮之。又解蛊毒，煮汁滤服。（藏器）

除烦闷，解时疾狂热，退胸膈热，利小肠。作齑食，甚益颜色。（《日华》）

梁

别 录 中 品

释名 ［时珍曰］梁者，良也，谷之良者也。或云种出自梁州，或云梁米性凉，故得梁名，皆各执己见也。

集解 ［颂曰］梁者，粟类也。粟虽粒细而功用则无别也。

黄梁米

《别录》中品。

【气味】甘，平，无毒。

【主治】益气，和中，止泄。（《别录》）

去客风顽痹。（《日华》）

止霍乱下痢，利小便，除烦热。（时珍）

附方

小儿生疮，满身面如火烧。以黄粱米研粉，和蜜水调之，以瘥为度。（《外台》）

《别录》中品。

【气味】甘，微寒，无毒。

【主治】除热，益气。（《别录》）
除胸膈中客热，移五脏气，缓筋骨。凡患胃虚并呕吐食及水者，以米汁二合，生姜汁一合，和服之，佳。（孟诜）
炊饭食之，和中，止烦渴。（时珍）

附方

手足生疣。取白粱米粉，铁铫炒赤研末。以众人唾和涂之，厚一寸，即消。（《肘后》）

《别录》中品。

【气味】甘，微寒，无毒。

【主治】胃痹，热中消渴，止泄痢，利小便，益气补中，轻身长年。煮粥食之。（《别录》）
健脾，治泄精。（《大明》）

附方

补脾益胃。羊肉汤入青粱米、葱、盐，煮粥食。（《正要》）

释名 火麻、黄麻、汉麻。雄者名枲麻、牡麻，雌者名苴麻、荸麻。花名麻勃。

集解 [时珍曰]大麻即今火麻，亦曰黄麻。处处种之，剥麻收子。有雌有雄：雄者为枲，雌者为苴。

[普曰]一名麻花。

【气味】辛，温，无毒。

本草纲目

谷部

大麻

二三九

【主治】一百二十种恶风，黑色遍身苦痒，逐诸风恶血，治女人经候不通。（《药性》）

治健忘及金疮内漏。（时珍）

[时珍曰] 此当是麻子连壳者，故《周礼》朝事之笾供蒉。

【气味】辛，平，有毒。

【主治】利五脏，下血，寒气，破积止痹散脓。久服，通神明，轻身。（《别录》）

【气味】甘，平，无毒。

【主治】治中风汗出，逐水气，利小便，破积血，复血脉，乳妇产后余疾。沐发，长润。（《别录》）

润五脏，利大肠风热结燥及热淋。（士良）

补虚劳，逐一切风气，长肌肉，益毛发，通乳汁，止消渴，催生难产。（《日华》）

利女人经脉，调大肠下痢。涂诸疮癞，杀虫。取汁煮粥食，止呕逆。（时珍）

【主治】熬黑压油，傅头，治发落不生。煎熟，时时啜之，治硫黄毒发身热。时珍。（出《千金方》《外台秘要》）

胡麻

别录上品

【释名】巨胜、方茎、油麻、脂麻。[时珍曰] 古者中国止有大麻，其实为蒉，汉使张骞始自大宛得油麻种来，故名胡麻，以别中国大麻也。

【集解】[时珍曰] 胡麻即脂麻也。有迟、早两种，黑、白、赤三色，其茎皆方。

【气味】甘，平，无毒。

【主治】伤中虚羸，补五内，益气力，长肌肉，填髓脑。久服，轻身不老。（《本经》）

补中益气，润养五脏，补肺气，止心惊，利大小肠，耐寒暑，逐风湿气、游风、头风，治劳气，产后羸困，催生落

胞。细研涂发令长。白蜜蒸饵，治百病。（《日华》）

生嚼涂小儿头疮，煎汤浴恶疮、妇人阴疮，大效。（苏恭）

《嘉佑》。

【气味】甘，大寒，无毒。

【主治】治虚劳，滑肠胃，行风气，通血脉，去头上浮风，润肌肉。食后生啖一合，终身勿辍。又与乳母服之，孩子永不生病。客热，可作饮汁服之。生嚼，傅小儿头上诸疮，良。（孟诜）

【发明】［时珍曰］胡麻取油以白者为胜，服食以黑者为良，胡地者尤妙。取其黑色入通于肾，而能润燥也。赤者状如老茄子，壳厚油少，但可食尔，不堪服食。

附方

白发返黑。乌麻九蒸九晒，研末，枣膏丸，服之。（《千金方》）

头面诸疮。脂麻生嚼傅之。（《普济》）

阴痒生疮。胡麻嚼烂傅之，良。（《肘后》）

妇人乳少。脂麻炒研，入盐少许，食之。（《唐氏》）

腰脚疼痛。新胡麻一升，熬香杵末。日服一小升，服至一斗永瘥。温酒、蜜汤、姜汁皆可下。（《千金》）

小儿急疳。油麻嚼傅之。（《外台》）

手脚酸痛微肿。用脂麻熬研五升，酒一升，浸一宿。随意饮之。（《外台》）

入水肢肿作痛。生胡麻捣涂之。（《千金》）

偶感风寒。脂麻炒焦，乘热擂酒饮

之。暖卧取微汗出良。（《经验后方》）

中暑毒死。救生散：用新胡麻一升，微炒令黑，摊冷为末，新汲水调服三钱。或丸弹子大，水下。（《经验后方》）

呕哕不止。白油麻一大合，清油半斤，煎取三合，去麻温服。（《近效方》）

【气味】甘，寒，无毒。

【主治】五脏邪气，风寒湿痹，益气，补脑髓，坚筋骨。久服，耳目聪明，不饥不老增寿。（《本经》）

作汤沐头，去风润发，滑皮肤，益血色。（《日华》）

祛风解毒润肠。又治飞丝入咽喉者，嚼之即愈。（时珍）

【主治】生秃发。（思邈）

润大肠。人身上生肉疔者，擦之即愈。（时珍）

附方

眉毛不生。乌麻花阴干为末，以乌麻油渍之，日涂。（《外台秘要》）

【主治】烧灰，入点痣去恶肉方中用。（时珍）

附方

小儿盐哮。脂麻秸，瓦内烧存性，出火毒，研末。以淡豆腐蘸食之。（《摘玄方》）

薏苡

李经上品

【释名】解蠡、芑实、薏珠子。[时珍曰]薏苡名义未详。其叶似蠡实叶而解散。又似芑黍之苗，故有解蠡、芑实之名。

【集解】[时珍曰]薏苡人多种之。有二种：一种粘牙者，尖而壳薄，即薏苡也；一种圆而壳厚坚硬者，即菩提子也。

薏苡仁

【气味】甘，微寒，无毒。

【主治】筋急拘挛，不可屈伸，久风湿痹，下气。久服，轻身益气。（《本经》）

除筋骨中邪气不仁，利肠胃，消水肿，令人能食。（《别录》）

健脾益胃，补肺清热，祛风胜湿。炊饭食，治冷气。煎饮，利小便热淋。（时珍）

【发明】[时珍曰]薏苡仁属土，阳明药也，故能健脾益胃。虚则补其母，故肺痿、肺痈用之。筋骨之病，以治阳明为本，故拘挛筋急风痹者用之。土能胜水除湿，故泄痢水肿用之。按古方小续命汤注云：中风筋急拘挛，语迟脉弦者，加薏苡仁。亦扶脾抑肝之义。又《后汉书》云：马援在交趾常饵薏苡实，云能轻身省欲以胜瘴气也。又张师正《倦游录》云：辛稼轩忽患疝疾，重坠大如杯。一道人教以薏珠用东壁黄土炒过，水煮为膏服，数服即消。程沙随病此，稼轩授之亦效。《本草》薏苡乃上品养心药，故此有功。

[颂曰]薏苡仁心肺之药多用之。故范汪治肺痈，张仲景治风湿、胸痹，并有方法。《济生方》治肺损咯血，以熟猪肺切，蘸薏苡仁末，空心食之。薏苡补肺，猪肺引经也。赵君猷言屡用有效。

根

【气味】甘，微寒，无毒。

【主治】治卒心腹烦满及胸胁痛者，锉煮浓汁，服三升乃定。（苏颂。出《肘后方》）

捣汁和酒服，治黄疸有效。（时珍）

附方

经水不通。薏苡根一两，水煎服之。不过数服，效。（《海上方》）

叶

【主治】作饮气香，益中空膈。（苏颂）

暑月煎饮，暖胃益气血。（时珍。出《琐碎录》）

木部

本草

纲目

李时珍曰：木乃植物，五行之一。性有土宜，山谷原隰。肇由气化，爰受形质。乔条苞灌，根叶华实。坚脆美恶，各具太极。色香气味，区辨品类。食备果蔬，材充药器。寒温毒良，宜有考汇。

樟脑

纲目

|释名| 韶脑。

|集解| ［时珍曰］樟脑出韶州、漳州。状似龙脑，白色如雪，樟树脂膏也。

【气味】 辛，热，无毒。

【主治】 通关窍，利滞气，治中恶邪气，霍乱心腹痛，寒湿脚气，疥癣风瘙，龋齿，杀虫辟蠹。着鞋中，去脚气。（时珍）

【发明】 ［时珍曰］樟脑纯阳，与焰硝同性，水中生火，其焰益炽，今丹炉及烟火家多用之。辛热香窜，禀龙火之气，去湿杀虫，此其所长。

附方

小儿秃疮。韶脑一钱，花椒二钱，脂麻二两，为末。以退猪汤洗后，搽之。（《简便方》）

牙齿虫痛。用韶脑、朱砂等分，擦之神效。（《普济方》）

柏

本经上品

|释名| 椈（音菊）、侧柏。

［李时珍曰］按魏子才《六书精蕴》云：万木皆向阳，而柏独西指，盖阴木而有贞德者，故字从白。白者，西方也。

|集解| ［时珍曰］《史记》言：松柏为百木之长。其树耸直，其皮薄，其肌腻，其花细琐，其实成梂，状如小铃，霜后四裂，中有数子，大如麦粒，芬香可爱。

柏实

【气味】 甘，平，无毒。

【主治】 惊悸益气，除风湿，安五

脏。久服，令人润泽美色，耳目聪明，不饥不老，轻身延年。（《本经》）

疗恍惚，虚损吸吸，历节腰中重痛，益血止汗。（《别录》）

养心气，润肾燥，安魂定魄，益智宁神。烧沥，泽头发，治疥癣。（时珍）

【发明】［王好古曰］柏子仁，肝经气分药也。又润肾，古方十精丸用之。

［时珍曰］柏子仁性平而不寒不燥，味甘而补，辛而能润，其气清香，能透心肾，益脾胃，盖仙家上品药也，宜乎滋养之剂用之。

附方

肠风下血。柏子十四个捶碎，囊贮浸好酒三盏，煎八分服，立止。（《普济方》）

小儿㿉啼，惊痫腹满，大便青白色。用柏子仁末，温水调服一钱。（《圣惠方》）

老人虚秘。柏子仁、松子仁、大麻仁等分，同研，溶蜜蜡丸梧子大。以少黄丹汤，食前调服二三十丸，日二服。（寇宗奭）

【气味】苦，微温，无毒。

【主治】吐血衄血，痢血崩中赤白，轻身益气，令人耐寒暑，去湿痹，止饥。（《别录》）

治冷风历节疼痛，止尿血。（甄权）

炙，罨冻疮。烧取汁涂头，黑润鬓发。（《大明》）

附方

小便尿血。柏叶、黄连焙研，酒服三钱。（《济急方》）

月水不断。侧柏叶（炙）、芍药等分。每用三钱，水、酒各半，煎服。（《圣济总录》）

汤火烧灼。柏叶生捣涂之，系定二三日，止痛灭瘢。（《本草图经》）

鼠瘘核痛未成脓。以柏叶捣涂，熬盐熨之，令气下即消。（姚僧坦《集验方》）

头发不生。侧柏叶阴干，作末，和麻油涂之。（《梅师方》）

头发黄赤。生柏叶末一升，猪膏一斤和，丸弹子大，每以布裹一丸，纳泔汁中化开，沐之。一月，色黑而润矣。（《圣惠方》）

中风不省。柏叶一握去枝，葱白一握连根研如泥，无灰酒一升，煎一二十沸，温服。如不饮酒，分作四五服，方进他药。（《杨氏家藏方》）

忧恚呕血，烦满少气，胸中疼痛。柏叶为散，米饮调服二方寸匕。（《圣惠方》）

【主治】煮汁酿酒，去风痹、历节风。烧取渣油，疗疥癣及虫癞良。（苏恭）

【主治】身面疣目，同松脂研匀涂之，数夕自失。（《圣惠》）

【气味】苦，平，无毒。

【主治】火灼烂疮，长毛发。（《别录》）

松

别 录 上 品

释名 ［时珍曰］按王安石《字说》云：松柏为百木之长。松犹公也，柏犹伯也。故松从公，柏从白。

集解 ［时珍曰］松树磥砢修耸多节，其皮粗厚有鳞形，其叶后凋。二三月抽蕤生花，长四五寸，采其花蕊为松黄。结实状如猪心，叠成鳞砌，秋老则子长鳞裂。然叶有二针、三针、五针之别。三针者为栝子松，五针者为松子松。

 松 脂

【别名】松膏、松肪、松胶、松香、沥青。

【气味】苦、甘，温，无毒。

【主治】痈疽恶疮，头疡白秃，疥瘙风气，安五脏，除热。久服，轻身不老延年。（《本经》）

除胃中伏热，咽干消渴，风痹死肌。炼之令白。其赤者，主恶痹。（《别录》）

除邪下气，润心肺，治耳聋。古方多用辟谷。（《大明》）

强筋骨，利耳目，治崩带。（时珍）

【发明】［弘景曰］松、柏皆有脂润，凌冬不凋，理为佳物，服食多用，但人多轻忽之尔。

［时珍曰］松叶、松实，服饵所须；松节、松心，耐久不朽。松脂则又树之津液精华也。在土不朽，流脂日久，变为琥珀，宜其可以辟谷延龄。

附方

久聋不听。炼松脂三两，巴豆一两，和捣成丸。薄绵裹塞，一日二度。（《梅师方》）

疥癣湿疮。松胶香研细，少入轻粉。先以油涂疮，糁末在上，一日便干。顽者三二度愈。（《刘涓子鬼遗方》）

 松 节

【气味】苦，温，无毒。

【主治】百节久风，风虚脚痹疼痛。（《别录》）

酿酒，主脚弱，骨节风。（弘景）

炒焦，治筋骨间病，能燥血中之湿。（震亨）

治风蛀牙痛，煎水含漱，或烧灰日揩，有效。（时珍）

【发明】［时珍曰］：松节，松之骨也。质坚气劲，久亦不朽，故筋骨间风湿诸病宜之。

附方

历节风痛，四肢如解脱。松节酒：用二十斤，酒五斗，浸三七日。每服一合，日五六服。（《外台》）

阴毒腹痛。油松木七块，炒焦，冲酒二钟，热服。（《集简方》）

松叶

【别名】松毛。

【气味】苦，温，无毒。

【主治】风湿疮，生毛发，安五脏，守中，不饥延年。（《别录》）

炙署冻疮风湿疮，佳。（《大明》）

去风痛脚痹，杀米虫。（时珍）

附方

历节风痛。松叶捣汁一升，以酒三升，浸七日。服一合，日三服。（《千金方》）

松花

【别名】松黄。

【气味】甘，温，无毒。

【主治】润心肺，益气，除风止血。亦可酿酒。（时珍）

槐

李经上品

释名 ［时珍曰］按《周礼》外朝之法，面三槐，三公位焉。吴澄注云：槐之言怀也，怀来人于此也。

集解 ［时珍曰］槐之生也，季春五日而兔目，十日而鼠耳，更旬而始规，二旬而叶成。初生嫩芽可炸熟，水淘过食，亦可作饮代茶。

槐实

【气味】苦，寒，无毒。

【主治】五内邪气热，止涎唾，补绝伤，火疮，妇人乳瘕，子藏急痛。（《本经》）

杀虫去风。合房阴干煮饮，明目，除热泪，头脑心胸间热风烦闷，风眩欲倒，心头吐涎如醉，漾漾如舡车上者。（藏器）

治丈夫、妇人阴疮湿痒。（《大明》）

治口齿风，凉大肠，润肝燥。（李杲）

【发明】［好古曰］槐实纯阴，肝经气分药也。治证与桃仁同。

附方

目热昏暗。槐子、黄连二两，为末，蜜丸梧子大。每浆水下二十丸，日二服。（《圣济总录》）

大热心闷。槐子烧末，酒服方寸匕。（《千金方》）

槐花

【气味】苦，平，无毒。

【主治】五痔，心痛眼赤，杀腹脏虫，及皮肤风热，肠风泻血，赤白痢，并炒研服。（《大明》）

凉大肠。（元素）

炒香频嚼，治失音及喉痹，又疗吐血衄血，崩中漏下。（时珍）

附方

杨梅毒疮。槐花四两略炒，入酒二盏，煎十余沸，热服。胃虚寒者勿用。（《集简方》）

叶

【气味】苦，平，无毒。

【主治】煎汤，治小儿惊痫壮热，疥癣及疔肿。皮、茎同用。（《大明》）

邪气产难绝伤，及瘾疹牙齿诸风，采嫩叶食。（孟诜）

附方

肠风痔疾。用槐叶一斤，蒸熟晒干研末，煎饮代茶。久服明目。（《食医心镜》）

枝

【气味】同叶。

【主治】洗疮及阴囊下湿痒。八月断大枝，候生嫩蘖，煮汁酿酒，疗大风痿痹甚效。（《别录》）

青枝烧沥，涂癣。煅黑，揩牙去虫。煎汤，洗痔核。（颂）

治赤目、崩漏。（时珍）

附方

九种心痛。当太岁上取新生槐枝一握，去两头，用水三大升，煎服一升，顿服。（《千金》）

木皮、根白皮

【气味】苦，平，无毒。

【主治】治中风皮肤不仁，浴男子阴疝卵肿，浸洗五痔，一切恶疮，妇人产门痒痛，及汤火疮。煎膏，止痛长肉，消痈肿。（《大明》）

附方

中风身直，不得屈申反复者。取槐皮黄白者切之，以酒或水六升，煮取二升，稍稍服之。（《肘后方》）

风虫牙痛。槐树白皮一握切，以酪一升煮，去滓，入盐少许，含漱。（《广济方》）

阴下湿痒。槐白皮炒，煎水日洗。（《生生方》）

痔疮有虫作痒，或下脓血。多取槐白皮浓煮汁，先熏后洗。良久欲大便，当有虫出，不过三度即愈。仍以皮为末，绵裹纳下部中。（《梅师方》）

柳

本经下品

［释名］ 小杨、杨柳。［时珍曰］杨枝硬而扬起，故谓之杨；柳枝弱而垂流，故谓之柳，盖一类二种也。

［集解］ ［时珍曰］杨柳，纵横倒顺插之皆生。春初生柔荑，即开黄蕊花。至春晚叶长成后，花中结细黑子，蕊落而絮出，如白绒，因风而飞。

柳华

【释名】柳絮。

【气味】苦，寒，无毒。

【主治】风水黄疸，面热黑。（《本经》）痂疥恶疮金疮。柳实：主溃痈，逐脓血。子汁：疗渴。（《别录》）

华：主止血，治湿痹，四肢挛急，膝痛。（甄权）

【发明】［弘景曰］柳华熟时，随风状如飞雪，当用其未舒时者。子亦随花飞止，应水渍汁尔。

［藏器曰］《本经》以柳絮为花，其误甚矣。花即初发时黄蕊，其子乃飞絮也。

［承曰］柳絮可以捍毡，代羊毛为茵褥，柔软性凉，宜与小儿卧尤佳。

［宗奭曰］柳花黄蕊干时絮方出，收之贴灸疮良。絮之下连小黑子，因风而起，得水湿便生，如苦荬、地丁之花落结子成絮。古人以絮为花，谓花如雪者，皆误矣。藏器之说是。又有实及子汁之文，诸家不解，今人亦不见用。

［时珍曰］《本经》主治风水黄疸者，柳花也。《别录》主治恶疮金疮、溃痈逐脓血，《药性论》止血疗痹者，柳絮及实也。花乃嫩蕊，可捣汁服。子与絮连，难以分别，惟可贴疮止血裹痹之用。所谓子汁疗渴者，则连絮浸渍，研汁服之尔。又崔寔《四民月令》言三月三日及上除日，采絮愈疾，则入药多用絮也。

附方

吐血咯血。柳絮焙研，米饮服一钱。（《经验方》）

面上脓疮。柳絮、腻粉等分，以灯盏油调涂。（《普济方》）

脚多汗湿。杨花着鞋及袜内穿之。（《摘玄》）

叶

【气味】同华。

【主治】恶疥痂疮马疥，煎煮洗之，立愈。又疗心腹内血，止痛。（《别录》）

煎水，洗漆疮。（弘景）

疗白浊，解丹毒。（时珍）

肿瘑痒。煮酒，漱齿痛。（苏恭）

煎服，治黄疸白浊。酒煮，熨诸痛肿，祛风止痛消肿。（时珍）

附方

眉毛脱落。垂柳叶阴干为末，每姜汁于铁器中调，夜夜摩之。（《圣惠方》）

附方

黄疸初起。柳枝煮浓汁半升，顿服。（《外台秘要》）

耳痛有脓。柳根细切，熟捣封之，燥即易之。（《斗门方》）

枝及根白皮

【气味】同华。

【主治】痰热淋疾。可为浴汤，洗风

本经中品

释名 ［时珍曰］竹字象形。许慎《说文》云：竹，冬生艸也。故字从倒艸。

集解 ［时珍曰］竹惟江河之南甚多，故曰九河鲜有，五岭实繁。

淡竹叶

【气味】辛，平、大寒，无毒。

【主治】胸中痰热，咳逆上气。（《别录》）

吐血，热毒风，止消渴，压丹石毒。（甄权）

消痰，治热狂烦闷，中风失音不语，壮热头痛头风，止惊悸，温疫迷闷，妊妇头旋倒地，小儿惊痫天吊。（《大明》）

凉心经，益元气，除热缓脾。（元素）

煎浓汁，漱齿中出血，洗脱肛不收。（时珍）

苦竹叶

【气味】苦，冷，无毒。

【主治】口疮目痛，明目利九窍。（《别录》）

治不睡，止消渴，解酒毒，除烦热，发汗，疗中风喑哑。（《大明》）

杀虫。烧末，和猪胆，涂小儿头疮耳疮疥癣；和鸡子白，涂一切恶疮，频用取效。（时珍）

【发明】［杲曰］竹叶辛苦寒，可升可降，阳中阴也。其用有二：除新久风邪之烦热，止喘促气胜之上冲。

【主治】呕哕，温气寒热，吐血崩中。（《别录》）

止肺痿唾血鼻衄，治五痔。（甄权）

噎膈。（孟诜）

伤寒劳复，小儿热痫，妇人胎动。（时珍）

附方

上气发热，因奔趁走马后，饮冷水所致者。竹叶三斤，橘皮三两，水一斗，煮五升，细服。三日一剂。（《肘后方》）

【主治】下热壅。（孟诜）

水煎服，止尿血。（时珍）

【主治】除烦热，解丹石发热渴，煮汁服。（藏器）

消痰祛风热，惊悸迷闷，小儿惊痫。（《大明》）

同叶煎汤，洗妇人子宫下脱。（时珍）

【气味】甘，大寒，无毒。

【主治】暴中风风痹，胸中大热，止烦闷，消渴，劳复。（《别录》）

治子冒风痉，解射罔毒。（时珍）

【主治】煮汁服，安胎，止产后烦热。（时珍）

【主治】下心肺五脏热毒气。锉一斤，水五升，煮汁一升，分三服。（孟诜）

【主治】口疮目痛，明目，利九窍。（《别录》）

功同淡竹。（《大明》）

治齿疼。（时珍）

【主治】通神明，轻身益气。（《本经》）

【发明】［弘景曰］竹实出蓝田。江东乃有花而无实，顷来斑斑有实，状如小麦，可为饭食。

［时珍曰］按陈藏器《本草》云：竹肉一名竹实，生苦竹枝上，大如鸡子，似肉脔，有大毒。须以灰汁煮二度，炼讫，乃依常菜茹食。炼不熟，则戟人喉出血，手爪尽脱也。此说与陈承所说竹实相似，恐即一物，但苦竹上者有毒尔。与竹米之竹实不同。

附方

产后烦热逆气。用甘竹根（切）一斗五升，煮取七升，去滓，入小麦二升，大枣二十枚，煮三四沸，入甘草一两，麦门冬一升，再煎至二升。每服五合。（《妇人良方》）

【气味】甘，微寒，无毒。

本草纲目

木部

竹

二五一

棕榈

宋 嘉祐

|释名| 栟榈。[时珍曰]皮中毛缕如马之骏鬣，故名。骏俗作棕。鬣音间，鬃也。

|集解| [时珍曰]棕榈，川、广甚多，今江南亦种之，最难长。初生叶如白及叶，高二三尺则木端数叶大如扇，上耸，四散歧裂，其茎三棱，四时不凋。其干正直无枝，近叶处有皮裹之，每长一层即为一节。或云：南方此木有两种：一种有皮丝，可作绳；一种小而无丝，惟叶可作帚。

笋及子花

【气味】苦，涩，平，无毒。

【主治】涩肠，止泻痢肠风，崩中带下，及养血。（藏器）

附方

大肠下血。棕笋煮熟，切片晒干为末，蜜汤或酒服一二钱。（《集简方》）

皮

【气味】同子。

【主治】止鼻衄吐血，破症，治肠风赤白痢，崩中带下，烧存性用。（《大明》）

主金疮疥癣，生肌止血。（李珣）

【发明】[宗奭曰]棕皮烧黑，治妇人血露及吐血，须佐以他药。

[时珍曰]棕灰性涩，若失血去多，瘀滞已尽者，用之切当，所谓涩可去脱也。与乱发同用更良。年久败棕入药尤妙。

附方

血崩不止。棕榈皮烧存性，空心淡酒服三钱。（《妇人良方》）

小便不通。棕皮毛烧存性，以水、酒服二钱即通利，累试甚验。（《摄生方》）

鼻血不止。棕榈灰，随左右吹之。（《黎居士方》）

血淋不止。棕榈皮半烧半炒为末，每服二钱，甚效。（《卫生家宝方》）

下血不止。棕榈皮半斤，栝楼一个，烧灰。每服二钱，米饮调下。（《百一选方》）

水谷痢下。棕榈皮烧研，水服方寸匕。（《近效方》）

女贞

本经上品

释名 贞木、冬青、蜡树。

［时珍曰］此木凌冬青翠，有贞守之操，故以贞女状之。

集解 ［时珍曰］女贞、冬青、枸骨，三树也。女贞即今俗呼蜡树者，冬青即今俗呼冻青树者，枸骨即今俗呼猫儿刺者。东人因女贞茂盛，亦呼为冬青，与冬青同名异物，盖一类二种尔。

 实

【气味】苦，平，无毒。

【主治】补中，安五脏，养精神，除百病。久服，肥健轻身不老。（《本经》）

强阴，健腰膝，变白发，明目。（时珍）

【发明】［时珍曰］女贞实乃上品无毒妙药，而古方罕知用者，何哉？《典术》云：女贞木乃少阴之精，故冬不落叶。观此，则其益肾之功，尤可推矣。

附方

风热赤眼。冬青子不以多少，捣汁熬膏，净瓶收固，埋地中七日。每用点眼。（《济急仙方》）

虚损百病，久服发白再黑，返老还童。用女贞实（十月上巳日收，阴干，用时以酒浸一日，蒸透晒干）一斤四两，旱莲草（五月收，阴干）十两，为末；桑椹子三月收，阴干，十两，为末，炼蜜丸如梧子大。每服七八十丸，淡盐汤下。若四月收桑葚捣汁和药，七

月收旱莲捣汁和药，即不用蜜矣。（《简便方》）

 叶

【气味】微苦，平，无毒。

【主治】除风散血，消肿定痛，治头目昏痛。诸恶疮肿，腑疮溃烂久者，以水煮乘热贴之，频频换易，米醋煮亦可。口舌生疮，舌肿胀出，捣汁含浸吐涎。（时珍）

附方

一切眼疾。冬青叶研烂，入朴消贴之。（《普济方》）

风热赤眼。《普济方》：用冬青叶五斗捣汁，浸新砖数片，五日掘坑，架砖于内盖之，日久生霜，刮下，入脑子少许，点之。《简便方》：用雅州黄连二两，冬青叶四两，水浸二日夜，熬成膏收，点眼。

安息香

唐本草

释名 [时珍曰]此香辟恶，安息诸邪，故名。或云：安息，国名也。梵书谓之拙贝罗香。

集解 [时珍曰]今安南、三佛齐诸地皆有之。《一统志》云：树如苦楝，大而且直。叶似羊桃而长。木心有脂作香。

【气味】辛、苦，平，无毒。

【主治】心腹恶气，鬼疰。（《唐本》）

邪气魍魉，鬼胎血邪，辟蛊毒，霍乱风痛，男子遗精，暖肾气，妇人血噤，并产后血运。（《大明》）

治中恶魔寐，劳瘵传尸。（时珍）

附方

卒然心痛或经年频发。安息香研末，沸汤服半钱。（《危氏得效方》）

辛夷

本经上品

释名 辛雉、侯桃、房木、木笔、迎春。[藏器曰]辛夷花未发时，苞如小桃子，有毛，故名侯桃。初发如笔头，北人呼为木笔。其花最早，南人呼为迎春。

集解 [时珍曰]辛夷花初出枝

头，苞长半寸，而尖锐俨如笔头，重重有青黄茸毛顺铺，长半分许。及开则似莲花而小如盏，紫苞红焰，作莲及兰花香。

 苞

【气味】辛，温，无毒。

【主治】温中解肌，利九窍，通鼻塞

涕出，治面肿引齿痛，眩冒身兀兀如在车船之上者，生须发，去白虫。（《别录》）

通关脉，治头痛憎寒，体噤瘙痒。入面脂，生光泽。（《大明》）

鼻渊鼻衄，鼻窒鼻疮，及痘后鼻疮，并用研末，入麝香少许，葱白蘸入数次，甚良。（时珍）

宋 开 宝

释名 丁子香、鸡舌香。
[藏器曰]鸡舌香与丁香同种，花实丛生，其中心最大者为鸡舌（击破有顺理而解为两向，如鸡舌，故名），乃是母丁香也。

集解 [敩曰]丁香有雌、雄。雄者颗小；雌者大如山茱，更名母丁香，入药最胜。

 鸡舌香

《别录》。

【气味】辛，微温，无毒。

【主治】吹鼻，杀脑疳。入诸香中，令人身香。（甄权）

同姜汁，涂拔去白须孔中，即生黑者异常。（藏器）

 丁香

《开宝》。

【气味】辛，温，无毒。

【主治】治口气冷气，冷劳反胃，鬼疰蛊毒，杀酒毒，消痃癖，疗肾气奔豚气，

阴痛腹痛，壮阳，暖腰膝。（《大明》）

去胃寒，理元气。气血盛者勿服。（元素）

治虚哕，小儿吐泻，痘疮胃虚，灰白不发。（时珍）

附方

胃冷呕逆，气厥不通。母丁香三个，陈橘皮一块（去白，焙），水煎，热服。（《十便良方》）

郁李

【释名】莫李、车下李、爵李、崔梅、棠棣。［时珍曰］郁，《山海经》作栯，馥郁也。花、实俱香，故以名之。

【集解】［时珍曰］其花粉红色，实如小李。

核仁

【气味】酸，平，无毒。

【主治】大腹水肿，面目四肢浮肿，利小便水道。（《本经》）

肠中结气，关格不通。（甄权）

泄五脏膀胱急痛，宣腰胯冷脓，消宿食下气。（《大明》）

破癖气，下四肢水，酒服四十九粒，能泻结气。（孟诜）

破血润燥。（元素）

专治大肠气滞，燥涩不通。（李杲）

研和龙脑，点赤眼。（宗奭）

【发明】［时珍曰］郁李仁甘苦而润，其性降，故能下气利水。按《宋史·钱乙传》云：一乳妇因悸而病，既愈，目张不得瞑。乙曰：煮郁李酒饮之使醉，即愈。所以然者，目系内连肝胆，恐则气结，胆横不下。郁李能去结，随酒入胆，结去胆下，则目能瞑矣。此盖得肯綮之妙者也。

附方

小儿多热。熟汤研郁李仁如杏酪，

一日服二合。（姚和众《至宝方》）

脚气浮肿，心腹满，大小便不通，气急喘息者。郁李仁十二分捣烂，水研绞汁，苡薏（捣如粟大）三合，同煮粥食之。（韦宙《独行方》）

肿满气急不得卧。用郁李仁一大合捣末，和面作饼。吃入口即大便通，泄气便愈。（杨氏《产乳》）

卒心痛刺。郁李仁三七枚嚼烂，以新汲水或温汤下。须臾痛止，却呷薄荷盐汤。（姚和众《至宝方》）

根

【气味】酸，凉，无毒。

【主治】齿龈肿，龋齿，坚齿。（《本经》）

治风虫牙痛，浓煎含漱。治小儿身热，作汤浴之。（《大明》）

宣结气，破积聚。（甄权）

熏陆香

【释名】马尾香、天泽香、摩勒香、多伽罗香。[宗奭曰]熏陆即乳香，为其垂滴如乳头也。

【集解】[恭曰]熏陆香形似白胶香，出天竺者色白，出单于者夹绿色，香亦不甚。[时珍曰]乳香今人多以枫香杂之，惟烧之可辨。南番诸国皆有。

【气味】微温，无毒。

【主治】乳香治耳聋，中风口噤不语，妇人血气，止大肠泄澼，疗诸疮，令内消，能发酒，理风冷。（藏器）

补肾，定诸经之痛。（元素）

消痈疽诸毒，托里护心，活血定痛伸筋，治妇人产难折伤。（时珍）

【发明】[时珍曰]乳香香窜，能入心经，活血定痛，故为痈疽疮疡、心腹痛要药。《素问》云"诸痛痒疮疡，皆属心火"，是矣。产科诸方多用之，亦取其活血之功尔。

附方

祛风益颜。真乳香二斤，白蜜三斤，瓷器合煎如饧。每旦服二匙。（《奇效方》）

梦寐遗精。乳香一块，拇指大，卧时细嚼，含至三更咽下，三五服即效。（《医林集要》）

龙脑香

【释名】片脑、羯婆罗香，膏名婆律香。[时珍曰]龙脑者，因其状加贵重之称也。以白莹如冰，及作梅花片者为良，故俗呼为冰片脑，或云梅花脑。

【集解】[时珍曰]龙脑香，南番诸国皆有之。叶廷珪《香录》云：乃深山穷谷中千年老杉树，其枝干不曾损动者，则有香。若损动，则气泄无脑矣。

【气味】辛、苦，微寒，无毒。

【主治】心腹邪气，风湿积聚，耳聋，明目，去目赤肤翳。（《唐本》）

内外障眼，镇心秘精，治三虫五痔。（李珣）

疗喉痹脑痛，鼻息齿痛，伤寒舌出，小儿痘陷，通诸窍，散郁火。（时珍）

婆律香膏

【主治】耳聋，摩一切风。（苏恭）

附方

目生肤翳。龙脑末一两，日点三五度。（《圣济总录》）

头脑疼痛。片脑一钱，纸卷作捻，烧烟熏鼻，吐出痰涎即愈。（《寿域方》）

内外痔疮。片脑一二分，葱汁化，搽之。（《简便方》）

子

【气味】辛，温。气似龙脑。

【主治】下恶气，消食，散胀满，香人口。（苏恭）

石南

本经下品

释名 风药。[时珍曰]生于石间向阳之处，故名石南。桂阳呼为风药，充茗及浸酒饮能愈头风，故名。

集解 [颂曰]今南北皆有之。生于石上，株极有高大者。江湖间出者，叶如枇杷，上有小刺，凌冬不凋。春生白花成簇。秋结细红实。关陇间出者，叶似莽草，青黄色，背有紫点，雨多则并生，长及二三寸。根横，细紫色。无花实，叶至

茂密。南北人多移植亭院间，阴翳可爱，不透日气。入药以关中叶细者为良。

叶

【气味】辛、苦，平，有毒。

【主治】养肾气，内伤阴衰，利筋骨皮毛。（《本经》）

疗脚弱五脏邪气，除热。女子不可久服，令思男。（《别录》）

能添肾气，治软脚烦闷疼，杀虫，逐诸风。（甄权）

浸酒饮，治头风。（时珍）

【发明】[权曰]虽能养肾，亦令人阴痿。

[时珍曰]古方为治风痹肾弱要药。今人绝不知用，识者亦少，盖由甄氏《药性论》有令阴痿之说也。殊不知服此药者，能令肾强，嗜欲之人藉此放恣，以致痿弱。归咎于药，良可慨也。

附方

鼠瘘不合。石南、生地黄、茯苓、黄连、雌黄等分，为散。日再傅之。（《肘后方》）

 实

一名鬼目。

【主治】杀蛊毒，破积聚，逐风痹。（《本经》）

杜仲

本 经 上 品

【释名】思仲、思仙、木棉、檍。[时珍曰]昔有杜仲服此得道，因以名之。

【集解】[《别录》曰]杜仲生上虞山谷及上党、汉中。二月、五月、六月、九月采皮。

 皮

【气味】辛，平，无毒。

【主治】腰膝痛，补中益精气，坚筋骨，强志，除阴下痒湿，小便余沥。久服，轻身耐老。（《本经》）

脚中酸疼，不欲践地。（《别录》）

润肝燥，补肝经风虚。（好古）

【发明】[时珍曰]杜仲古方只知滋肾，惟王好古言是肝经气分药，润肝燥，补肝虚，发昔人所未发也。盖肝主筋，肾主骨。肾充则骨强，肝充则筋健。屈伸利用，皆属于筋。杜仲色紫而润，味甘微

辛，其气温平。甘温能补，微辛能润。故能入肝而补肾，子能令母实也。

肾虚腰痛。用杜仲去皮炙黄一大

斤，分作十剂。每夜取一剂，以水一大升，浸至五更，煎三分减一，取汁，以羊肾三四枚切下，再煮三五沸，如作羹法，和以椒、盐，空腹顿服。（崔元亮《海上集验方》）

卢会

宋 开 宝

释名 奴会、讷会、象胆。

［时珍曰］名义未详。［藏器曰］俗呼为象胆，以其味苦如胆也。

集解 ［时珍曰］卢会原在草部。《药谱》及《图经》所状，皆言是木脂。而《一统志》云：爪哇、三佛齐诸国所出者，乃草属，状如鲎尾，采之以玉器捣成膏。与前说不同，何哉？岂亦木质草形乎。

【气味】 苦，寒，无毒。

【主治】 热风烦闷，胸膈间热气，明目镇心，小儿癫痫惊风，疗五疳，杀三虫及痔病疮瘘，解巴豆毒。（《开宝》）

主小儿诸疳热。（李珣）

单用，杀疳蛔。吹鼻，杀脑疳，除鼻痒。（甄权）

研末，傅䘌齿甚妙。治湿癣出黄汁。（苏颂）

【发明】 ［时珍曰］卢会，乃厥阴经药也。其功专于杀虫清热。已上诸病，皆热与虫所生故也。

［颂曰］唐·刘禹锡《传信方》云：予少年曾患癣，初在颈项间，后延上左

耳，遂成湿疮浸淫。用斑蝥、狗胆、桃根诸药，徒令蜇蠚，其疮转盛。偶于楚州，卖药人教用卢会一两，炙甘草半两，研末，先以温浆水洗癣，拭净傅之，立干便瘥。真神奇也。

小儿脾疳。卢会、使君子等分，为末。每米饮服一二钱。（《卫生易简方》）

没药

宗 开 宝

释名 末药。[时珍曰]没、末皆梵言。

集解 [时珍曰]按《一统志》云：没药树高大如松，皮厚一二寸。采时掘树下为坎，用斧伐其皮，脂流于坎，旬余方取之。

【气味】苦，平，无毒。

【主治】破血止痛，疗金疮杖疮，诸恶疮痔漏，卒下血，目中翳晕痛肤赤。（《开宝》）

破症瘕宿血，损伤瘀血，消肿痛。（《大明》）

心胆虚，肝血不足。（好古）

堕胎，及产后心腹血气痛，并入丸散服。（李珣）

散血消肿，定痛生肌。（时珍）

【发明】[权曰]凡金刃所伤，打损跌坠马，筋骨疼痛，心腹血瘀者，并宜研烂热酒调服。推陈致新，能生好血。

[宗奭曰]没药大概通滞血。血滞则气壅瘀，气壅瘀则经络满急，经络满急故痛且肿。凡打扑跌，皆伤经络，气血不行，瘀壅作肿痛也。

[时珍曰]乳香活血，没药散血，皆能止痛消肿生肌。故二药每每相兼而用。

附方

筋骨损伤。米粉四两炒黄，入没药、乳香末各半两，酒调成膏，摊贴之。（《御药院方》）

金刃所伤，未透膜者。乳香、没药各一钱，以童子小便半盏，酒半盏，温化服之。为末亦可。（《奇效良方》）

血气心痛。没药末二钱，水一盏，酒一盏，煎服。（《医林集要》）

历节诸风，骨节疼痛，昼夜不止。没药末半两，虎胫骨酥炙为末三两。每服二钱，温酒调下。（《图经本草》）

小儿盘肠气痛。没药、乳香等分，为末。以木香磨水煎沸，调一钱服，立效。（《杨氏婴孩宝书》）

妇人腹痛，内伤疗刺。没药末一钱，酒服便止。（《图经本草》）

产后恶血。没药、血竭末各一钱，童子小便、温酒各半盏，煎沸服，良久再服。恶血自下，更不生痛。（《妇人良方》）

合欢

本 经 中 品

|释名| 合昏、夜合、青裳、萌葛、乌赖树。[藏器曰]其叶至暮即合，故云合昏。

|集解| [颂曰]今汴洛间皆有之，人家多植于庭除间。木似梧桐，枝甚柔弱。叶似皂角，极细而繁密，互相交结。每一风来，辄自相解了，不相牵缀。采皮及叶用，不拘时月。

【气味】甘，平，无毒。

【主治】安五脏，和心志，令人欢乐无忧。久服，轻身明目，得所欲。（《本经》）

杀虫。捣末，和铠下墨，生油调，涂蜘蛛咬疮。用叶，洗衣垢。（藏器）

折伤疼痛，花研末，酒服二钱匕。（宗奭）

和血消肿止痛。（时珍）

【发明】[震亨曰]合欢属土，补阴之功甚捷。长肌肉，续筋骨，概可见矣。与白蜡同入膏用神效，而外科家未曾录用，何也？

附方

肺痈唾浊，心胸甲错。取夜合皮一掌大，水三升，煮取一半，分二服。（韦宙《独行方》）

发落不生。合欢木灰二合，墙衣五合，铁精一合，水萍末二合，研匀，生油调涂，一夜一次。（《普济方》）

皂荚

本 经 下 品

|释名| 皂角、鸡栖子、乌犀、悬刀。[时珍曰]荚之树皂，故名。

|集解| [时珍曰]皂树高大。叶如槐叶，瘦长而尖。枝间多刺。夏开细黄

花。结实有三种：一种小如猪牙；一种长而肥厚，多脂而粘；一种长而瘦薄，枯燥不粘。以多脂者为佳。

【气味】辛、咸，温，有小毒。

【主治】风痹死肌邪气，风头泪出，利九窍，杀精物。（《本经》）

疗腹胀满，消谷，除咳嗽囊结，妇人胞不落，明目益精，可为沐药，不入汤。（《别录》）

通关节，头风，消痰杀虫，治骨蒸，开胃，中风口噤。（《大明》）

搜肝风，泻肝气。（好古）

通肺及大肠气，治咽喉痹塞，痰气喘咳，风疬疥癣。（时珍）

【发明】［时珍曰］皂荚属金，入手太阴、阳明之经。金胜木，燥胜风，故兼入足厥阴，治风木之病。其味辛而性燥，气浮而散。吹之导之，则通上诸窍；服之，则治风湿痰喘肿满，杀虫；涂之，则散肿消毒，搜风治疮。

附方

胸中痰结。皂荚三十挺去皮切，水五升浸一夜，挼取汁，慢熬至可丸，丸如梧子大。每食后，盐浆水下十丸。（《圣惠方》）

脚气肿痛。皂角、赤小豆为末，酒、醋调，贴肿处。（《永类方》）

【气味】辛，温，无毒。

【主治】炒，舂去赤皮，以水浸软，煮熟，糖渍食之，疏导五脏风热壅。（宗奭）

核中白肉，入治肺药。核中黄心，嚼

食，治膈痰吞酸。（苏颂）

仁，和血润肠。（李杲）

治风热大肠虚秘，瘰疬肿毒疮癣。（时珍）

附方

小儿流涎，脾热有痰。皂荚子仁半两，半夏（姜汤泡七次）一钱二分，为末，姜汁丸麻子大。每温水下五丸。（《圣济总录》）

一名天丁。

【气味】辛，温，无毒。

【主治】米醋熬嫩刺作煎，涂疮癣有奇效。（苏颂）

治痈肿妒乳，风疬恶疮，胎衣不下，杀虫。（时珍）

附方

小便淋闭。皂角刺（烧存性）、破故纸等分，为末。无灰酒服。（《圣济总录》）

妇人乳痈。皂角刺（烧存性）一两，蚌粉一钱，和研。每服一钱，温酒下。（《直指方》）

乳汁结毒，产后乳汁不泄，结毒者。皂角刺、蔓荆子各烧存性，等分，为末。每温酒服二钱。（《袖珍方》）

【气味】辛，温，无毒。

【主治】风热痰气，杀虫。（时珍）

【主治】入洗风疮渫用。（时珍）

阿魏

唐本草

【释名】 阿虞、熏渠、哈昔泥。[时珍曰]夷人自称曰阿，此物极臭，阿之所畏也。

【集解】 [时珍曰]阿魏有草、木二种。草者出西域，可晒可煎。木者出南番，取其脂汁。

【气味】 辛，平，无毒。

【主治】 杀诸小虫，去臭气，破症积，下恶气，除邪鬼蛊毒。(《唐本》)

治风邪鬼疰，心腹中冷。(李珣)

传尸冷气，辟瘟治疟，主霍乱心腹痛，肾气瘟瘴，御一切蕈、菜毒。(《大明》)

消肉积。(震亨)

【发明】 [炳曰]阿魏下细虫，极效。

[时珍曰]阿魏消肉积，杀小虫，故能解毒辟邪，治疟、痢、疳、劳、尸注、冷痛诸证。

附方

脾积结块。鸡子五个，阿魏五分，黄蜡一两，同煎化，分作十服。每空心细嚼，温水送下。诸物不忌，腹痛无妨。十日后大便下血，乃积化也。(《保寿堂经验方》)

牙齿虫痛。阿魏、臭黄等分，为末，糊丸绿豆大。每绵裹一丸，随左右插入耳中，立效。(《圣惠方》)

大风子

补遗

【释名】 [时珍曰]能治大风疾，故名。

【集解】 [时珍曰]大风子，今海南诸番国皆有之。按周达观《真腊记》云：大风乃大树之子，状如椰子而圆。其中有核数十枚，大如雷丸子。中有仁白色，久则黄而油，不堪入药。

 仁

【气味】 辛，热，有毒。

【主治】风癣疥癞，杨梅诸疮，攻毒杀虫。（时珍）

【发明】［时珍曰］大风油治疮，有杀虫劫毒之功，盖不可多服。用之外涂，其功不可没也。

红 豆

纲 目

|释名| 相思子。［时珍曰］按《古今诗话》云：相思子圆而红。故老言：昔有人殁于边，其妻思之，哭于树下而卒，因以名之。

|集解| ［时珍曰］相思子生岭南。树高丈余，白色。其叶似槐，其花似皂荚，其荚似扁豆。其子大如小豆，半截红色，半截黑色，彼人以嵌首饰。

【气味】苦，平，有小毒，吐人。

【主治】通九窍，去心腹邪气，止热闷头痛，风痰瘴疟，杀腹脏及皮肤内一切虫，除蛊毒。取二七枚研服，即当吐出。（时珍）

桑

本 经 中 品

[释名] 子名葚。[时珍曰]
徐锴《说文解字》云：叒（音若），
东方自然神木之名，其字象形。桑乃
蚕所食叶之神木，故加木于叒下而
别之。

[集解] [时珍曰]桑有数种：有白
桑，叶大如掌而厚；鸡桑，叶花而薄；子
桑，先葚而后叶；山桑，叶尖而长。以子
种者，不若压条而分者。桑生黄衣，谓之
金桑。其木必将槁矣。

桑根白皮

[气味] 甘，寒，无毒。

[主治] 伤中，五劳六极，赢瘦，崩
中绝脉，补虚益气。（《本经》）

去肺中水气，唾血热渴，水肿腹满
胪胀，利水道，去寸白，可以缝金疮。
（《别录》）

治肺气喘满，虚劳客热头痛，内补
不足。（甄权）

煮汁饮，利五脏。入散用，下一切风
气水气。（孟诜）

泻肺，利大小肠，降气散血。（时珍）

[发明] [时珍曰]桑白皮长于利小
水，乃实则泻其子也。故肺中有水气及肺
火有余者宜之。

附方

产后下血。炙桑白皮，煮水饮之。
（《肘后方》）

发鬓堕落。桑白皮锉二升。以水淹
浸，煮五六沸，去滓，频频洗沐，自不
落也。（《圣惠方》）

发槁不泽。桑根白皮、柏叶各一斤，
煎汁沐之即润。（《圣惠方》）

皮中白汁

[主治] 小儿口疮白漫，拭净涂之便
愈。又涂金刃所伤燥痛，须臾血止，仍以
白皮裹之。甚良。（苏颂）

取枝烧沥，治大风疮疥，生眉、发。
（时珍）

附方

小儿鹅口。桑皮汁，和胡粉涂之。
（《子母秘录》）

小儿唇肿。桑木汁涂之。即愈。
（《圣惠方》）

桑葚

【主治】利五脏关节，通血气。久服不饥，安魂镇神，令人聪明，变白不老。多收暴干为末。蜜丸日服。（藏器）

捣汁饮，解中酒毒。酿酒服，利水气消肿。（时珍）

附方

小儿赤秃。桑葚取汁，频服。（《千金方》）

发白不生。黑熟桑葚，水浸日晒，搽涂，令黑而复生也。（《千金方》）

叶

【气味】苦、甘，寒，有小毒。

【主治】除寒热，出汗。（《本经》）

煎浓汁服，能除脚气水肿，利大小肠。（苏恭）

煎饮。利五脏，通关节，下气。嫩叶煎酒服，治一切风。蒸熟（捣），罯风痛出汗，并扑损瘀血。挼烂，涂蛇、虫伤。（《大明》）

治劳热咳嗽，明目长发。（时珍）

附方

头发不长。桑叶、麻叶煮泔水沐之。七次可长数尺。（《千金方》）

吐血不止。晚桑叶焙研，凉茶服三钱。只一服止，后用补肝肺药。（《圣济总录》）

手足麻木不知痛痒。霜降后桑叶煎汤，频洗。（《救急方》）

风眼下泪。腊月不落桑叶煎汤，日日温洗。或入芒硝。（《集简方》）

赤眼涩痛。桑叶为末，纸卷烧烟熏鼻取效，《海上方》也。（《普济方》）

本 经 中 品

【释名】木丹、越桃、鲜支，花名薝卜。[时珍曰]卮，酒器也。栀子象之，故名。俗作栀。

【集解】[时珍曰]栀子叶如兔耳，厚而深绿，春荣秋瘁。入夏开花，大如酒杯，白瓣黄蕊，随即结实，薄皮细子有须，霜后收之。

【气味】苦，寒，无毒。

【主治】五内邪气，胃中热气，面赤酒疱齄鼻，白癞赤癞疮疡。（《本经》）

疗目赤热痛，胸心大小肠大热，心中烦闷。（《别录》）

治心烦懊憹不得眠，脐下血滞而小便不利。（元素）

泻三焦火，清胃脘血，治热厥心痛，解热郁，行结气。（震亨）

治吐血衄血，血痢下血血淋，损伤瘀血，及伤寒劳复，热厥头痛，疝气，汤火伤。（时珍）

【发明】［元素曰］栀子轻飘而象肺，色赤而象火，故能泻肺中之火。其用有四：心经客热，一也；除烦躁，二也；去上焦虚热，三也；治风，四也。

附方

热水肿疾。山栀子仁炒研，米饮服三钱。若上焦热者，连壳用。（《丹溪纂要》）

五脏诸气益少阴血。用栀子炒黑研末，生姜同煎，饮之甚捷。（《丹溪纂要》）

风痰头痛不可忍。栀子末和蜜，浓傅舌上，吐即止。（《兵部手集》）

花

【主治】悦颜色。《千金翼》面膏用之。（时珍）

酸枣

本经上品

【释名】樲、山枣。

【集解】［《别录》曰］酸枣生河东川泽。八月采实，阴干，四十日成。［弘景曰］今出东山间，云即山枣树。子似武昌枣而味极酸，东人啖之以醒睡，与经文疗不得眠正相反。

【气味】酸，平，无毒。

【主治】心腹寒热，邪结气聚，四肢酸痛湿痹。久服，安五脏，轻身延年。（《本经》）

烦心不得眠，脐上下痛，血转久泄，虚汗烦渴，补中，益肝气，坚筋骨，助阴气，能令人肥健。（《别录》）

筋骨风，炒仁研汤服。（甄权）

【发明】［时珍曰］酸枣实味酸性收，故主肝病，寒热结气，酸痹久泄，脐下满痛之证。其仁甘而润，故熟用疗胆虚不得眠、烦渴虚汗之证。生用疗胆热好眠，皆足厥阴、少阳药也。今人专以为心家药，殊味此理。

附方

振悸不眠。《胡洽方》酸枣仁汤：用酸枣仁二升，茯苓、白术、人参、甘草各二两，生姜六两，水八升，煮三升，分服。（《图经》）

睡中汗出。酸枣仁、人参、茯苓等分，为末。每服一钱，米饮下。（《简便方》）

雷丸

本 经 下 品

释名 雷实、雷矢、竹苓。

［时珍曰］雷斧、雷楔，皆霹雳击物精气所化。此物生土中，无苗叶而杀虫逐邪，犹雷之丸也。竹之余气所结，故曰竹苓。

集解 ［时珍曰］雷丸大小如栗，状如猪苓而圆，皮黑肉白，甚坚实。

【气味】苦，寒，有小毒。

【主治】杀三虫，逐毒气胃中热。利丈夫，不利女子。（《本经》）

作摩膏，除小儿百病，逐邪气恶风汗出，除皮中热结积蛊毒，白虫寸白自出不止。久服，令人阴痿。（《别录》）

逐风，主癫痫狂走。（甄权）

【发明】［弘景曰］《本经》云利丈夫。《别录》曰久服阴痿，于事相反。

［《志》曰］经言利丈夫不利女子，乃疏利男子元气，不疏利女子脏气，故曰久服令人阴痿也。

［时珍曰］按范正敏《遁斋闲览》云：杨勔中年得异疾，每发语，腹中有小声应之，久渐声大。有道士见之，曰：此应声虫也。但读《本草》，取不应者治之。读至雷丸，不应。遂顿服数粒而愈。

附方

小儿出汗有热。雷丸四两，粉半斤，为末扑之。（《千金方》）

下寸白虫。雷丸水浸去皮，切焙为末。五更初，食炙肉少许，以稀粥饮服一钱匕。须上半月服，虫乃下。（《经验方》）

金樱子

蜀本草

释名 刺梨子、山石榴、山鸡头子。[时珍曰]金樱当作金罂，谓其子形如黄罂也。石榴、鸡头皆象形。

集解 [时珍曰]山林间甚多。花最白腻，其实大如指头，状如石榴而长。其核细碎而有白毛，如营实之核而味甚涩。

【气味】 酸，涩，平，无毒。

【主治】 脾泄下痢，止小便利，涩精气。久服，令人耐寒轻身。（《蜀本》）

【发明】 [慎微曰]沈存中《笔谈》云：金樱子止遗泄，取其温且涩也。世人待红熟时取汁熬膏，味甘，全断涩味，都失本性，大误也。惟当取半黄者，干捣末用之。

[震亨曰]经络隧道，以通畅为平和。而昧者取涩性为快，熬金樱为煎食之。自不作靖，咎将谁执？

[时珍曰]无故而服之，以取快欲则不可。若精气不固者服之，何咎之有。

附方

补血益精。金樱子（即山石榴，去刺及子，焙）四两，缩砂二两，为末。炼蜜和丸梧子大。每服五十丸，空心温酒服。（《奇效良方》）

久痢不止。严紧绝妙方：罂粟壳（醋炒）、金樱（花、叶及子）等分，为末。蜜丸芡子大。每服五七丸，陈皮煎汤化下。（《普济方》）

金樱子煎。霜后用竹夹子摘取，入木臼中杵去刺，擘去核。以水淘洗过，捣烂。入大锅，水煎，不得绝火。煎减半，滤过，仍煎似稀饧。每服一匙，用暖酒一盏调服。活血驻颜，其功不可备述。（孙真人《食忌》）

【气味】 同子。

【主治】 止冷热痢，杀寸白虫，和铁粉研匀，拔白发涂之，即生黑者。亦可染须。（《大明》）

【主治】 痈肿，嫩叶研烂，入少盐涂之，留头泄气。（时珍）

枸杞、地骨皮

【释名】枸檵（音计）、枸棘、苦杞、天精、地骨。[时珍曰]枸、杞二树名。此物棘如枸之刺，茎如杞之条，故兼名之。

【集解】[时珍曰]古者枸杞、地骨取常山者为上，其他丘陵阪岸者皆可用。后世惟取陕西者良，而又以甘州者为绝品。

枸杞

【气味】苦，寒，无毒。

【主治】主五内邪气，热中消渴，周痹风湿。久服，坚筋骨，轻身不老，耐寒暑。（《本经》）

下胸胁气，客热头痛，补内伤大劳嘘吸，强阴，利大小肠。（《别录》）

补精气诸不足，易颜色，变白，明目安神，令人长寿。（甄权）

【发明】[时珍曰]此乃通指枸杞根、苗、花、实并用之功也。其单用之功，今列于下。

苗

【气味】苦，寒。

【主治】和羊肉作羹，益人，除风明目。作饮代茶，止渴，消热烦，益阳事，解面毒，与乳酪相恶。汁注目中，去风障赤膜昏痛。（甄权）

去上焦心肺客热。（时珍）

地骨皮

【气味】苦，寒。

【主治】细锉，拌面煮熟，吞之，去肾家风，益精气。（甄权）

解骨蒸肌热消渴，风湿痹，坚筋骨，凉血。（元素）

泻肾火，降肺中伏火，去胞中火。退热，补正气。（好古）

去下焦肝肾虚热。（时珍）

枸杞子

【气味】苦，寒。

【主治】坚筋骨，耐老，除风，去虚劳，补精气。（孟诜）

主心病嗌干心痛，渴而引饮，肾病消中。（好古）

【发明】［时珍曰］枸杞之滋益不独子，而根亦不止于退热而已。但根、苗、子之气味稍殊，而主治亦未必无别。盖其苗乃天精，苦甘而凉，上焦心肺客热者宜之；根乃地骨，甘淡而寒，下焦肝肾虚热者宜之。此皆三焦气分之药，所谓热淫于内，泻以甘寒也。至于子则甘平而润，性滋而补，不能退热，止能补肾润肺，生精益气。此乃平补之药，所谓精不足者，补之以味也。分而用之，则各有所主；兼而用之，则一举两得。

附方

枸杞酒。用生枸杞子五升捣破，绢袋盛，浸好酒二斗中，密封勿泄气，二七日。服之任性，勿醉。（《外台秘要》）

面黯皯疱。枸杞子十斤，生地黄三斤，为末。每服方寸匕，温酒下，日三服。久则童颜。（《圣惠方》）

五劳七伤，庶事衰弱。枸杞叶半斤（切），粳米二合，豉汁和，煮作粥。日日食之良。（《经验方》）

卫矛

本 经 中 品

【释名】鬼箭、神箭。［时珍曰］刘熙《释名》言齐人谓箭羽为卫。此物干有直羽，如箭羽、矛刃自卫之状，故名。

【集解】［时珍曰］鬼箭生山石间，小株成丛。春长嫩条，条上四面有羽如箭羽，视之若三羽尔。青叶状似野茶，对生，味酸涩。

【气味】苦，寒，无毒。

【主治】女子崩中下血，腹满汗出，除邪，杀鬼毒蛊疰。（《本经》）

中恶腹痛，去白虫，消皮肤风毒肿，令阴中解。（《别录》）

疗妇人血气，大效。（马志）

通月经，破症结，止血崩带下，杀腹脏虫及产后血咬腹痛。（《大明》）

【发明】［颂曰］古方崔氏疗恶疰在心，痛不可忍，有鬼箭羽汤。姚僧坦《集验方》，疗卒暴心痛，或中恶气毒痛，大黄汤亦用之，并大方也。见《外台秘要》《千金》诸书中。

［时珍曰］妇人产后血运血结，血聚于胸中，或偏于少腹，或连于胁肋者。四物汤四两，倍当归，加鬼箭、红花、玄胡索各一两，为末，煎服。

附方

产后败血，儿枕块硬，疼痛发歇，及新产乘虚，风寒内搏，恶露不快，脐腹坚胀。当归散：用当归（炒）、鬼箭（去中心木）、红蓝花各一两。每服三钱，酒一大盏，煎七分，食前温服。（《和剂局方》）

巴豆

本 经 下 品

【释名】巴菽、刚子、老阳子。

[时珍曰]此物出巴蜀，而形如菽豆，故以名之。

【集解】[颂曰]今嘉州、眉州、戎州皆有之。木高一二丈。叶如樱桃而厚大，初生青色，后渐黄赤，至十二月叶渐凋，二月复渐生，四月旧叶落尽，新叶齐生，即花发成穗，微黄色。五六月结实作房，生青，至八月熟而黄，类白豆蔻，渐渐自落，乃收之。[时珍曰]巴豆房似大风子壳而脆薄，子及仁皆似海松子。所云似白豆蔻者，殊不类。

【气味】辛，温，有毒。

【主治】伤寒温疟寒热，破症瘕结聚坚积，留饮痰癖，大腹，荡练五脏六腑，开通闭塞，利水谷道，去恶肉，除鬼毒蛊疰邪物，杀虫鱼。（《本经》）

疗女子月闭烂胎，金疮脓血，不利丈夫阴，杀斑蝥蛇虺毒。可练饵之，益血脉，令人色好，变化与鬼神通。（《别录》）

治十种水肿，痿痹，落胎。（《药性》）

通宣一切病，泄壅滞，除风补劳，健脾开胃，消痰破血，排脓消肿毒，杀腹脏虫，治恶疮息肉，及疥癫疔肿。（《日华》）

导气消积，去脏腑停寒，治生冷硬物所伤。（元素）

治泻痢惊痫，心腹痛疝气，风喎耳聋，喉痹牙痛，通利关窍。（时珍）

【发明】[元素曰]巴豆乃斩关夺门之将，不可轻用。

[震亨曰]巴豆去胃中寒积。无寒积者勿用。

[元素曰]世以巴豆热药治酒病膈气，以其辛热能开肠胃郁结也。但郁结虽开，而亡血液，损其真阴。

[从正曰]伤寒风湿，小儿疮痘，妇人产后，用之下膈，不死亦危。奈何庸人畏大黄而不畏巴豆，以其性热而剂小耳。岂知以蜡匮之，犹能下后使人津液枯竭，胸热口燥，耗却天真，留毒不去，他病转生。故下药宜以为禁。

[时珍曰]巴豆峻用则有戡乱劫病之功，微用亦有抚缓调中之妙。譬之萧、曹、绛、灌，乃勇猛武夫，而用之为相，亦能辅治太平。

附方

一切积滞。巴豆一两，蛤粉二两，黄柏三两，为末，水丸绿豆大。每水下五丸。（《医学切问》）

食疟积疟。巴豆（去皮、心）二钱，皂荚（去皮、子）六钱，捣丸绿豆大。一服一丸，冷汤下。（《肘后方》）

一切恶疮。巴豆三十粒，麻油煎黑，去豆，以油调硫黄、轻粉末，频涂取效。（《普济》）

紫荆

宋 开宝

释名 紫珠，皮名肉红、内消。［时珍曰］其木似黄荆而色紫，故名。

集解 ［时珍曰］高树柔条，其花甚繁，岁二三次。其皮入药，以川中厚而紫色味苦如胆者为胜。

木 并 皮

【气味】苦，平，无毒。

【主治】破宿血，下五淋，浓煮汁服。（《开宝》）

通小肠。（《大明》）

活血行气，消肿解毒，治妇人血气疼痛，经水凝涩。（时珍）

【发明】［时珍曰］紫荆气寒味苦，色紫性降，入手、足厥阴血分。寒胜热，苦走骨，紫入营，故能活血消肿，利小便而解毒。

附方

鼻中疳疮。紫荆花阴干为末，贴之。（《卫生易简方》）

痔疮肿痛。紫荆皮五钱，新水食前煎服。（《直指方》）

产后诸淋。紫荆皮五钱，半酒半水煎，温服。（熊氏《补遗》）

妇人血气。紫荆皮为末，醋糊丸樱桃大。每酒化服一丸。（熊氏《补遗》）

鹤膝风挛。紫荆皮三钱，老酒煎服，日二次。（《直指方》）

伤眼青肿。紫荆皮，小便浸七日，晒研，用生地黄汁、姜汁调傅。不肿用葱汁。（《永类方》）

狂犬咬伤。紫荆皮末，砂糖调涂，留口退肿，口中仍嚼咽杏仁去毒。（《仙传外科》）

发背初生一切痈疽皆治。单用紫荆皮为末，酒调箍住，自然撮小不开。内服柞木饮子。乃救贫良剂也。（《仙传外科》）

木槿

华

释名 椴、榇（音衬）、日及、朝开暮落花、藩篱草。[时珍曰]此花朝开暮落，故名日及。

集解 [时珍曰]槿，小木也。可种可插，其木如李。其叶末尖而有桠齿。其花小而艳，或白或粉红，有单叶、千叶者。

【气味】甘，平，滑，无毒。

【主治】止肠风泻血，痢后热渴，作饮服之，令人得睡，并炒用。（藏器）

治赤白带下，肿痛疥癣，洗目令明，润燥活血。（时珍）

【发明】[时珍曰]木槿皮及花，并滑如葵花，故能润燥。色如紫荆，故能活血。川中来者，气厚力优，故尤有效。

附方

赤白带下。槿根皮二两，切，以白酒一碗半，煎一碗，空心服之。白带用红酒甚妙。（《纂要奇方》）

癣疮有虫。川槿皮煎，入肥皂浸水，频频擦之。或以槿皮浸汁磨雄黄，尤妙。（《简便方》）

痔疮肿痛。藩篱草根煎汤，先熏后洗。（《直指方》）

【气味】同皮。

【主治】肠风泻血，赤白痢，并焙入药。作汤代茶，治风。（《大明》）

消疮肿，利小便，除湿热。（时珍）

附方

下痢噤口。红木槿花去蒂，阴干为末。先煎面饼二个，蘸末食之。（赵宜真《济急方》）

风痰拥逆。木槿花晒干焙研。每服一二匙，空心沸汤下。白花尤良。（《简便方》）

【气味】同皮。

【主治】偏正头风，烧烟熏患处。又治黄水脓疮，烧存性，猪骨髓调涂之。（时珍）

木芙蓉

|释名| 地芙蓉、木莲、华木、桃木（音化）、拒霜。〔时珍曰〕此花艳如荷花，故有芙蓉、木莲之名。

|集解| 〔时珍曰〕木芙蓉处处有之，插条即生，小木也。其干丛生如荆，高者丈许。其叶大如桐，有五尖及七尖者，冬凋夏茂。

【气味】 微辛，平，无毒。

【主治】 清肺凉血，散热解毒，治一切大小痈疽肿毒恶疮，消肿排脓止痛。（时珍）

【发明】 〔时珍曰〕芙蓉花并叶，气平而不寒不热，味微辛而性滑涎粘，其治痈肿之功，殊有神效。近时疡医秘其名为清凉膏、清露散、铁箍散，皆此物也。其方治一切痈疽发背，乳痈恶疮，不拘已成未成，已穿未穿。并用芙蓉叶，或根皮，或花，或生研，或干研末，以蜜调涂于肿处四围，中间留头，干则频换。初起者，即觉清凉，痛止肿消。已成者，即脓聚毒出。已穿者，即脓出易敛。妙不可言。或加生赤小豆末，尤妙。

一切疮肿。木芙蓉叶、菊花叶同煎水，频熏洗之。（《多能鄙事》）

头上癞疮。芙蓉根皮为末，香油调傅。先以松毛、柳枝煎汤洗之。（傅滋《医学集成》）

偏坠作痛。芙蓉叶、黄柏各三钱，为末。以木鳖子仁一个磨醋，调涂阴囊，其痛自止。（《简便方》）

久咳羸弱。九尖拒霜叶为末，以鱼酢蘸食，屡效。（《危氏得效方》）

杖疮肿痛。芙蓉花叶研末，入皂角末少许，鸡子清调，涂之。（方广《附余》）

汤火灼疮。油调芙蓉末，傅之。（《奇效方》）

附方

赤眼肿痛。芙蓉叶末，水和，贴太阳穴。名清凉膏。（《鸿飞集》）

经血不止。拒霜花、莲蓬壳等分，为末。每用米饮下二钱。（《妇人良方》）

茯苓

本 经 上 品

[释名] 伏灵、伏菟、松腴、不死面，抱根者名伏神。[时珍曰]茯苓，《史记·龟策传》作伏灵。盖松之神灵之气，伏结而成，故谓之伏灵、伏神也。

[集解] [时珍曰]下有茯苓，则上有灵气如丝之状，山人亦时见之。茯苓有大如斗者，有坚如石者，绝胜。其轻虚者不佳，盖年浅未坚故尔。

【气味】 甘，平，无毒。

【主治】 止消渴好睡，大腹淋沥，膈中痰水，水肿淋结，开胸腑，调脏气，伐肾邪，长阴，益气力，保神气。（《别录》）

开胃止呕逆，善安心神，主肺痿痰壅，心腹胀满，小儿惊痫，女人热淋。（甄权）

补五劳七伤，开心益志，止健忘，暖腰膝，安胎。（《大明》）

止渴，利小便，除湿益燥，和中益气，利腰脐间血。（元素）

逐水缓脾，生津导气，平火止泄，除虚热，开腠理。（李杲）

泻膀胱，益脾胃，治肾积奔豚。（好古）

【主治】 破结气。（甄权）

泻心、小肠、膀胱湿热，利窍行水。（时珍）

【主治】 水肿肤胀，开水道，开腠理。（时珍）

【发明】 [时珍曰]茯苓，《本草》又言利小便，伐肾邪。至李东垣、王海藏，乃言小便多者能止，涩者能通，同朱砂能秘真元。而朱丹溪又言阴虚者不宜用，义似相反，何哉？茯苓气味淡而渗，其性上行，生津液，开腠理，滋水之源而下降，利小便。故张洁古谓其属阳，浮而升，言其性也；东垣谓其为阳中之阴，降而下，言其功也。《素问》云：饮食入胃，游溢精气，上输于肺，通调水道，下输膀胱。观此，则知淡渗之药，俱皆上行而后下降，非直下行也。

即伏神心内木也。又名黄松节。

【主治】 偏风，口面㖞斜，毒风，筋挛不语，心神惊掣，虚而健忘。（甄权）

治脚气痹痛，诸筋牵缩。（时珍）

【发明】 [弘景曰]仙方止云茯苓而无茯神，为疗既同，用应无嫌。

[时珍曰]《神农本草》止言茯苓，《名医别录》始添茯神，而主治皆同。后人治心病必用茯神。

附方

养心安神。朱雀丸：茯神二两，去皮，沉香半两，为末，炼蜜丸小豆大。每服三十丸，食后参汤下。（《百一选方》）

心虚梦泄或白浊。白茯苓末二钱，米汤调下，日二服。苏东坡方也。（《直指方》）

面黚雀斑。白茯苓末，蜜和，夜夜傅之，二七日愈。（姚僧坦《集验方》）

猪苓

本经中品

释名 豭猪屎、豕橐、地乌桃。[弘景曰]其块黑似猪屎，故以名之。

集解 [时珍曰]猪苓亦是木之余气所结，如松之余气结茯苓之义。他木皆有，枫木为多耳。

【修治】[时珍曰]猪苓取其行湿，生用更佳。

【气味】甘，平，无毒。

【主治】痎疟，解毒蛊疰不祥，利水道。久服，轻身耐老。（《本经》）

解伤寒温疫大热，发汗，主肿胀满腹急痛。（甄权）

治渴除湿，去心中懊恼。（元素）

泻膀胱。（好古）

开腠理，治淋肿脚气，白浊带下，妊娠子淋胎肿，小便不利。（时珍）

【发明】[杲曰]苦以泄滞，甘以助阳，淡以利窍，故能除湿利小便。

[宗奭曰]猪苓引水之功多，久服必损肾气，昏人目。久服者，宜详审之。

[时珍曰]猪苓淡渗，气升而又能降。故能开腠理，利小便，与茯苓同功。但入补药不如茯苓也。

附方

伤寒口渴。邪在脏也，猪苓汤主之。猪苓、茯苓、泽泻、滑石、阿胶各一两，以水四升，煮取二升。每服七合，日三服。呕而思水者，亦主之。（张仲景方）

通身肿满，小便不利。猪苓五两，为末。熟水服方寸匕，日三服。（杨氏《产乳》）

李时珍曰：二足而羽曰禽。师旷《禽经》云：羽虫三百六十，毛协四时，色合五方。山禽岩栖，原鸟地处。林鸟朝嘲，水鸟夜哾。山禽味短而尾修，水禽味长而尾促。其交也，或以尾膌，或以睛睨，或以声音，或合异类（雉、孔与蛇交之类）。其生也，或以翼孚卵，或以同气变（鹰化鸠之类），或以异类化（田鼠化鴽之类），或变入无情（雀入水为蛤之类）。噫！物理万殊若此，学者其可不致知乎？五鸠九扈，少皞取以名官；雄雉鸥鹃，诗人得之观感。厥旨微矣。不妖夭，不覆巢，不殰卵，而庖人供六禽，翟（音翅）。氏攻猛鸟，若蔟覆夭鸟之巢。圣人之于物也，用舍仁杀之意，夫岂徒然哉？记曰：天产作阳。羽类则阳中之阳，大抵多养阳。

禽部

纲目 本草

【释名】家雁、舒雁。〔时珍曰〕鹅鸣自呼。江东谓之舒雁，似雁而舒迟也。

【集解】〔时珍曰〕江淮以南多畜之。有苍、白二色，及大而垂胡者。并绿眼黄喙红掌，善斗，其夜鸣应更。

白鹅膏

腊月炼收。

【气味】甘，微寒，无毒。

【主治】灌耳，治卒聋。（《别录》）

润皮肤，可合面脂。（《日华》）

涂面急，令人悦白。唇沨，手足皲裂，消痈肿，解礜石毒。（时珍）

肉

【气味】甘，平，无毒。

【主治】利五脏。（《别录》）

解五脏热，服丹石人宜之。（孟诜）

煮汁，止消渴。（藏器）

【发明】〔时珍曰〕鹅气味俱厚，发风发疮，莫此为甚，火熏者尤毒。

血

【气味】咸，平，微毒。

【主治】中射工毒者，饮之，并涂其身。（陶弘景）

解药毒。（时珍）

胆

【气味】苦，寒，无毒。

【主治】解热毒及痔疮初起，频涂抹之，自消。（时珍）

卵

【气味】甘，温，无毒。

【主治】补中益气。多食发痼疾。（孟诜）

毛

【主治】小儿惊痫。又烧灰酒服，治噎疾。（苏恭）

附方

通气散。治误吞铜钱及钩绳。鹅毛一钱（烧灰），磁石皂子大（煅），象牙一钱（烧存性），为末。每服半钱，新汲水下。（《医方妙选》）

掌上黄皮

【主治】烧研，搽脚趾缝湿烂。焙研，油调，涂冻疮良。（时珍。出《谈野翁》诸方）

雉

释名 野鸡。［时珍曰］黄氏《韵会》云：雉，理也。雉有文理也。故《尚书》谓之华虫，《曲礼》谓之疏趾。雉类甚多，亦各以形色为辨耳。

集解 ［时珍曰］雉，南北皆有之。形大如鸡，而斑色绣翼。雄者文采而尾长，雌者文暗而尾短。

 肉

【气味】酸，微寒，无毒。

【主治】补中，益气力，止泄痢，除蚁瘘。（《别录》）

【发明】［时珍曰］雉肉，诸家言其发痔，下痢人不可食，而《别录》用治痢、瘘何邪？盖雉在禽上应胃土，故能补中；而又食虫蚁，故能治蚁瘘，取其制伏耳。若久食及食非其时，则生虫有毒，故不宜也。

夜蒸饼和雉肉作馅料，外以面皮包作馄饨，煮熟食，仍早服嘉禾散，辰服此，午服导气枳壳丸。（《朱氏集验方》）

 脑

【主治】涂冻疮。（时珍）

 嘴

【主治】蚁瘘。（孙思邈）

 尾

【主治】烧灰和麻油，傅天火丹毒。（时珍）

附方

脾虚下痢，日夜不止。野鸡一只，如食法，入橘皮、葱、椒、五味，和作馄饨煮，空心食之。（《食医心镜》）

产后下痢。用野鸡一只，作馄饨食之。（同上）

消渴饮水，小便数。用野鸡一只、五味煮取（三升已来）汁饮之。肉亦可食，甚效。（同上）

心腹胀满。野鸡一只（不拘雄雌），茴香（炒）、马芹子（炒）、川椒（炒）、陈皮、生姜等分，用醋以一

本 经 上 品

【释名】烛夜。[时珍曰]按徐铉云:鸡者稽也,能稽时也。

【集解】[时珍曰]鸡类甚多,五方所产,大小形色往往亦异。鸡在卦属巽,在星应昴,无外肾而亏小肠。

【气味】甘,微温,无毒。

【主治】女人崩中漏下赤白沃。补虚温中止血。(《本经》)

能愈久伤乏疮不瘥者。(《别录》)

补肺。(孙思邈)

【发明】[宗奭曰]即朱鸡也。

[时珍曰]鸡虽属木,分而配之,则丹雄鸡得离火阳明之象,白雄鸡得庚金太白之象,故辟邪恶者宜之;乌雄鸡属木,乌雌鸡属水,故胎产宜之;黄雌鸡属土,故脾胃宜之;而乌骨者,又得水木之精气,故虚热者宜之,各从其类也。

【气味】酸,微温,无毒。

【主治】下气,疗狂邪,安五脏,伤中消渴。(《别录》)

调中除邪,利小便,去丹毒风。(《日华》)

附方

癫邪狂妄,自贤自圣,行走不

休。白雄鸡一只煮,以五味和作羹粥食。(《心镜》)

水气浮肿。小豆一升,白雄鸡一只,治如食法,以水三斗煮熟食之,饮汁令尽。(《肘后方》)

【气味】甘,微温,无毒。

【主治】补中止痛。(《别录》)

止肚痛,心腹恶气,除风湿麻痹,补虚羸,安胎,治折伤并痈疽。生捣,涂竹木刺入肉。(《日华》)

附方

补益虚弱。[诜曰]虚弱人用乌雄鸡一只治净,五味煮极烂。食生即反损人。或五味淹炙食,亦良。

脚气烦懑。用乌雄鸡一只,治如食法,入米作羹食。(《养老书》)

【气味】甘、酸、温、平。无毒。

【主治】作羹食，治风寒湿痹，五缓六急，安胎。（《别录》）

安心定志，除邪辟恶气，治血邪，破心中宿血，治痈疽，排脓补新血，及产后虚羸，益色助气。（《日华》）

附方

中风舌强不语，目睛不转，烦热。乌雌鸡一只治净，以酒五升，煮取二升去滓，分作三次，连服之。食葱姜粥，暖卧，取小汗。（《饮膳正要》）

虚损积劳。用乌雌鸡一头，治如食法，以生地黄一斤（切），饴糖一升，纳腹内缚定，铜器贮，于甑中蒸五升米熟，取出，食肉饮汁，勿用盐。一月一作，神效。（《姚僧坦方》）

【气味】甘、酸、咸、平。无毒。

【主治】伤中消渴，小便数而不禁，肠澼泄痢，补益五脏，续绝伤，疗五劳，益气力。（《别录》）

治劳劣，添髓补精，助阳气，暖小肠，止泄精，补水气。（《日华》）

补丈夫阳气，治冷气疾着床者，渐渐食之，良。以光粉、诸石末和饭饲鸡，煮食甚补益。（孟诜）

治产后虚羸，煮汁煎药服，佳。（时珍）

附方

消渴饮水，小便数。以黄雌鸡煮汁冷饮，并作羹食肉。（《心镜》）

脾虚滑痢。用黄雌鸡一只炙，以盐、醋涂，煮熟食之。（《心镜》）

产后虚羸。黄雌鸡一只，去毛及肠肚，背上开破，入生百合三枚，白粳米半升，缝合，入五味汁中煮熟，开腹取百合并饭，和汁作羹食之，并食肉。（《圣惠》）

【气味】甘，平，无毒。

【主治】补虚劳羸弱，治消渴，中恶鬼击心腹痛，益产妇，治女人崩中带下，一切虚损诸病，大人小儿下痢禁口，并煮食饮汁，亦可捣和丸药。（时珍）

【发明】[时珍曰]乌骨鸡，有白毛乌骨者，黑毛乌骨者，斑毛乌骨者，有骨肉俱乌者，肉白骨乌者；但观鸡舌黑者，则肉骨俱乌，入药更良。

附方

赤白带下。白果、莲肉、江米各五钱，胡椒一钱，为末。乌骨鸡一只，如常治净，装末入腹煮熟，空心食之。

遗精白浊，下元虚惫者。用前方食之良。

脾虚滑泄。乌骨母鸡一只治净，用豆蔻一两，草果二枚，烧存性，掺入鸡腹内，扎定煮熟，空心食之。

三年雄鸡良。

【气味】咸，平，无毒。

【主治】乌鸡者，主乳难。（《别录》）

治目泪不止，日点三次，良。（孟诜）

亦点暴赤目。（时珍）

附方

对口毒疮。热鸡血频涂之，取散。（《皆效方》）

燥癣作痒。雄鸡冠血，频频涂之。（《范汪方》）

 鸡 子

即鸡卵也。黄雌者为上，乌雌者次之。

【气味】甘，平，无毒。

【主治】除热火灼烂疮、痫痉，可作虎魄神物。（《别录》）

镇心，安五脏，止惊安胎，治妊娠天行热疾狂走，男子阴囊湿痒，及开喉声失音。醋煮食之，治赤白久痢，及产后虚痢。光粉同炒干，止疳痢，及妇人阴疮。和豆淋酒服，治贼风麻痹，醋浸令坏，傅疣黯。作酒，止产后血运，暖水脏，缩小便，止耳鸣。和蜡炒，治耳鸣、聋，及疳痢。（《日华》）

小儿发热，以白蜜一合，和三颗搅服，立瘥。（孟诜）

【发明】［时珍曰］卵白象天，其气清，其性微寒；卵黄象地，其气浑，其性温；卵则兼黄白而用之，其性平。精不足者补之以气，故卵白能清气，治伏热、目赤、咽痛诸疾；形不足者补之以味，故卵黄能补血，治下痢、胎产诸疾；卵则兼理气血，故治上列诸疾也。

附方

雀卵面疱。鸡卵醋浸坏，取出傅之。（《圣惠》）

产后血多不止。乌鸡子三枚，醋半升，酒二升，和搅，煮取一升，分四服。（《拾遗》）

妇人白带。用酒及艾叶煮鸡卵，日日食之。（《袖珍方》）

头风白屑。新下乌鸡子三枚，沸汤五升搅，作三度沐之，甚良。（《集验》）

 卵 白

【气味】甘，微寒，无毒。

【主治】目热赤痛，除心下伏热，止烦满咳逆，小儿下泄，妇人产难，胞衣不出，并生吞之。醋浸一宿，疗黄疸，破大烦热。（《别录》）

和赤小豆末，涂一切热毒、丹肿、腮痛神效。冬月以新生者酒渍之，密封七日取出，每夜涂面，去䵟黯皶疱，令人悦色。（时珍）

附方

面生疱疮。鸡子，以三岁苦酒浸之三宿，待软，取白涂之。（《肘后》）

汤火烧灼。鸡子清和酒调洗，勤洗即易生肌。忌发物。或生傅之亦可。（《经验秘方》）

面黑令白。鸡子三枚，酒浸，密封四七日。每夜以白傅面，如雪白也。（《普济》）

 卵 黄

【气味】甘，温，无毒。

【主治】醋煮，治产后虚痢，小儿发热。煎食，除烦热。炼过，治呕逆。和常山末为丸。竹叶汤服，治久疟。（《药性》）

卒干呕者，生吞数枚，良。小便不通者，亦生吞之，数次效。补阴血，解热毒，治下痢，甚验。（时珍）

【发明】［时珍曰］鸡子黄，气味俱厚，阴中之阴，故能补形。昔人谓其与阿胶同功，正此意也。其治呕逆诸疮，则取其除热引虫而已。

附方

小肠疝气。鸡子黄搅，温水服之。

三服效。（《普济》）

小儿痫疾。鸡子黄和乳汁搅服。不过三两枚，自定。（《普济》）

消灭瘢痕。鸡子五七枚煮熟，取黄炒黑，拭涂，日三。久久自灭。（《圣惠方》）

耳疳出汁。鸡子黄炒油涂之，甚妙。（《谈野翁方》）

鸽　宋嘉祐

释名 鹁鸽、飞奴。［时珍曰］鸽性淫而易合，故名。

集解 ［时珍曰］处处人家畜之，亦有野鸽。名品虽多，大要毛羽不过青、白、皂、绿、鹊斑数色。眼目有大小，黄、赤、绿色而已。亦与鸠为匹偶。

 白鸽肉

【气味】咸，平，无毒。

【主治】解诸药毒，及人、马久患疥，食之立愈。（《嘉祐》）

调精益气，治恶疮疥癣，风瘙白癜，疬疡风，炒熟酒服。虽益人，食多恐减药力。（孟诜）

附方

消渴饮水不知足。用白花鸽一只，切作小片，以土苏煎，含咽。（《心镜》）

 血

【主治】解诸药、百蛊毒。（时珍。出《事林广记》）

 卵

【主治】解疮毒、痘毒。（时珍）

寒号虫

宋开宝

释名 鹖鴠、独春，屎名五灵脂。［时珍曰］杨氏《丹铅录》，谓寒号虫即鹖鴠，今从之。鹖鴠，《诗》作盍旦，《礼》作曷旦，《说文》作鴠鸣，《广志》作侃旦，《唐诗》作渴旦，皆随义借名耳。其屎名五灵脂者，谓状如凝脂而受五行之灵气也。

集解 ［时珍曰］曷旦乃候时之鸟也，五台诸山甚多。其状如小鸡，四足有肉翅。

【气味】 甘，温，无毒。

【主治】 食之，补益人。（汪颖）

【气味】 甘，温，无毒。

【主治】 心腹冷气，小儿五疳，辟疫，治肠风，通利气脉，女子血闭。（《开宝》）

止妇人经水过多，赤带不绝，胎前产后血气诸痛，男女一切心腹、胁肋、少腹诸痛，疝痛，血痢肠风腹痛，身体血痹刺痛，肝疟发寒热，反胃消渴，及痰涎挟血成窠，血贯瞳子，血凝齿痛，重舌，小儿惊风，五痫癫疾，杀虫，解药毒，及蛇、蝎、蜈蚣伤。（时珍）

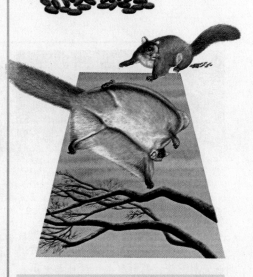

附方

手足冷麻。［寇曰］风冷，气血闭，手足身体疼痛冷麻。五灵脂二两，没药一两，乳香半两，川乌头一两半（炮去皮），为末，滴水丸如弹子大。每用一丸，生姜温酒磨服。（《本草衍义》）

骨折肿痛。五灵脂、白及各一两，乳香、没药各三钱，为末，熟水同香油调，涂患处。（《乾坤秘韫》）

咳嗽肺胀。皱肺丸：用五灵脂二两，胡桃仁八个，柏子仁半两，研匀，滴水和丸小豆大。每服二十丸，甘草汤下。（《普济》）

目生浮翳。五灵脂、海螵蛸各等分，为细末。熟猪肝日蘸食。（《明目经验方》）

李时珍曰：虫乃生物之微者，其类甚繁，故字从三虫会意。按《考工记》云：外骨、内骨、却行、仄行、连行、纡行，以脰鸣、注（咮同）鸣、旁鸣、翼鸣、腹鸣、胸鸣者，谓之小虫之属。其物虽微，不可与麟、凤、龟、龙为伍；然有羽、毛、鳞、介、倮之形，胎、卵、风、湿、化生之异，蠢动含灵，各具性气。录其功，明其毒，故圣人辨之。况蜩、蚳、蚁、蚔，可供馈食者，见于《礼记》；蜈、蚕、蟾、蝎，可供匕剂者，载在方书。《周官》有庶氏除毒蛊，剪氏除蠹物，蝈氏去蛙黾，赤友氏除墙壁狸虫（螱螋之属），壶涿氏除水虫（狐蜮之属）。则圣人之于微琐，罔不致慎。学者可不究夫物理而察其良毒乎？

虫部

纲目

本草

蜂蜜

本 经 上 品

|释名| 蜂糖，生岩石者名石蜜、石饴、岩蜜。[时珍曰]蜜以密成，故谓之蜜。《本经》原作石蜜，盖以生岩石者为良耳，而诸家反致疑辨。今直题曰蜂蜜，正名也。

|集解| [宗奭曰]山蜜多在石中木上，有经一二年者，气味醇厚。人家者，一岁二取，气味不足，故不及，且久收易酸也。

【气味】甘，平，无毒。

【主治】心腹邪气，诸惊痫痓，安五脏诸不足，益气补中，止痛解毒，除众病，和百药。久服，强志轻身，不饥不老，延年神仙。（《本经》）

养脾气，除心烦，饮食不下，止肠澼，肌中疼痛，口疮，明耳目。（《别录》）

牙齿疳䘌，唇口疮，目肤赤障，杀虫。（藏器）

治卒心痛及赤白痢，水作蜜浆，顿服一碗止；或以姜汁同蜜各一合，水和顿服。常服，面如花红。（甄权）

治心腹血刺痛，及赤白痢，同生地黄汁各一匙服，即下。（孟诜）

同薤白捣，涂汤火伤，即时痛止。（宗奭）

用白蜜涂上，竹膜贴之，日三。和营卫，润脏腑，通三焦，调脾胃。（时珍。出《肘后》）

【发明】[时珍曰]蜂采无毒之花，酿以小便而成蜜，所谓臭腐生神奇也。其入药之功有五：清热也，补中也，解毒也，润燥也，止痛也。生则性凉，故能清热；熟则性温，故能补中。甘而和平，故能解毒；柔而濡泽，故能润燥。缓可以去急，故能止心腹、肌肉、疮疡之痛；和可以致中，故能调和百药，而与甘草同功。张仲景治阳明结燥，大便不通，蜜煎导法，诚千古神方也。

[诜曰]但凡觉有热，四肢不和，即服蜜浆一碗，甚良。又点目中热膜，以家养白蜜为上，木蜜次之，崖蜜更次之也。与姜汁熬炼，治癞甚效。

附方

噎不下食。取崖蜜含，微微咽下。（《广利方》）

产后口渴。用炼过蜜，不计多少，熟水调服，即止。（《产书》）

痘疹作痒难忍，抓成疮及疱，欲落不落。百花膏：用上等石蜜，不拘多少，汤和，时时以翎刷之。其疮易落，

自无瘢痕。(《全幼心鉴》)

口中生疮。蜜浸大青叶含之。(《药性论》)

阴头生疮。以蜜煎甘草涂之瘥。(《外台》)

热油烧痛。以白蜜涂之。(《梅师》)

拔白生黑，治年少发白。拔去白发，以白蜜涂毛孔中，即生黑发。不生，取梧桐子捣汁涂上，必生黑者。(《梅师方》)

蜜蜂 本经上品

释名 蜡蜂。[时珍曰]蜂尾垂锋，故谓之蜂。

集解 [颂曰]今处处有之，即蜜蜂子也。在蜜脾中，如蚕蛹而白色。岭南人取头足未成者，油炒食之。[时珍曰]蜂子，即蜜蜂子未成时白蛹也。《礼记》有爵、鹑、蜩、范，皆以供食，则自古食之矣。其蜂有三种：一种在林木或土穴中做房，为野蜂；一种人家以器收养者，为家蜂，并小而微黄，蜜皆浓美；一种在山岩高峻处作房，即石蜜也，其蜂黑色似牛虻。三者皆群居有王。

 蜂 子

【气味】甘，平、微寒，无毒。

【主治】头疯，除蛊毒，补虚羸伤中。久服令人光泽，好颜色，不老。(《本经》)

轻身益气，治心腹痛，面目黄，大人小儿腹中五虫从口吐出者。(《别录》)

主丹毒风疹，腹内留热，利大小便涩，去浮血，下乳汁，妇人带下病。(藏器)

大风疠疾。(时珍)

【发明】[时珍曰]蜂子，古人以充馔品，故《本经》《别录》著其功效。而《圣济总录》治大风疾，兼用诸蜂子，盖亦足阳明、太阴之药也。

附方

大风疠疾，须眉堕落，皮肉已烂成疮者。用蜜蜂子、胡蜂子、黄蜂子（并炒）各一分，白花蛇、乌蛇（并酒浸，去皮、骨，炙干）、全蝎（去土，炒）、白姜蚕（炒）各一两，地龙（去土，炒）半两，蝎虎（全者，炒）、赤足蜈蚣（全者，炒）各十五枚，丹砂一两，雄黄（醋熬）一分，龙脑半钱，上为末。每服一钱匕，温蜜汤调下，日三五服。(《总录》)

露蜂房

释名 蜂肠、百穿、紫金沙。

集解 〔敩曰〕蜂房有四件：一名革蜂窠；二名石蜂窠；三名独蜂窠；四名草蜂窠。入药以革蜂窠为胜。〔时珍曰〕革蜂，乃山中大黄蜂也，其房有重重如楼台者。石蜂、草蜂，寻常所见蜂也。独蜂，俗名七里蜂者是矣，其毒最猛。

【气味】 苦，平，有毒。

【主治】 惊痫瘛疭，寒热邪气，癫疾，鬼精蛊毒，肠痔。火熬之良。（《本经》）

疗上气赤白痢，遗尿失禁。烧灰酒服，主阴痿。水煮，洗狐尿刺疮。服汁，下乳石毒。（苏恭）

煎水，洗热病后毒气冲目。炙研，和猪脂，涂瘰疬成瘘。（苏颂）

煎水漱牙齿，止风虫疼痛。又洗乳痈、蜂叮、恶疮。（大明）

【发明】 〔时珍曰〕露蜂房，阳明药也。外科、齿科及他病用之者，亦皆取其以毒攻毒，兼杀虫之功耳。

附方

小儿卒痫。大蜂房一枚，水三升，煮浓汁浴之，日三四次佳。（《千金方》）

风热牙肿连及头面。用露蜂房烧存性，研末，以酒少许调，噙漱之。（《十便良方》）

阴寒痿弱。蜂房灰，夜傅阴上，即热起。（《千金方》）

头上疮癣。蜂房研末，腊猪脂和，涂之效。（《圣惠方》）

软疖频作。露蜂房二枚，烧存性。以巴豆二十一粒，煎清油二三沸，去豆。用油调傅，甚效。（唐氏《得效方》）

脐风湿肿，久不瘥者。蜂房烧末，傅之效。（《子母秘录》）

手足风痹。黄蜂窠大者一个（小者三四个），烧灰，独头蒜一碗，百草霜一钱半，同捣傅上。一时取下，埋在阴处。忌生冷、荤腥。（《乾坤秘韫》）

风气瘙痒及瘾疹。蜂房炙、蝉蜕等分，为末。酒服一钱，日三服。《梅师方》：用露蜂房煎汁二升，入芒硝傅之，日五次。

小儿下痢赤白者。蜂房烧末，饮服五分。（张杰《子母秘录》）

小儿咳嗽。蜂房二两，洗净烧研。每服一字，米饮下。（《胜金方》）

蜈蚣

本 经 下 品

释名 蒺藜、蛆蛆、天龙。

[弘景曰]《庄子》：蛆蛆甘带。《淮南子》云：腾蛇游雾而殆于蛆蛆。蛆蛆，蜈蚣也，性能制蛇。

集解 [时珍曰]蜈蚣西南处处有之。春出冬蛰，节节有足，双须歧尾。性畏蜘蛛，以溺射之，即断烂也。能制龙、蛇、蝪蜥，而畏蛤蟆、蛞蝓、蜘蛛。

【气味】辛，温，有毒。

【主治】鬼疰蛊毒，啖诸蛇、虫、鱼毒，杀鬼物老精温疟，去三虫。（《本经》）

疗心腹寒热积聚，堕胎，去恶血。（《别录》）

治症癖。（《日华》）

小儿惊痫风搐，脐风口噤，丹毒秃疮瘰疬，便毒痔漏，蛇瘕蛇瘴蛇伤。（时珍）

【发明】[颂曰]《本经》云：疗鬼疰，故《胡洽方》治尸疰、恶气、痰嗽诸方多用之。今医家治小儿口噤不开、不能乳者，以赤足蜈蚣去足炙研，用猪乳二合调半钱，分三四服，温灌之，有效。

[时珍曰]盖行而疾者，惟风与蛇。蜈蚣能制蛇，故亦能截风，盖厥阴经药也。故所主诸证，多属厥阴。按杨士瀛《直指方》云：蜈蚣有毒，惟风气暴烈者可以当之。风气暴烈，非蜈蚣能截能擒，亦不易止，但贵药病相当耳。设或过剂，以蚯蚓、桑皮解之。又云：瘰疮一名蛇瘴，蛮烟瘴雨之乡，多毒蛇气。人有不伏水土风气而感触之者，数月以还，必发蛇瘴。惟赤足蜈蚣最能伏蛇为上药，白芷次

之。又《圣济总录》云：岭南朴蛇瘴，一名锁喉瘴，项大肿痛连喉。用赤足蜈蚣一二节研细，水下即愈。据此，则蜈蚣之治蛇蛊、蛇毒、蛇瘕、蛇伤诸病，皆此意也。然蜈蚣又治痔漏、便毒、丹毒等病，并陆羽《茶经》载《枕中方》治瘰疬一法，则蜈蚣自能除风攻毒，不独治蛇毒而已也。

附方

小儿急惊。万金散：蜈蚣一条全者，去足，炙为末，丹砂、轻粉等分研匀，阴阳乳汁和丸绿豆大。每岁一丸，乳汁下。（《圣惠方》）

口眼㖞斜，口内麻木者。用蜈蚣三条，一蜜炙，一酒浸，一纸裹煨，并去头足；天南星一个，切作四片，一蜜炙，一酒浸，一纸裹煨，一生用；半夏、白芷各五钱，通为末，入麝少许。每服一钱，热酒调下，日一服。（《通变要法》）

聤耳出脓。蜈蚣末，吹之。（鲍氏）

小儿秃疮。大蜈蚣一条，盐一分，入油内浸七日。取油搽之，极效。（《海上方》）

蚕

释名 自死者名白僵蚕。

集解 ［时珍曰］蚕，孕丝虫也。种类甚多，有大、小、白、乌、斑色之异。其虫属阳，喜燥恶湿，食而不饮，三眠三起，二十七日而老。

白 僵 蚕

【气味】咸、辛，平，无毒。

【主治】小儿惊痫夜啼，去三虫，灭黑䵟，令人面色好，男子阴痒病。（《本经》）

女子崩中赤白，产后腹痛，灭诸疮瘢痕。为末，封疔肿，拔根极效。（《别录》）

以七枚为末，酒服，治中风失音，并一切风痓。小儿客忤，男子阴痒痛，女子带下。（《日华》）

焙研姜汁调灌，治中风、喉痹欲绝，下喉立愈。（苏颂）

散风痰结核瘰疬，头风，风虫齿痛，皮肤风疮，丹毒作痒，痰疟症结，妇人乳汁不通，崩中下血，小儿疳蚀鳞体，一切金疮，疔肿风痔。（时珍）

【发明】［时珍曰］僵蚕，蚕之病风者也。治风化痰，散结行经，所谓因其气相感，而以意使之者也。又人指甲软薄者，用此烧烟熏之则厚，亦是此义。盖厥阴、阳明之药，故又治诸血病、疟病、疳病也。

之。（《圣惠方》）

项上瘰疬。白僵蚕为末。水服五分，日三服。十日瘥。（《外台》）

乳汁不通。白僵蚕末二钱，酒服。少顷，以脂麻茶一盏投之，梳头数十遍，奶汁如泉也。（《经验方》）

一切风痰。白僵蚕七个（直者），细研，姜汁调灌之。（《胜金方》）

酒后咳嗽。白僵蚕焙研末，每茶服一钱。（《怪证奇方》）

蚕 蛹

【主治】炒食，治风及劳瘦。研傅病疮恶疮。（《大明》）

为末饮服，治小儿疳瘦，长肌退热，除蛔虫。煎汁饮，止消渴。（时珍）

附方

面上黑䵟。白僵蚕末，水和搽

附方

消渴烦乱。蚕蛹二两，以无灰酒一

中盏，水一大盏，同煮一中盏，温服。（《圣惠方》）

已出蛾者。

【气味】甘，温，无毒。

【主治】烧灰酒服，治痈肿无头，次日即破。又疗诸疳疮，及下血血淋血崩。煮汁饮，止消渴反胃，除蛔虫。（时珍）

【发明】［时珍曰］蚕茧方书多用，而诸家《本草》并不言及，诚缺文也。近世用治痈疽代针，用一枚即出一头，二枚即出二头，神效无比。煮汤治消渴，古方甚称之。丹溪朱氏言此物属火，有阴之用，能泻膀胱中相火，引清气上朝于口，故能止渴也。

附方

痘疮疳蚀，脓水不绝。用出了蚕蛾茧，以生白矾末填满，煅枯为末，擦之甚效。（陈文中《小儿方》）

口舌生疮。蚕茧五个，包蓬砂，瓦上焙焦为末，抹之。（《圣惠方》）

螳螂、桑螵蛸

本经上品

释名 蚀螂（音当郎）、刀螂、拒斧、不过，其子房名螵蛸（音飘绡）、蜱蛸（音皮）、致神、野狐鼻涕。［时珍曰］蚀螂，两臂如斧，当辙不避，故得当郎之名。

集解 ［时珍曰］螳螂，骧首奋臂，修颈大腹，二手四足，善缘而捷，以须代鼻，喜食人发，能翳叶捕蝉。

【主治】小儿急惊风搐搦，又出箭镞。生者能食疣目。（时珍）

【发明】［时珍曰］螳螂，古方不见用者，惟《普济方》治惊风，吹鼻定搐法中用之，盖亦蚕、蝎定搐之义。古方风药多用螵蛸，则螳螂治风，同一理也。

附方

惊风定搐中分散：用螳螂一个，蜥蜴一条，赤足蜈蚣一条，各中分之，随左右研末。记定男用左，女用右。每以一字吹鼻内，搐之。吹左即左定，吹右即右定也。（《普济》）

桑螵蛸

【气味】咸、甘，平，无毒。

【主治】伤中疝瘕阴痿，益精生子，女子血闭腰痛，通五淋，利小便水道。（《本经》）

疗男子虚损，五脏气微，梦寐失精遗溺。久服益气养神。（《别录》）

炮熟空心食之，止小便利。（甄权）

【发明】［时珍曰］桑螵蛸，肝、肾、命门药也，古方盛用之。

［权曰］男子肾衰精自出，及虚而小便利者，加而用之。

［颂曰］古方漏精及风药中，多用之。

［宗奭曰］男女虚损，肾衰阴痿，梦中失精遗溺，白浊疝瘕，不可阙也。邻家

一男子，小便日数十次，如稠米泔，心神恍惚，瘦瘁食减，得之女劳。令服桑螵蛸散药，未终一剂而愈。其药安神魂，定心志，治健忘，补心气，止小便数。用桑螵蛸、远志、龙骨、菖蒲、人参、茯神、当归、龟甲（醋炙）各一两，为末。卧时，人参汤调下二钱。如无桑上者，即用他树者，以炙桑白皮佐之。桑白皮行水，以接螵蛸就肾经也。

附方

遗精白浊，盗汗虚劳。桑螵蛸（炙）、白龙骨等分，为细末。每服二钱，空心用盐汤送下。（《外台》）

妊娠遗尿不禁。桑螵蛸十二枚，为末。分二服，米饮下。（《产乳书》）

小儿软疖。桑螵蛸烧存性，研末，油调傅之。（《危氏方》）

小便不通。桑螵蛸（炙黄）三十枚，黄芩二两，水煎。分二服。（《圣惠》）

底耳疼痛。桑螵蛸一个（烧存性），麝香一字，研末。每用半字掺入，神效。有脓先缴净。（《经验方》）

蚱蝉

本经中品

释名 蜩（音调）、齐女。

［时珍曰］蝉者，变化相禅也。蚱音窄，蝉声也。蜩，其音调也。

集解 ［时珍曰］蝉，诸蜩总名也。皆自蛴螬、腹蜟变而为蝉（亦有转丸

化成者），皆三十日而死。俱方首广额，两翼六足，以胁而鸣，吸风饮露，溺而不粪。夏月始鸣，大而色黑者，蚱蝉也。

【气味】咸、甘，寒，无毒。

【主治】小儿惊痫夜啼，癫病寒热。（《本经》）

惊悸，妇人乳难，胞衣不出，能堕胎。（《别录》）

小儿痫绝不能言。（苏恭）

小儿惊哭不止，杀疳虫，去壮热，治肠中幽幽作声。（《药性》）

【发明】［时珍曰］蝉主产难、下胞衣，亦取其能退蜕之义。《圣惠》治小儿发痫，有蚱蝉汤、蚱蝉散、蚱蝉丸等方。今人只知用蜕，而不知用蝉也。

附方

破伤风病，无问表里，角弓反张。秋蝉一个，地肤子（炒）八分，麝香少许，为末。酒服二钱。（《圣惠方》）

【释名】蝉壳、枯蝉、金牛儿。

【修治】［时珍曰］凡用蜕壳，沸汤洗去泥土、翅、足，浆水煮过，晒干用。

【气味】咸、甘，寒，无毒。

【主治】小儿惊痫，妇人生子不下。烧灰水服，治久痢。（《别录》）

小儿壮热惊痫，止渴。（《药性》）

研末一钱，井华水服，治哑病。（藏器）

除目昏障翳。以水煎汁服，治小儿疮疹出不快，甚良。（宗奭）

治头风眩运，皮肤风热，痘疹作痒，

破伤风及疔肿毒疮，大人失音，小儿噤风天吊，惊哭夜啼，阴肿。（时珍）

【发明】［好古曰］蝉蜕去翳膜，取其蜕义也。蝉性蜕而退翳，蛇性窜而祛风，因其性而为用也。

［时珍曰］蝉乃土木余气所化，饮风吸露，其气清虚。故其主疗，皆一切风热之证。古人用身，后人用蜕，大抵治脏腑经络，当用蝉身；治皮肤疮疡风热，当用蝉蜕，各从其类也。又主哑病、夜啼者，取其昼鸣而夜息也。

附方

痘疮作痒。蝉蜕三七枚，甘草（炙）一钱，水煎服之。（《心鉴》）

痘后目翳。蝉蜕为末。每服一钱，羊肝煎汤下，日二。（钱氏）

聤耳出脓。蝉蜕半两烧存性，麝香半钱炒，上为末，绵裹塞之。追出恶物，效。（《海上》）

胃热吐食。清膈散：用蝉蜕五十个（去泥），滑石一两，为末。每服二钱，水一盏，入蜜调服。（《卫生家宝方》）

小儿夜啼。《心鉴》：治小儿一百二十日内夜啼。用蝉蜕四十九个，去前截，用后截，为末，分四服。钓藤汤调灌之。《普济》蝉花散：治小儿夜啼不止，状若鬼祟。用蝉蜕下半截，为末，一字，薄荷汤入酒少许调下。或者不信，将上半截为末，煎汤调下，即复啼也。古人立方，莫知其妙。

小儿噤风，初生口噤不乳。用蝉蜕二七枚，全蝎（去毒）二七枚，为末。入轻粉末少许，乳汁调灌。（《全幼心鉴》）

皮肤风痒。蝉蜕、薄荷叶等分，为末。酒服一钱，日三。（《集验》）

蝎

开宝

|释名| 主簿虫、杜白、蚕尾虫。[时珍曰]按《唐史》云：剑南本无蝎，有主簿将至，遂呼为主簿虫。

|集解| [时珍曰]蝎形如水黾，八足而长尾，有节色青。今捕者多以盐泥食之，入药去足焙用。

【气味】甘、辛，平，有毒。

【主治】诸风瘾疹，及中风半身不遂，口眼㖞斜，语涩，手足抽掣。（《开宝》）

小儿惊痫风搐，大人疟疾，耳聋疝气，诸风疮，女人带下阴脱。（时珍）

【发明】[宗奭曰]大人、小儿通用，惊风尤不可阙。

[颂曰]古今治中风抽掣，及小儿惊搐方多用之。《箧中方》治小儿风痫有方。

[时珍曰]蝎产于东方，色青属木，足厥阴经药也，故治厥阴诸病。诸风掉眩搐掣，疟疾寒热，耳聋无闻，皆属厥阴风木。故东垣李杲云：凡疝气、带下，皆属于风。蝎乃治风要药，俱宜加而用之。

附方

小儿惊风。用蝎一个（头尾全者），以薄荷四叶裹定，火上炙焦，同研为末。分四服，白汤下。（《经验方》）

破伤中风。《普济》：用干蝎、麝香各一分，为末。傅患处，令风速愈。《圣惠》：用干蝎（酒炒）、天麻各半两为末，以蟾酥二钱，汤化为糊和捣，丸绿豆大。每服一丸至二丸，豆淋酒下（甚者加至三丸），取汗。

耳暴聋闭。全蝎去毒为末，酒服一钱，以耳中闻水声即效。（周密《志雅堂杂钞》）

诸痔发痒。用全蝎不以多少，烧烟熏之，即效。秘法也。（《袖珍方》）

小肠疝气。用紧小全蝎，焙为末。每发时服一钱，入麝香半字，温酒调服。少顷再进，神效。（《杜壬方》）

肾虚耳聋十年者，二服可愈。小蝎四十九个，生姜（如蝎大）四十九片，同炒，姜干为度，研末，温酒服之。至一二更时，更进一服，至醉不妨。次日耳中如笙簧声，即效。（《杜壬方》）

脓耳疼痛。蝎梢七枚，去毒焙，入麝香半钱为末。挑少许入耳中，日夜三四次，以愈为度。（《杨氏家藏》）

偏正头风，气上攻不可忍。用全蝎二十一个，地龙六条，土狗三个，五倍子五钱，为末。酒调，摊贴太阳穴上。（《德生堂经验方》）

风牙疼痛。全蝎三个，蜂房二钱，炒研，擦之。（《直指方》）

小儿脐风。宣风散：治初生断脐后伤风湿，唇青口撮，出白沫，不乳。用全蝎二十一个，无灰酒涂炙为末，入麝香少许。每用金银煎汤，调半字服之。（《全幼心鉴》）

李时珍曰：鳞虫有水、陆二类，类虽不同，同为鳞也。是故龙蛇灵物，鱼乃水畜，种族虽别，变化相通，是盖质异而感同也。鳞属皆卵生，而蝮蛇胎产；水族皆不瞑，而河豚目眨。蓝蛇之尾，解其头毒；沙鱼之皮，还消鲙积。苟非知者，孰能察之？唐宋本草，虫鱼不分。今析为鳞部，凡九十四种，分为四类：曰龙，曰蛇，曰鱼，曰无鳞鱼。

鳞部

本草

纲目

鲮鲤

别录下品

释名 龙鲤、穿山甲、石鲮鲤。[时珍曰]其形肖鲤，穴陵而居，故曰鲮鲤，而俗称为穿山甲，《郭璞赋》谓之龙鲤。《临海记》云：尾刺如三角菱。故谓石鲮。

集解 [颂曰]鲮鲤即今穿山甲也。生湖广、岭南，及金、商、均、房诸州，深山大谷中皆有之。

【气味】咸，微寒，有毒。

【主治】五邪，惊啼悲伤，烧灰，酒服方寸匕。（《别录》）

小儿惊邪，妇人鬼魅悲泣，及疥癣痔漏。（《大明》）

疗蚁瘘疮癫，及诸痊疾。（弘景）

烧灰傅恶疮。又治山岚瘴疟。（甄权）

除痰疟寒热，风痹强直疼痛，通经脉，下乳汁，消痈肿，排脓血，通窍杀虫。（时珍）

【发明】[弘景曰]此物食蚁，故治蚁瘘。

[时珍曰]穿山甲入厥阴、阳明经。古方鲜用，近世风疟、疮科、通经下乳，用为要药。盖此物穴山而居，寓水而食，出阴入阳，能窜经络，达于病所故也。按刘伯温《多能鄙事》云：凡油笼渗漏，剥穿山甲里面肉靥投入，自至漏处补住。又《永州记》云：此物不可于堤岸上杀之，恐血入土，则堤岸渗漏。观此二说，是山可使穿，堤可使漏，而又能至渗处，其性

之走窜可知矣。谚曰：穿山甲，王不留，妇人食了乳长流。亦言其迅速也。李仲南言其性专行散，中病即止，不可过服。又按《德生堂经验方》云：凡风湿冷痹之证，因水湿所致，浑身上下，强直不能屈伸，痛不可忍者。于五积散加穿山甲七片，看病在左右手足，或臂胁疼痛处，即于鲮鲤身上取甲炮熟，同全蝎（炒）十一个，葱、姜同水煎，入无灰酒一匙，热服，取汗避风甚良。

附方

便毒便痈。穿山甲半两，猪苓二钱，并以醋炙研末，酒服二钱。外穿山甲末和麻油、轻粉涂之。或只以末涂之。（《直指》）

眉炼癣疮生眉中者。穿山甲前膊，炙焦为末，清油和轻粉调傅。（《直指方》）

聤耳出脓。穿山甲烧存性，入麝香少许，吹之。三日水干即愈。（《鲍氏小儿方》）

耳鸣耳聋。卒聋，及肾虚，耳内如风、水、钟、鼓声。用穿山甲一大

片（以蛤粉炒赤），蝎梢七个，麝香少许，为末，以麻油化蜡，和作梃子，绵裹塞之。（《摄生方》）

火眼赤痛。穿山甲一片为末，铺白纸上，卷作绳，烧烟熏之。（《寿域方》）

蛤蚧

宗开宝

释名 蛤蟹、仙蟾。［时珍曰］蛤蚧因声而名，仙蟾因形而名。

集解 ［时珍曰］顾岕《海槎录》云：广西横州甚多蛤蚧，牝牡上下相呼，累日，情洽乃交，两相抱负，自堕于地。人往捕之，亦不知觉，以手分劈，虽死不开。乃用熟稿草细缠，蒸过曝干售之，炼为房中之药甚效。寻常捕者，不论牝牡，但可为杂药及兽医方中之用耳。

【气味】咸，平，有小毒。

【主治】久咳嗽，肺劳传尸，杀鬼物邪气，下淋沥，通水道。（《开宝》）

下石淋，通月经，治肺气，疗咳血。（《日华》）

肺痿咯血，咳嗽上气，治折伤。（《海药》）

补肺气，益精血，定喘止嗽，疗肺痈消渴，助阳道。（时珍）

【发明】［宗奭曰］补肺虚劳嗽有功。

［时珍曰］昔人言补可去弱，人参羊肉之属。蛤蚧补肺气，定喘止渴，功同人参；益阴血，助精扶羸，功同羊肉。近世治劳损痿弱，许叔微治消渴，皆用之，俱取其滋补也。

附方

久嗽肺痈。［宗奭曰］久嗽不愈，肺积虚热成痈，咳出脓血，晓夕不止，喉中气塞，胸膈噎痛。用蛤蚧、阿胶、鹿角胶、生犀角、羚羊角各二钱半，用河水三升，银石器内火熬至半升，滤汁。时时仰卧细呷。日一服。张刑部子皋病此，田枢密况授方，服之遂愈。

喘嗽面浮，并四肢浮者。蛤蚧一雌一雄，头尾全者，法酒和蜜涂之，炙熟，紫团人参似人形者，半两为末，化蜡四两，和作六饼。每煮糯米薄粥一盏，投入一饼搅化，细细热呷之。（《普济》）

乌蛇

宋开宝附

释名 乌梢蛇、黑花蛇。

集解 ［时珍曰］乌蛇有二种：一种剑脊细尾者为上；一种长大无剑脊而尾稍粗者，名风梢蛇，亦可治风，而力不及。

 肉

【气味】甘，平，无毒。

【主治】诸风顽痹，皮肤不仁，风瘙瘾疹，疥癣。（《开宝》）

热毒风，皮肌生癞，眉髭脱落，痫疥等疮。（甄权）

附方

大风。商州有人患大风，家人恶之，山中为起茅屋。有乌蛇堕酒罂中，病人不知，饮酒渐瘥。罂底见有蛇骨，始知其由。（《朝野佥载》）

面疮黚疱。乌蛇肉二两，烧灰，腊猪脂调傅。（《圣惠》）

婴儿撮口不能乳者。乌蛇（酒浸，去皮骨，炙）半两，麝香一分，为末。每用半分，荆芥煎汤调灌之。（《圣惠》）

紫白癜风。乌蛇肉（酒炙）六两，枳壳（麸炒）、牛膝、天麻各三两，熟地黄四两，白蒺藜（炒）、五加皮、防风、桂心各二两，锉片，以绢袋盛，于无灰酒二斗中浸之，密封七日。每温服一小盏。忌鸡、鹅、鱼肉、发物。（《圣惠》）

破伤中风，项强身直，定命散

主之。用白花蛇、乌蛇，并取项后二寸，酒洗润取肉，蜈蚣一条全者（炙），上为末。每服三钱，温酒调服。（《普济方》）

 膏

【主治】耳聋。绵裹豆许塞之，神效。（时珍。出《圣惠》）

 胆

【主治】大风疠疾，木舌胀塞。（时珍）

 皮

【主治】风毒气，眼生翳，唇紧唇疮。（时珍）

附方

小儿紧唇，脾热唇疮。并用乌蛇皮烧灰，酥和傅之。（《圣惠》）

白花蛇

[释名] 蕲蛇、褰鼻蛇。[宗奭曰] 诸蛇鼻向下，独此鼻向上，背有方胜花文，以此得名。

[集解] [时珍曰] 花蛇，湖、蜀皆有，今惟以蕲蛇擅名。其蛇龙头虎口，黑质白花，胁有二十四个方胜文，腹有念珠斑，口有四长牙，尾上有一佛指甲，长一二分，肠形如连珠。

【气味】 甘、咸，温，有毒。

【主治】 中风湿痹不仁，筋脉拘急，口面㖞斜，半身不遂，骨节疼痛，脚弱不能久立，暴风瘙痒，大风疥癣。(《开宝》)

治肺风鼻塞，浮风瘾疹，身上生白癜风，疬疡斑点。(甄权)

通治诸风，破伤风，小儿风热，急慢惊风搐搦，瘰疬漏疾，杨梅疮，痘疮倒陷。(时珍)

【发明】 [时珍曰] 风善行数变，蛇亦善行数蜕，而花蛇又食石南，所以能透骨搜风，截惊定搐，为风痹惊搐、癫癣恶疮要药。取其内走脏腑，外彻皮肤，无处不到也。凡服蛇酒药，切忌见风。

附方

驱风膏治风瘫疠风，遍身疥癣。用白花蛇肉四两，酒炙，天麻七钱半，薄荷、荆芥各二钱半，为末。好酒二升，蜜四两，石器熬成膏。每服一盏，温汤服，日三服。急于暖处出汗，十日效。(《医垒元戎》)

世传白花蛇酒治诸风无新久，手足缓弱，口眼㖞斜，语言謇涩，或筋脉挛急，肌肉顽痹，皮肤燥痒，骨节疼痛，或生恶疮、疥癞等疾。用白花蛇一条，温水洗净，头尾各去三寸，酒浸，去骨刺，取净肉一两。入全蝎（炒）、当归、防风、羌活各一钱，独活、白芷、天麻、赤芍药、甘草、升麻各五钱，锉碎，以绢袋盛贮。用糯米二斗蒸熟，如常造酒，以袋置缸中，待成，取酒同袋密封，煮熟，置阴地七日出毒。每温饮数杯，常令相续。此方乃蕲人板印，以佐蛇馈送者，不知所始也。(《濒湖集简方》)

托痘花蛇散治痘疮黑陷。白花蛇（连骨炙，勿令焦）三钱，大丁香七枚，为末。每服五分，以水和淡酒下，

神效。移时身上发热，其疮顿出红活
也。（《王氏手集》）

 头

【气味】有毒。

【主治】癞风毒癞。（时珍）

鲤鱼

本经上品

[释名] ［时珍曰］鲤鳞有十
字文理，故名鲤。

[集解] ［颂曰］处处有之。其胁鳞一
道，从头至尾，无大小，皆三十六鳞，每鳞
有小黑点。诸鱼惟此最佳，故为食品上味。

 肉

【气味】甘，平，无毒。

【主治】煮食，治咳逆上气，黄疸，
止渴。治水肿脚满，下气。（《别录》）

治怀妊身肿，及胎气不安。（《日华》）

作鲙，温补，去冷气，痃癖气块，横
关伏梁，结在心腹。（藏器）

治上气，咳嗽喘促。（《心镜》）

烧末，能发汗，定气喘咳嗽，下乳
汁，消肿。米饮调服，治大人小儿暴痢。
（时珍）

【发明】［时珍曰］鲤乃阴中之阳，
其功长于利小便，故能消肿胀黄疸，脚气
喘嗽，湿热之病。作鲙则性温，故能去痃
结冷气之病。烧之则从火化，故能发散风
寒，平肺通乳，解肠胃及肿毒之邪。按刘

附方

紫癜风除风散：以白花蛇头二枚
（酒浸，炙），蝎梢一两（炒），防风
一两。上为末。每服一钱，温酒下，日
一服。（《圣济总录》）

河间云：鲤之治水，鹜之利水，所谓因其
气相感也。

附方

水肿。用大鲤鱼一头，醋三升，煮
干食。一日一作。（《范汪》）

胎气不长。用鲤鱼肉同盐、枣煮
汁，饮之。（《集验》）

乳汁不通。用鲤鱼一头烧末。每服
一钱，酒调下。（《产宝》）

咳嗽气喘。用鲤鱼一头去鳞，纸
裹炮熟，去刺研末，同糯米煮粥，空心
食。（《心镜》）

一切肿毒已溃未溃者。用鲤鱼烧
灰，醋和涂之，以愈为度。（《外台》）

 胆

【气味】苦，寒，无毒。

【主治】目热赤痛，青盲，明目。久服强悍，益志气。（《本经》）

点眼，治赤肿翳痛。涂小儿热肿。（甄权）

点雀目，燥痛即明。（《肘后》）

滴耳，治聋。（藏器）

附方

小儿咽肿痹痛者。用鲤鱼胆二七枚，和灶底土，以涂咽外，立效。（《千金方》）

大人阴痿。鲤鱼胆、雄鸡肝各一枚为末，雀卵和，丸小豆大。每吞一丸。（《千金方》）

【主治】诸痫。（苏恭）

煮粥食，治暴聋。（《大明》）

和胆等分，频点目眦，治青盲。（时珍）

附方

耳卒聋。竹筒盛鲤鱼脑，于饭上蒸过，注入耳中。（《千金》）

鳞

【主治】产妇滞血腹痛，烧灰酒服。亦治血气。（苏颂）

烧灰，治吐血，崩中漏下，带下痔瘘，鱼鲠。（时珍）

【发明】［时珍曰］古方多以皮、鳞烧灰，入崩漏、痔瘘药中，盖取其行滞血耳。治鱼鲠者，从其类也。

附方

鼻衄不止。鲤鱼鳞炒成灰。每冷水服二钱。（《普济方》）

鲫鱼

别录上品

【释名】鲋鱼（音附）。［时珍曰］按陆佃《埤雅》云：鲫鱼旅行，以相即也，故谓之鲫；以相附也，故谓之鲋。

【集解】［时珍曰］鲫喜偎泥，不食杂物，故能补胃。冬月肉厚子多，其味尤美。

【气味】甘，温，无毒。

【主治】合五味煮食，主虚羸。（藏器）

温中下气。（《大明》）

止下痢肠痔。（保升）

合莼作羹，主胃弱不下食，调中益五

脏。合荞首作羹，主丹石发热。（孟诜）

合小豆煮汁服，消水肿。炙油，涂妇人阴疮诸疮，杀虫止痛。酿白矾烧研饮服，治肠风血痢。酿硫黄煅研，酿五倍子煅研，酒服，并治下血。酿茗叶煨服，治消渴。酿胡蒜煨研饮服，治膈气。酿绿矾煅研饮服，治反胃。酿盐花烧研，掺齿疼。酿当归烧研，揩牙乌髭止血。酿砒烧研，治急疳疮。酿白盐煨研，搽骨疽。酿附子炙焦，同油涂头疮白秃。（时珍）

【发明】［震亨曰］诸鱼属火，独鲫属土，有调胃实肠之功。若多食，亦能动火。

附方

脾胃虚冷不下食。以鲫鱼半斤切碎，用沸豉汁投之，入胡椒、荜萝、姜、橘末，空心食之。（《心镜》）

消渴饮水。用鲫鱼一枚，去肠留鳞，以茶叶填满，纸包煨熟食之。不过数枚即愈。（吴氏《心统》）

小肠疝气。每顿用鲫鱼十个，同茴香煮食。久食自愈。（《生生编》）

妊娠感寒时行者。用大鲫一头烧灰，酒服方寸匕（无汗腹中缓痛者，以醋服），取汗。（《产乳》）

恶疮似癞十余年者。鲫鱼烧研，和酱清傅之。（《千金方》）

卒病水肿。用鲫鱼三尾，去肠留鳞，以商陆、赤小豆等分，填满扎定，水三升，煮糜去鱼，食豆饮汁。二日一作，不过三次，小便利，愈。（《时后方》）

酒积下血。酒煮鲫鱼，常食最效。（《便民食疗方》）

肠痔滴血。常以鲫鱼作羹食。（《外台》）

反胃吐食。用大鲫鱼一尾，去肠留鳞，入绿矾末令满，泥固煅存性，研末。每米饮服一钱，日二。（《本事》）

 头

【主治】小儿头疮口疮，重舌目翳。（苏恭）

烧研饮服，疗咳嗽。（藏器）

烧研饮服，治下痢。酒服，治脱肛及女人阴脱，仍以油调搽之。酱汁和，涂小儿面上黄水疮。（时珍）

 子

【主治】调中，益肝气。（张鼎）

 骨

【主治】䘌疮。烧灰傅，数次即愈。（张鼎）

 胆

【主治】取汁，涂痔疮、阴蚀疮，杀虫止痛。点喉中，治骨鲠竹刺不出。（时珍）

附方

小儿脑疳鼻痒，毛发作穗，黄瘦。用鲫鱼胆滴鼻中，三五日甚效。（《圣惠》）

消渴饮水。用浮石、蛤蚧、蝉蜕等分，为末。以鲫鱼胆七枚，调服三钱，神效。（《本事》）

 脑

【主治】耳聋。以竹筒蒸过，滴之。（《圣惠》）

鳜鱼 开宝

释名 石桂鱼、水豚。[时珍曰] 鳜，蹶也，其体不能屈曲如僵蹶也。

集解 [时珍曰] 鳜生江湖中，扁形阔腹，大口细鳞。有黑斑，其斑色明者为雄，稍晦者为雌。厚皮紧肉，肉中无细刺。有肚能嚼，亦啖小鱼。

 肉

【气味】甘，平，无毒。

【主治】腹内恶血，去腹内小虫，益气力，令人肥健。（《开宝》）

补虚劳，益脾胃。（孟诜）

治肠风泻血。（《日华》）

【发明】[时珍曰] 按张杲《医说》云：越州邵氏女年十八，病劳瘵累年，偶食鳜鱼羹遂愈。观此，正与补劳、益胃、杀虫之说相符，则仙人刘凭、隐士张志和之嗜此鱼，非无谓也。

 尾

【主治】小儿软疖，贴之良。（时珍）

鳝鱼

别录上品

释名 黄鉏。[宗奭曰] 鳝腹黄，故世称黄鳝。

集解 [时珍曰] 黄质黑章，体多涎沫，大者长二三尺，夏出冬蛰。一种蛇变者名蛇鳝，有毒害人。

 肉

【气味】甘，大温，无毒。

【主治】补中益血，疗沈唇。（《别录》）

补虚损，妇人产后恶露淋沥，血气不调，羸瘦，止血，除腹中冷气肠鸣，及湿痹气。（藏器）

善补气，妇人产后宜食。（震亨）

补五脏，逐十二风邪，患湿风、恶气人，作臛空腹饱食，暖卧取汗出如胶，从腰脚中出，候汗干，暖五枝汤浴之。避风。三五日一作，甚妙。（孟诜）

专贴一切冷漏、痔瘘、臁疮引虫。（时珍）

附方

肉痔出血。鳝鱼煮食，其性凉也。（《便民食疗》）

尾上取之。

【主治】涂癣及瘘。（藏器）

疗口眼㖞斜，同麝香少许，左㖞涂右，右㖞涂左，正即洗去。治耳痛，滴数点入耳。治鼻衄，滴数点入鼻。治疹后生翳，点少许入目。治赤疵，同蒜汁、墨汁频涂之。又涂赤游风。（时珍）

【发明】［时珍曰］鳝善穿穴，无足而窜，与蛇同性，故能走经脉疗十二风邪，及口㖞、耳目诸窍之病。风中血脉，则口眼㖞斜，用血主之，从其类也。

【气味】甘，平，无毒。

【主治】烧服，止痢，主消渴，去冷气，除痞症，食不消。（《别录》）

同蛇头、地龙头烧灰酒服，治小肠痈有效。（《集成》）

百虫入耳，烧研，绵裹塞之，立出。（时珍）

皮

【主治】妇人乳核硬疼，烧灰空心温酒服。（《圣惠》）

泥鳅

纲目

释名 鳛鱼、鰌鱼。［时珍曰］按陆佃云：鰌鱼性酋健，好动善扰，故名。

集解 ［时珍曰］海鳛鱼生海中，极大。江鳛鱼生江中，长七八寸。泥鳅鱼生湖池，最小，长三四寸，沉于泥中。状微似鳝而小，锐首肉身，青黑色，无鳞，以涎自染，滑疾难握。

【气味】甘，平，无毒。

【主治】暖中益气，醒酒，解消渴。（时珍）

同米粉煮羹食，调中收痔。（吴球）

附方

消渴饮水。用泥鳅鱼（十头阴干，去头尾，烧灰）、干荷叶等分为末。每服二钱，新汲水调下，日三。名沃焦散。（《普济方》）

阳事不起。泥鳅煮食之。（《集简方》）

介部

李时珍曰：介虫三百六十，而龟为之长。龟盖介虫之灵长者也。《周官·鳖人》取互物以时籍，（昌角切）春献鳖蜃，秋献龟鱼。祭祀供蠯（排）蠃（螺）蚳（池）以授醢人。则介物亦圣世供馔之所不废者，而况又可充药品乎？

本草

纲目

本经上品

【释名】 玄衣督邮。［时珍曰］按许慎《说文》云：龟头与蛇头同。故字上从它，其下象甲、足、尾之形。它即古蛇字也。

【集解】 ［时珍曰］甲虫三百六十，而神龟为之长。龟形象离，其神在坎。上隆而文以法天，下平而理以法地。背阴向阳，蛇头龙颈。外骨内肉，肠属于首，能运任脉。广肩大腰，卵生思抱，其息以耳。雌雄尾交，亦与蛇匹。或云大腰无雄者，谬也。今人视其底甲，以辨雌雄。

龟甲

【释名】 神屋、败龟版、败将、漏天机。［时珍曰］并隐名也。

【集解】 ［苏颂曰］今江湖间皆有之。入药须用神龟。神龟版当心前一处，四方透明，如琥珀色者最佳。其头方脚短，壳圆版白者，阳龟也；头尖脚长，壳长版黄者，阴龟也。阴人用阳，阳人用阴。今医家亦不知如此分别。

【气味】 甘，平，有毒。

【主治】 甲：治漏下赤白，破症瘕痎疟，五痔阴蚀，湿痹四肢重弱，小儿囟不合。久服，轻身不饥。（《本经》）

惊恚气，心腹痛，不可久立，骨中寒热，伤寒劳复，或肌体寒热欲死，以作汤，良。久服，益气资智，使人能食。烧灰，治小儿头疮难燥，女子阴疮。（《别录》）

壳：炙末酒服，主风脚弱。（萧炳）

版：治血麻痹。（《日华》）

烧灰，治脱肛。（甄权）

下甲：补阴，主阴血不足，去瘀血，止血痢，续筋骨，治劳倦，四肢无力。（震亨）

治腰脚酸痛，补心肾，益大肠，止久痢久泄，主难产，消痈肿。烧灰，傅臁疮。（时珍）

【发明】 ［震亨曰］败龟版属金、水，大有补阴之功，而《本草》不言，惜哉！盖龟乃阴中至阴之物，禀北方之气而生，故能补阴、治血、治劳也。

［时珍曰］龟、鹿皆灵而有寿。龟首常藏向腹，能通任脉，故取其甲以补心、补肾、补血，皆以养阴也。鹿鼻常反向尾，能通督脉，故取其角以补命、补精、补气，皆以养阳也。乃物理之玄微，神工之能事。观龟甲所主诸病，皆属阴虚血弱，自可心解矣。又见鳖甲。

附方

补阴丸。丹溪方：用龟下甲（酒炙）、熟地黄（九蒸九晒）各六两，黄柏（盐水浸炒）、知母（酒炒）各四两，石器为末，以猪脊髓和丸梧子大。每服百丸，温酒下。一方：去地黄，加五味子（炒）一两。（《海上名方》）

疟疾不止。龟壳烧存性，研末。酒服方寸匕。（《海上名方》）

小儿头疮。龟甲烧灰敷之。（《圣惠方》）

月蚀耳疮。（同上）

口吻生疮。（同上）

臁疮朽臭。生龟一枚取壳，醋炙黄，更煅存性，出火气，入轻粉、麝香。葱汤洗净，搽敷之。（《急救方》）

抑结不散。用龟下甲（酒炙）五两，侧柏叶（炒）一两半，香附（童便浸，炒）三两，为末，酒糊丸梧子大。每空心温酒服一百丸。（《经验方》）

胎产下痢。用龟甲一枚，醋炙为末。米饮服一钱，日二。（《经验方》）

肿毒初起。败龟版一枚，烧研，酒服四钱。（《小山》）

 肉

【气味】甘、酸，温，无毒。

【主治】酿酒，治大风缓急，四肢拘挛，或久瘫缓不收，皆瘥。（苏恭）

煮食，除湿痹风痹，身肿踒折。（孟诜）

治筋骨疼痛及一二十年寒嗽，止泻血、血痢。（时珍）

【发明】［时珍曰］按《周处风土记》云：江南五月五日煮肥龟，入盐、豉、蒜、蓼食之，名曰葅龟。取阴内阳

外之义也。

附方

热气湿痹，腹内积热。用龟肉同五味煮食之。微泄为效。（《普济方》）

筋骨疼痛。用乌龟一个，分作四脚。每用一脚，入天花粉、枸杞子各一钱二分，雄黄五分，麝香五分，槐花三钱，水一碗煎服。（《纂要奇方》）

十年咳嗽或二十年医不效者，生龟三枚，治如食法，去肠，以水五升，煮取三升浸曲，酿秫米四升如常法，饮之令尽，永不发。又方：用生龟一枚着坎中，令人溺之，浸至三日，烧研。以醇酒一升，和末如干饭，顿服。须臾大吐，嗽囊出则愈，小儿减半。（《普济方》）

痢及泻血。乌龟肉，以砂糖水拌，椒和，炙煮食之。多度即愈。（《普济方》）

年久痔漏。田龟二三个，煮取肉，入茴香、葱、酱，常常食，累验。此疾大忌糖、醋等热物。（《便民食疗》）

劳瘵失血。田龟煮取肉，和葱、椒、酱、油煮食。补阴降火，治虚劳失血咯血，咳嗽寒热，累用经验。（吴球《便民食疗》）

 血

【气味】咸，寒，无毒。

【主治】涂脱肛。（甄权）

治打扑伤损，和酒饮之，仍捣生龟肉涂之。（时珍）

 胆 汁

【气味】苦，寒，无毒。

【主治】痘后目肿，经月不开，取点之，良。（时珍）

鳖鱼

本 经 中 品

|释名| 团鱼、神守。[时珍曰]鳖行蹩躄，故谓之鳖。

|集解| [时珍曰]鳖，甲虫也。水居陆生，穿脊连胁，与龟同类。四缘有肉裙，故曰龟，甲里肉；鳖，肉里甲。无耳，以目为听。纯雌无雄，以蛇及鼋为匹。

【气味】咸，平，无毒。

【主治】心腹症瘕，坚积寒热，去痞疾息肉，阴蚀痔核恶肉。（《本经》）

疗温疟，血瘕腰痛，小儿胁下坚。（《别录》）

去血气，破症结恶血，堕胎。消疮肿肠痈，并扑损瘀血。（《日华》）

除老疟疟母，阴毒腹痛，劳复食复，斑痘烦喘，小儿惊痫，妇人经脉不通，难产，产后阴脱，丈夫阴疮石淋，敛溃痈。（时珍）

【发明】[时珍曰]鳖甲乃厥阴肝经血分之药，肝主血也。试常思之，龟、鳖之属，功各有所主。鳖色青入肝，故所主者，疟劳寒热，痃瘕惊痫，经水痈肿阴疮，皆厥阴血分之病也。玳瑁色赤入心，故所主者，心风惊热，伤寒狂乱，痘毒肿毒，皆少阴血分之病也。秦龟色黄入脾，故所主者，顽风湿痹，身重蛊毒，皆太阴血分之病也。水龟色黑入肾，故所主者，阴虚精弱，腰脚疼痿，阴疟泄痢，皆少阴血分之病也。介虫阴类，故并主阴经血分之病，从其类也。

附方

老疟劳疟。用鳖甲醋炙研末，酒服方寸匕。隔夜一服，清早一服，临时一服，无不断者。入雄黄少许，更佳。（《肘后》）

阴头生疮，人不能治者。鳖甲一枚烧研，鸡子白和傅。（《千金翼》）

【气味】甘，平，无毒。

【主治】伤中益气，补不足。（《别录》）

热气湿痹，腹中激热，五味煮食，当微泄。（藏器）

妇人漏下五色，羸瘦，宜常食之。（孟诜）

作臛食，治久痢，长髭须。作丸服，治虚劳痃癖脚气。（时珍）

【主治】除日拔白发，取脂涂孔

中，即不生。欲再生者，白犬乳汁涂之。（藏器）

涂肠头上。（《千金》）

 头

阴干。

【主治】烧灰，疗小儿诸疾，妇人产后阴脱下坠，尸疰心腹痛。（恭）

傅历年脱肛不愈。（《日华》）

 头 血

【主治】涂脱肛。（出甄权）

风中血脉，口眼喎僻，小儿痾劳潮热。（时珍）

附方

大肠脱肛，久积虚冷。以鳖头炙研，米饮服方寸匕，日二服。仍以末

附方

中风口喎。鳖血调乌头末涂之。待正，则即揭去。（《肘后方》）

瑇瑁
宋 开宝

[释名] 玳瑁（音代昧，又音毒目）。[时珍曰]其功解毒，毒物之所娼嫉者，故名。

[集解] [时珍曰]按范成大《虞衡志》云：玳瑁生海洋深处，状如龟鼋，而壳稍长，背有甲十二片，黑白斑纹，相错而成。其裙边有花，缺如锯齿。无足而有四鬣，前长后短，皆有鳞，斑纹如甲。海人养以盐水，饲以小鱼。

 甲

【气味】甘，寒，无毒。

【主治】破症结，消痈毒，止惊痫。（《日华》）

疗心风，解烦热，行气血，利大小肠，功与肉同。（士良）

解痘毒，镇心神，急惊客忤，伤寒热结狂言。（时珍）

 肉

【气味】甘，平，无毒。

【主治】诸风毒，逐邪热，去胸膈风痰，行气血，镇心神，利大小肠，通妇人经脉。（士良）

[释名] 牡蛤、蛎蛤、古贲、蚝。[时珍曰]蛤蚌之属,皆有胎生、卵生。独此化生,纯雄无雌,故得牡名。曰蛎曰蚝,言其粗大也。

[集解] [时珍曰]南海人以其蛎房砌墙,烧灰粉壁,食其肉谓之蛎黄。

[气味] 咸,平、微寒,无毒。

[主治] 伤寒寒热,温疟洒洒,惊恚怒气,除拘缓鼠瘘,女子带下赤白。久服,强骨节,杀邪鬼,延年。(《本经》)

除留热在关节营卫,虚热去来不定,烦满心气结,止汗止渴,除老血,疗泄精,涩大小肠,止大小便,治喉痹咳嗽,心胁下痞热。(《别录》)

粉身,止大人、小儿盗汗。同麻黄根、蛇床子、干姜为粉,去阴汗。(藏器)

治女子崩中,止痛,除风热温疟,鬼交精出。(孟诜)

男子虚劳,补肾安神,去烦热,小儿惊痫。(李珣)

去胁下坚满,瘰疬,一切疮肿。(好古)

化痰软坚,清热除湿,止心脾气痛,痢下赤白浊,消疝瘕积块,瘿疾结核。(时珍)

[发明] [权曰]病虚而多热者,宜同地黄、小草用之。

[好古曰]牡蛎入足少阴,为软坚之剂。以柴胡引之,能去胁下硬;以茶引之,能消项上结核;以大黄引之,能消股间肿;以地黄为使,能益精收涩,止小便,本肾经血分之药也。

[成无己曰]牡蛎之咸,以消胸膈之满,以泄水气,使痞者消,硬者软也。

[元素曰]壮水之主,以制阳光,则渴饮不思。故蛤蛎之类,能止渴也。

附方

心脾气痛,气实有痰者。牡蛎煅粉,酒服二钱。(《丹溪心法》)

虚劳盗汗。牡蛎粉、麻黄根、黄芪等分为末。每服二钱,水二盏,煎七分,温服,日一。(《本事方》)

病后常衄,小劳即作。牡蛎十分,石膏五分,为末,酒服方寸匕(亦可蜜丸),日三服。(《肘后方》)

小便数多。牡蛎五两烧灰,小便三升,煎二升,分三服。神效。(《乾坤生意》)

梦遗便溏。牡蛎粉,醋糊丸梧子大。每服三十丸,米饮下,日二服。(《丹溪方》)

面色黧黑。牡蛎粉研末,蜜丸梧子大。每服三十丸,白汤下,日一服。并炙其肉食之。(《普济方》)

【气味】甘，温，无毒。

【主治】煮食，治虚损，调中，解丹毒，妇人血气。以姜、醋生食，治丹毒，酒后烦热，止渴。（藏器）

炙食甚美，令人细肌肤，美颜色。（苏颂）

宗嘉祐

释名 ［时珍曰］蚌与蛤同类而异形。长者通曰蚌，圆者通曰蛤。故蚌从丰，蛤从合，皆象形也。

集解 ［时珍曰］蚌类甚繁，今处处江湖中有之，惟洞庭、汉沔独多。大者长七寸，状如牡蛎辈；小者长三四寸，状如石决明辈。

【气味】甘、咸，冷，无毒。

【主治】止渴除热，解酒毒，去眼赤。（孟诜）

明目除湿，主妇人劳损下血。（藏器）

除烦，解热毒，血崩带下，痔瘘，压丹石药毒。以黄连末纳入取汁，点赤眼、眼暗。（《日华》）

【气味】咸，寒，无毒。

【主治】诸疳，止痢并呕逆。醋调，涂痈肿。（《日华》）

烂壳粉：治反胃，心胸痰饮，用米饮服。（藏器）

解热燥湿，化痰消积，止白浊带下痢疾，除湿肿水嗽，明目，搽阴疮湿疮痱痒。（时珍）

【发明】［时珍曰］蚌粉与海蛤粉同功，皆水产也。治病之要，只在清热行湿而已。《日华》言其治疳。近有一儿病疳，专食此粉，不复他食，亦一异也。

附方

反胃吐食。用真正蚌粉，每服称过二钱，捣生姜汁一盏，再入米醋同调送下。（《急救良方》）

痰饮咳嗽。用真蚌粉新瓦炒红，入青黛少许，用淡齑水滴麻油数点，调服二钱。《类编》云：徽宗时，李防御为入内医官时，有宠妃病痰嗽，终夕不寐，面浮如盘。徽宗呼李治之，诏令供状，三日不效当诛。李忧惶技穷，与妻泣别。忽闻外叫卖：咳嗽药一文一帖，吃了即得睡。李市帖

本草纲目

介部

蚌

三一三

视之，其色浅碧。恐药性犷悍，并三服自试之，无他。乃取三帖为一，入内授妃服之。是夕嗽止，比晓面消。内侍走报，天颜大喜，赐金帛直万缗。李恐索方，乃寻访前卖药人，饮以酒，厚价求之，则此方也。云自少时从军，见主帅有此方，剽得以度余生耳。

雀目夜盲，遇夜不能视物。用建昌军螺儿蚌粉三钱，为末，水飞过，雄猪肝一叶，披开纳粉扎定，以第二米泔煮七分熟，仍别以蚌粉蘸食，以汁送下。一日一作。与夜明砂同功。（《直指方》）

积聚痰涎。结于胸膈之间，心腹疼痛，日夜不止，或干呕哕食者，炒粉丸主之。用蚌粉一两，以巴豆七粒同炒赤，去豆不用，醋和粉丸梧子大，每服二十丸，姜酒下。丈夫脐腹痛，茴香汤下。女人血气痛，童便和酒下。（孙氏《仁存方》）

田螺

别录上品

集解 ［时珍曰］螺，蚌属也。其壳旋文。其肉视月盈亏，故王充云：月毁于天，螺消于渊。《说卦》云：离为螺，为蚌，为龟，为鳖，为蟹。皆以其外刚而内柔也。

 肉

【气味】甘，大寒，无毒。

【主治】目热赤痛，止渴。（《别录》）

煮汁，疗热醒酒。用真珠、黄连末内入，良久，取汁注目中，止目痛。（弘景）

煮食，利大小便，去腹中结热，目下黄，脚气冲上，小腹急硬，小便赤涩，手足浮肿。生浸取汁饮之，止消渴。捣肉，傅热疮。（藏器）

利湿热，治黄疸。捣烂贴脐，引热下行，止噤口痢，下水气淋闭。取水，搽痔疮狐臭。烧研，治瘰疬癣疮。（时珍）

附方

消渴饮水，日夜不止，小便数者。《心镜》：用田螺五升，水一斗，浸一夜，渴即饮之。每日一换水及螺。或煮食饮汁亦妙。《圣惠》：用糯米二升，煮稀粥一斗，冷定。入田中活螺三升在内，待食粥尽，吐沫出，乃收饮之，立效。

肝热目赤。用大田螺七枚洗净，新汲水养去泥秽，换水一升浸洗取起。于净器中，着少盐花于甲内，

承取自然汁点目。逐个用了，放去之。（《药性论》）

小便不通，腹胀如鼓。用田螺一枚，盐半匕，生捣，傅脐下一寸三分，即通。熊彦诚曾得此疾，异人授此方果愈。（《类编》）

痔漏疼痛。《乾坤生意》：用田螺一个，入片脑一分在内，取水搽之。仍先以冬瓜汤洗净。孙氏：用田螺一枚，用针刺破，入白矾末同埋一夜，取螺内水扫疮上，又善能止痛也，甚妙。《袖珍》：用马齿苋汤洗净，捣活螺蛳傅上，其病即愈。

脚气攻注。用生大田螺捣烂，傅两股上，便觉冷趋至足而安。又可傅丹田，利小便。董守约曾用有效。（《稗史》）

肠风下血因酒毒者。大田螺五个，烧至壳白肉干，研末，作一服，热酒下。（《百一》）

噤口痢疾。用大田螺二枚捣烂，入麝香三分作饼，烘热贴脐间。半日，热气下行，即思食矣。甚效。（《丹溪》）

 壳

【气味】甘，平，无毒。

【主治】烧研，主尸疰心腹痛，失精，止泻。（《别录》）

烂者烧研水服，止反胃，去卒心痛。（藏器）

烂壳研细末服之，止下血，小儿惊风有痰，疮疡脓水。（时珍）

附方

小儿头疮。田螺壳烧存性，清油调，掺之。（《圣惠》）

石决明

别 录 上 品

释名 九孔螺，壳名千里光。［时珍曰］决明、千里光，以功名也。九孔螺，以形名也。

集解 ［时珍曰］石决明形长如小蚌而扁，外皮甚粗，细孔杂杂，内则光耀，背侧一行有孔如穿成者，生于石崖之上，海人泅水，乘其不意，即易得之。

 壳

【气味】咸，平，无毒。

【主治】目障翳痛，青盲。久服，益精轻身。（《别录》）

明目磨障。（《日华》）

肝肺风热，青盲内障，骨蒸劳极。（李珣）

水飞，点外障翳。（寇宗奭）

通五淋。（时珍）

附方

羞明怕日。用千里光、黄菊花、甘草各一钱，水煎，冷服。（《明目集验方》）

痘后目翳。用石决明（火煅，研）、谷精草各等分，共为细末。以猪

肝蘸食。（《鸿飞集》）

小便五淋。用石决明去粗皮，研为末，飞过。熟水服二钱，每日二服。（《胜金方》）

肝虚目翳。凡气虚、血虚、肝虚，眼白俱赤，夜如鸡啄，生浮翳者。用海蚌壳（烧过成灰）、木贼（焙）各等分为末。每服三钱，用姜、枣同水煎，和渣通口服。每日服二次。（《经验方》）

青盲雀目。用石决明一两（烧过存性），外用苍术三两，去皮为末。每服三钱，以猪肝批开，入药末在内扎定，砂罐煮熟，以气熏目。待冷，食肝饮汁。（《龙木论》）

贝子

本经下品

释名 贝齿、白贝、海肥。

[时珍曰]贝字象形。其中二点，象其齿刻；其下二点，象其垂尾。古者货贝而宝龟，用为交易，以二为朋。今独云南用之，呼为海肥。

集解 [颂曰]贝子，贝类之最小者。亦若蜗状，长寸许。色微白赤，有深紫黑者。

【气味】咸，平，有毒。

【主治】目翳，五癃，利水道，鬼疰蛊毒，腹痛下血。（《本经》）

温疰寒热，解肌，散结热。（《别录》）

烧研，点目去翳。（弘景）

伤寒狂热。（甄权）

下水气浮肿，小儿疳蚀吐乳。（李珣）

治鼻渊出脓血，下痢，男子阴疮，解漏脯、面臛诸毒，射罔毒，药箭毒。（时珍）

附方

目花翳痛。贝子一两，烧研如面，入龙脑少许点之。若有疮肉，加真珠末等分。（《千金》）

二便关格，不通闷胀，二三日则杀人。以贝齿三枚，甘遂二铢，为末，浆水和服，须臾即通也。（《肘后方》）

蜗螺

别录

释名 螺蛳。［时珍曰］师，众多也。其形似蜗牛，其类众多，故有二名。烂壳名鬼眼睛。

集解 ［时珍曰］处处湖溪有之，江夏、汉沔尤多。大如指头，而壳厚于田螺，惟食泥水。

肉

【气味】甘，寒，无毒。

【主治】明目下水。（《别录》）

止渴。（藏器）

醒酒解热，利大小便，消黄疸水肿，治反胃痢疾，脱肛痔漏。（时珍）

附方

黄疸酒疸。小螺蛳养去泥土，日日煮食饮汁，有效。（《永类》）

五淋白浊。螺蛳一碗，连壳炒热，入白酒三碗，煮至一碗，挑肉食之，以此酒下，数次即效。（《扶寿精方》）

痘疹目翳。水煮螺蛳，常食佳。（《济急仙方》）

白游风肿。螺蛳肉，入盐少许，捣泥贴之，神效。（叶氏《摘玄方》）

烂壳

【气味】同肉。

【主治】痰饮积及胃脘痛。（震亨）

反胃膈气，痰嗽鼻渊，脱肛痔疾，疮疖下疳，汤火伤。（时珍）

【发明】［时珍曰］螺乃蚌蛤之属，其壳大抵与蚌粉、蛤粉、蚶、蚬之类同功。合而观之，自可神悟。

附方

湿痰心痛。白螺蛳壳洗净，烧存性，研末。酒服方寸匕。立止。（《正传》）

卒得咳嗽。屋上白螺（或白蚬）壳，捣为末，酒服方寸匕。（《肘后方》）

膈气疼痛。白玉散：用壁上陈白螺蛳烧研。每服一钱，酒下，甚效。（孙氏）

海蛤

本 经 上 品

释名 ［时珍曰］海蛤者，海中诸蛤烂壳之总称，不专指一蛤也。

集解 ［时珍曰］按沈存中《笔谈》云：海蛤即海边沙泥中得之。

【气味】苦、咸，平，无毒。

【主治】咳逆上气，喘息烦满，胸痛寒热。（《本经》）

疗阴痿。（《别录》）

主十二水满急痛，利膀胱大小肠。唐注。治水气浮肿，下小便，治嗽逆上气，项下瘤瘿。（甄权）

疗呕逆，胸胁胀急，腰痛五痔，妇人崩中带下。（《日华》）

止消渴，润五脏，治服丹石人有疮。（萧炳）

清热利湿，化痰饮，消积聚。除血痢，妇人结胸，伤寒反汗搐搦，中风瘫痪。（时珍）

附方

水肿发热，小便不通者，海蛤汤主之。海蛤、木通、猪苓、泽泻、滑石、黄葵子、桑白皮各一钱，灯心三分，水煎服，日二。（《圣惠方》）

石水肢瘦，其腹独大者，海蛤丸主之。海蛤（煅粉）、防己各七钱半，葶苈、赤茯苓、桑白皮各一两，陈橘皮、郁李仁各半两，为末，蜜丸如梧子大。每米饮下五十丸，日二次。（《圣济总录》）

血痢内热。海蛤末，蜜水调服二钱，日二。（《传信》）

伤寒血结，胸胀痛不可近。用海蛤、滑石、甘草各一两，芒硝半两，为末。每服二钱，鸡子清调服。更服桂枝红花汤，发其汗则愈。盖膻中血聚则小肠壅，小肠壅则血不行。服此则小肠通，血流行而胸膈利矣。（朱肱《活人书》）

衄血不止。蛤粉一两，罗七遍，槐花半两炒焦，研匀。每服一钱，新汲水调下。（《杨氏家藏方》）

李时珍曰：兽者四足而毛之总称，地产也。豢养者谓之畜。《素问》曰"五畜为益"是矣。周制庖人供六畜（马、牛、鸡、羊、犬、豕）六兽（麋、鹿、狼、麇、兔、野豕也），辨其死生鲜薧之物。兽人辨其名物。凡祭祀宾客，供其死兽生兽。皮毛筋骨，入于玉府。冥氏攻猛兽，穴氏攻蛰兽。呜呼！圣人之于养生事死、辨物用物之道，可谓慎且备矣。后世如黄羊黄鼠，今为御供；褊尾貂皮，盛为时用。山獭之异，狗宝之功，皆服食所须，而典籍失载。羵羊之问，宣父独知；鼷鼠之对，终军能究。地生之羊，彭侯之肉，非博雅君子，孰能别之？况物之性理万殊，人之用舍宜慎，盖不但多识其名而已也。于是集诸兽之可供膳食、药物、服器者为兽类。

兽部

纲目

本草

狗

本经中品

释名 犬、地羊。[时珍曰]狗，叩也。吠声有节，如叩物也。或云为物苟且，故谓之狗，韩非云"蝇营狗苟"是矣。

集解 [时珍曰]狗类甚多，其用有三：田犬长喙善猎，吠犬短喙善守，食犬体肥供馔。凡《本草》所用，皆食犬也。

 肉

【气味】咸、酸，温，无毒。

【主治】安五脏，补绝伤，轻身益气。（《别录》）

宜肾。（思邈）

补胃气，壮阳道，暖腰膝，益气力。（《日华》）

补五劳七伤，益阳事，补血脉，厚肠胃，实下焦，填精髓，和五味煮，空心食之。凡食犬不可去血，则力少不益人。（孟诜）

【发明】[弘景曰]白狗、乌狗入药用。黄狗肉大补虚劳，牡者尤胜。

[《大明》曰]黄犬大补益人，余色微补。古言薯蓣凉而能补，犬肉暖而不补。虽有此言，服终有益。但因食秽，不食者众。

[震亨曰]世言犬能治劳损阳虚之疾，然人病多是阴虚。若阳果虚，其死甚易，亦安能措手哉？

[时珍曰]脾胃属土，喜暖恶寒。犬性温暖，能治脾胃虚寒之疾。脾胃温和，而腰肾受荫矣。若素常气壮多火之人，则宜忌之。丹溪独指阴虚立说，矫枉过偏矣。《济生》治真阳虚惫诸虚证，有黄犬肉丸，药多不载。

附方

戊戌酒大补元气。用黄犬肉一只，煮一伏时，捣如泥，和汁拌炊糯米三斗，入曲如常酿酒。候熟，每旦空心饮之。（《养老方》）

戊戌丸治男子、妇人一应诸虚不足，骨蒸潮热等证。用黄童子狗一只，去皮毛肠肚同外肾，于砂锅内用酒醋八分，水二升，入地骨皮一斤，前胡、黄芪、肉苁蓉各四两，同煮一日。去药，再煮一夜。去骨，再煮肉如泥，擂滤。入当归末四两，莲肉、苍术末各一斤，厚朴、橘皮末十两，甘草末八两，和杵千下，丸梧子大。每空心盐酒下五七十丸。（《乾坤秘韫》）

脾胃虚冷，腹满刺痛。肥狗肉半斤。以水同盐、豉煮粥，频食一两顿。（《心镜》）

虚寒疟疾。黄狗肉煮腥，入五味，食之。（《心镜》）

气水鼓胀。狗肉一斤切，和米煮粥，空腹食之。（《心镜》）

浮肿尿涩。肥狗肉五斤热蒸,空腹食之。(《心镜》)

【气味】酸,平。

【主治】煮汁饮之,能下乳汁。(《别录》)

白狗者良。

【气味】咸,温,无毒。

【主治】[白狗血]治癫疾发作。乌狗血:治产难横生,血上抢心,和酒服之。(《别录》)

补安五脏。(《日华》)

热饮,治虚劳吐血,又解射罔毒。点眼,治痘疮入目。又治伤寒热病发狂见鬼及鬼击病,辟诸邪魅。(时珍)

【发明】[时珍曰]术家以犬为地厌,能禳辟一切邪魅妖术。按《史记》云秦时杀狗磔四门以御灾,杀白犬血题门以辟不祥,则自古已然矣。又《华佗别传》云:琅琊有女子,右股病疮,痒而不痛,愈而复作。佗取稻糠色犬一只系马,马走五十里,乃断头向痒处合之。须臾一蛇在皮中动,以钩引出,长三尺许,七日而愈。此亦怪证,取狗之血腥,以引其虫耳。

附方

小儿卒痫。刺白犬血一升,含之。并涂身上。(葛氏方)

卒得病疮常时生两脚间。用白犬血涂之,立愈。(《肘后方》)

两脚癣疮。白犬血涂之,立瘥。(《奇效》)

疔疮恶肿。取白犬血频涂之,有效。(《肘后》)

【主治】心痹心痛。取和蜀椒末,丸梧子大。每服五丸,日五服。(时珍。出《肘后》)

【主治】头风痹,鼻中息肉,下部蟨疮。(《别录》)

附方

眉发火瘢不生者。蒲灰,以正月狗脑和敷,日三,则生。(《圣惠方》)

【主治】忧恚气,除邪。(《别录》)

治风痹鼻衄,及下部疮,狂犬咬。(《日华》)

【气味】平,微毒。

【主治】妇人产后肾劳如疟者。妇人体热用猪肾,体冷用犬肾。(藏器)

【主治】肝同心捣,涂狂犬咬。又治脚气攻心,切生,以姜、醋进之,取泄。先泄者勿用。(藏器)

附方

下痢腹痛。狗肝一具切,入米一升煮粥,合五味食。(《心镜》)

本草纲目　兽部　狗　三二一

心风发狂。黄石散：用狗肝一具批开，以黄丹、消石各一钱半，研匀擦在肝内，用麻缚定，水一升煮熟。细嚼，以本汁送下。（《杨氏家藏》）

 胆

青犬、白犬者良。

【气味】苦，平，有小毒。

【主治】明目。（《本经》）

敷痂疡恶疮。（《别录》）

疗鼻齆，鼻中息肉。（甄权）

主鼻衄聤耳，止消渴，杀虫除积，能破血。凡血气痛及伤损者，热酒服半个，瘀血尽下。（时珍）

治刀箭疮。（《日华》）

【发明】［慎微曰］按《魏志》云：河内太守刘勋女病左膝疮痒。华佗视之，用绳系犬后足不得行，断犬腹取胆向疮口，须臾有虫若蛇着疮上出，长三尺，病愈也。

附方

眼赤涩痒。犬胆汁注目中，效。（《圣惠》）

拨白换黑。狗胆汁涂之。（《千金》）

肝虚目暗。白犬胆一枚，萤火虫二七枚，阴干为末，点之。（《圣惠》）

聤耳出脓。用狗胆一枚，枯矾一钱，调匀。绵裹塞耳内，三四次即瘥。（《奇效良方》）

 牡狗阴茎

【释名】狗精。

【气味】咸，平，无毒。

【主治】伤中，阴痿不起，令强热大，生子，除女子带下十二疾。（《本经》）

治绝阳及妇人阴痿。（《日华》）

补精髓。（孟诜）

 皮

【主治】腰痛，炙热黄狗皮裹之。频用取瘥。烧灰，治诸风。（时珍）

【发明】［时珍曰］《淮南万毕术》云：黑犬皮毛烧灰扬之，止天风。则治风之义，有取乎此也。

 毛

【主治】产难。（苏恭）

［颈下毛］主小儿夜啼，绛囊盛，系儿两手。（藏器）

烧灰汤服一钱，治邪疟。尾：烧灰，敷犬伤。（时珍）

附方

汤火伤疮。狗毛细剉，以烊胶和毛敷之。痂落即瘥。（《梅师》）

 头骨

黄狗者良。

【气味】甘、酸，平，无毒。

【主治】金疮止血。（《别录》）

烧灰，治久痢、劳痢。和干姜、莨菪炒见烟，为丸，空心白饮服十丸，极效。（甄权）

烧灰，壮阳止疟。（《日华》）

治痈疽恶疮，解颅，女人崩中带下。（时珍）

［颔骨］主小儿诸痫、诸瘘，烧灰酒服。（苏恭）

附方

小儿久痢。狗头烧灰，白汤服。（《千金》）

小儿解颅。黄狗头骨炙为末，鸡子白和，涂之。（《直指》）

赤白带下不止者。狗头烧灰，为末。每酒服一钱，日三服。（《圣惠》）

痈疽疖毒。狗头骨灰、芸薹子等分为末，醋和敷之。（《千金》）

头风白屑作痒。狗头骨烧灰，淋汁沐之。（《圣惠方》）

产后血乱，奔入四肢，并违堕。以狗头骨灰，酒服二钱，甚效。（《经验方》）

骨

白狗者良。

【气味】甘，平，无毒。

【主治】烧灰，疗下痢。生肌，敷马疮。（《别录》）

烧灰，疗诸疮瘘，及妒乳痈肿。（弘景）

烧灰，补虚，理小儿惊痫客忤。（《蜀本》）

煎汁，同米煮粥，补妇人，令有子。（藏器）

烧灰，米饮日服，治休息久痢。猪脂调，敷鼻中疮。（时珍）

附方

产后烦懑不食者。白犬骨烧研，水服方寸匕。（《千金翼》）

【释名】明视。[时珍曰]按魏子才《六书精要》云：兔子篆文象形。一云：吐而生子，故曰兔。《礼记》谓之明视，言其目不瞬而了然也。

【集解】[时珍曰]按《事类合璧》云：兔大如狸而毛褐，形如鼠而尾短，耳大而锐。上唇缺而无脾，长须而前足短。尻有九孔，趺居，矫捷善走。舐雄豪而孕，五月而吐子。

肉

【气味】辛，平，无毒。

【主治】补中益气。（《别录》）

热气湿痹，止渴健脾。炙食，压丹石毒。（《日华》）

凉血，解热毒，利大肠。（时珍）

【发明】［宗奭曰］兔者，明月之精。有白毛者，得金之气，入药尤效。凡兔至秋深时可食，金气全也，至春、夏则味变矣。然作酱必用五味，既患豌豆疮，又食此物，发毒太甚，恐斑烂损人。

［时珍曰］兔至冬月龁木皮，已得金气而气内实，故味美；至春食草麦，而金气衰，故不美也。今俗以饲小儿，云令出痘稀，盖亦因其性寒而解热耳。故又能治消渴，压丹石毒。若痘已出，及虚寒者宜戒之。刘纯《治例》云：反胃，结肠甚者难治，常食兔肉则便自行。又可证其性之寒利矣。

附方

消渴羸瘦。用兔一只，去皮、爪、五脏，以水一斗半煎稠，去滓澄冷，渴即饮之。极重者不过二兔。（崔元亮《海上方》）

 血

【气味】咸，寒，无毒。

【主治】凉血活血，解胎中热毒，催生易产。（时珍）

附方

蟾宫丸。治小儿胎毒，遇风寒即发痘疹，服此可免，虽出亦稀。用兔二只，腊月八日刺血于漆盘内，以细面炒熟和，丸绿豆大。每服三十丸，绿豆汤下。每一儿食一剂，永安甚效。（《乾坤秘韫》）

心气痛。《瑞竹堂方》：用腊兔血和茶末四两，乳香末二两，捣丸

芡子大。每温醋化服一丸。《谈野翁方》：腊月八日，取活兔血和面，丸梧子大。每白汤下二十一丸。

 脑

【主治】涂冻疮。（《别录》）

催生滑胎。（时珍）

同髓治耳聋。（苏恭）

附方

手足皲裂。用兔脑髓生涂之。（《圣惠》）

发脑发背及痈疽热疖恶疮。用腊月兔头捣烂，入瓶内密封，惟久愈佳。每用涂帛上厚封之，热痛即如水也。频换取瘥乃止。（《胜金》）

 骨

【主治】热中，消渴，煮汁服。（《别录》）

煮汁服，止霍乱吐利。（时珍。《外台》用之）

 头 骨

腊月收之。

【气味】甘、酸，平，无毒。

【主治】头眩痛，癫疾。（《别录》）

连皮毛烧存性，米饮服方寸匕，治天行呕吐不止，以瘥为度。（苏颂。出《必效方》）

连毛烧灰酒服，治产难下胎，及产后余血不下。（《日华》。陆氏用葱汤下）

烧末，傅妇人产后阴脱，痈疽恶疮。水服，治小儿疳痢。煮汁服，治消渴

不止。（时珍）

 肝

【主治】目暗。（《别录》）

明目补劳，治头旋眼眩。（《日华》）

和决明子作丸服，甚明目。切洗生食如羊肝法，治丹石毒发上冲，目暗不见物。（孟诜）

【发明】［时珍曰］按刘守真云：兔肝明目，因其气有余，以补不足也。《眼科书》云：兔肝能泻肝热。盖兔目瞭而性冷故也。

羊

本经中品

释名 羖、羝、羯。［时珍曰］《说文》云：羊字象头角足尾之形。

集解 ［时珍曰］生江南者为吴羊，头身相等而毛短。生秦晋者为夏羊，头小身大而毛长。土人二岁而剪其毛，以为毡物，谓之绵羊。

 羊 肉

【气味】苦、甘，大热，无毒。

【主治】缓中，字乳余疾，及头脑大风汗出，虚劳寒冷，补中益气，安心止惊。（《别录》）

止痛，利产妇。（思邈）

治风眩瘦病，丈夫五劳七伤，小儿惊痫。（孟诜）

开胃健力。（《日华》）

【发明】［颂曰］肉多入汤剂。《胡洽方》有大羊肉汤，治妇人产后大虚，心腹绞痛厥逆，医家通用大方也。

［李杲曰］羊肉有形之物，能补有形肌肉之气。故曰补可去弱，人参、羊肉之属。人参补气，羊肉补形，凡味同羊肉者，皆补血虚，盖阳生则阴长也。

［时珍曰］按《开河记》云：隋大总管麻叔谋病风逆，起坐不得。炀帝命太医令巢元方视之。曰：风入腠理，病在胸臆。须用嫩肥羊蒸熟，掺药食之，则瘥。如其言，未尽剂而痊。自后每杀羊羔，同

杏酪、五味日食数枚。观此则羊肉补虚之功，益可证矣。

附方

羊肉汤。张仲景治寒劳虚羸，及产后心腹疝痛。肥羊肉一斤，水一斗，煮汁八升，入当归五两，黄芪八两，生姜六两，煮取二升，分四服。（《金匮要略》）

产后虚羸腹痛，冷气不调，及脑中风汗自出。白羊肉一斤，切治如常，调和食之。（《心镜》）

壮阳益肾。用白羊肉半斤切生，以蒜、薤食之。三日一度，甚妙。（《心镜》）

五劳七伤虚冷。用肥羊肉一腿，密盖煮烂，绞取汁服，并食肉。（《饮膳正要》）

骨蒸久冷。羊肉一斤，山药一斤，各烂煮研如泥，下米煮粥食之。（《饮膳正要》）

虚冷反胃。羊肉去脂作生，以蒜薤空腹食之，立效。（《外台》）

脾虚吐食。羊肉半斤作生，以蒜、薤、酱、豉、五味和拌，空腹食之。（《心镜》）

壮胃健脾。羊肉三斤切，梁米二升同煮，下五味作粥食。（《饮膳正要》）

老人膈痞，不下饮食。用羊肉四两（切），白面六两，橘皮末一分，姜汁搜如常法，入五味作臛食，每日一次，大效。（《多能鄙事》）

白羊者良。

【气味】甘，平，无毒。

【主治】风眩瘦疾，小儿惊痫。（苏恭）

脑热头眩。（《日华》）

安心止惊，缓中止汗补胃，治丈夫五劳骨热，热病后宜食之，冷病人勿多食。（孟诜）

疗肾虚精竭。

附方

老人风眩。用白羊头一具，如常治，食之。（《千金》）

五劳七伤。白羊头、蹄一具净治，更以稻草烧烟，熏令黄色，水煮半熟，纳胡椒、毕拨、干姜各一两，葱、豉各一升，再煮去药食。日一具，七日即愈。（《千金》）

虚寒腰痛。用羊头、蹄一具，草果四枚，桂一两，姜半斤，哈昔泥一豆许，胡椒煮食。（《正要》）

【主治】一切风，及脚中虚风，补虚劳，去毛作羹、臛食。（孟诜）

青羊者良。

【气味】甘，热，无毒。

【主治】生脂：止下痢脱肛，去风毒，妇人产后腹中绞痛。（思邈）

熟脂：主贼风痿痹飞尸，辟瘟气，止劳痢，润肌肤，杀虫治疮癣。入膏药，透肌肉经络，彻风热毒气。（时珍）

附方

产后虚羸，令人肥白健壮。羊

脂二斤，生地黄汁一斗，姜汁五升，白蜜三升，煎如饴。温酒服一杯，日三。（《小品》）

发背初起。羊脂、猪脂切片，冷水浸贴，热则易之。数日瘥。（《外台》）

【气味】甘，温，无毒。

【主治】补寒冷虚乏。（《别录》）润心肺，治消渴。（甄权）

疗虚劳，益精气，补肺、肾气，和小肠气。合脂作羹食，补肾虚，及男女中风。（张鼎）

利大肠，治小儿惊痫。含之，治口疮。（《日华》）

治大人干呕及反胃，小儿哕啘及舌肿，并时时温饮之。（时珍）

附方

小儿口疮。羊乳细滤入含之，数次愈。（《小品方》）

面黑令白。白羊乳三斤，羊胰三副，和捣。每夜洗净涂之，旦洗去。（《总录》）

【气味】有毒。

【主治】人面脂手膏，润皮肤，去黚黯，涂损伤、丹瘤、肉刺。（时珍）

附方

发丹如瘤。生绵羊脑，同朴消研，涂之。（《瑞竹堂方》）

【气味】甘，温，无毒。

【主治】男子女人伤中、阴阳气不足，利血脉，益经气，以酒服之。（《别录》）

却风热，止毒。久服不损人。（孙思邈）

和酒服，补血。主女人血虚风闷。（孟诜）

润肺气，泽皮毛，灭瘢痕。（时珍。《删繁》治肺虚毛悴，酥髓汤中用之）

附方

白秃头疮。生羊骨髓，调轻粉搽之。先以泔水洗净。一日二次，数日愈。（《经验方》）

【气味】甘，温，无毒。

【主治】止忧恚膈气。（《别录》）补心。（藏器）

【气味】同心。

【主治】补肺，止咳嗽。（《别录》）

伤中，补不足，去风邪。（思邈）

治渴，止小便数，同小豆叶煮食之。（苏恭）

通肺气，利小便，行水解蛊。（时珍）

附方

小便频数，下焦虚冷。羊肺一具（切）作羹，入少羊肉，和盐、豉食。不过三具。（《集验方》）

渴利不止。羊肺一具，入少肉和盐、豉作羹食。不过三具愈。（《普济方》）

鼻中息肉。羊肺汤：用干羊肺一具，白术一两，肉苁蓉、通草、干姜、芎劳各二两，为末。食后米饮服五两。（《千金方》）

 肾

【气味】同心。

【主治】补肾气虚弱，益精髓。（《别录》）

补肾虚耳聋阴弱，壮阳益胃，止小便，治虚损盗汗。（《日华》）

合脂作羹，疗劳痢甚效。蒜、薤食之一升，疗症瘕。（苏恭）

附方

下焦虚冷，脚膝无力，阳事不行。用羊肾一枚煮熟，和米粉六两，炼成乳粉，空腹食之，妙。（《心镜》）

肾虚精竭。羊肾一双切，于豉汁中，以五味、米糅作羹、粥食。（《心镜》）

 羊石子

即羊外肾也。

【主治】肾虚精滑。（时珍。《本事》金锁丹用之）

 肝

青羖羊者良。

【气味】苦，寒，无毒。[颂曰]温。

【主治】补肝，治肝风虚热，目赤暗痛，热病后失明，并用子肝七枚，作生食，神效。亦切片水浸贴之。（苏恭）

附方

肝虚目赤。青羊肝，薄切水浸，吞之极效。（《龙木论》）

青盲内障。白羊子肝一具，黄连一两，熟地黄二两，同捣，丸梧子大。食远茶服七十丸，日三服。崔承元病内障丧明，有人惠此方报德，服之遂明。（《传信方》）

 胆

青羖羊者良。

【气味】苦，寒，无毒。

【主治】青盲，明目。（《别录》）

点赤障、白翳、风泪眼，解蛊毒。（甄权）

疗疳湿、时行热熛疮，和醋服之，良。（苏恭）

同蜜蒸九次，点赤风眼，有效。（朱震亨）

【发明】[时珍曰]肝开窍于目，胆汁减则目暗。目者，肝之外候，胆之精华也。故诸胆皆治目病。

附方

大便秘塞。羊胆汁灌入即通。（《千金》）

面黑皯疱。殺羊胆、牛胆各一个，醇酒三升，煮三沸，夜夜涂之。（《肘后》）

一名羊腒腪。

【气味】甘，温，无毒。

【主治】胃反，止虚汗，治虚羸，小便数，作羹食，三五瘥。（孟诜）

附方

中风虚弱。羊肚一具，粳米二合，和椒、姜、豉、葱作羹食之。（《正要》）

胃虚消渴。羊肚烂煮，空腹食之。（《古今录验》）

下虚尿床。羊肚盛水令满，线缚两头，煮熟即开，取中水顿服之，立瘥。（《千金》）

【主治】下虚遗溺。以水盛入，炙熟，空腹食之，四五次愈。（孙思邈）

白羊者良。

【主治】润肺燥，诸疮疡。入面脂，玄黔黯，泽肌肤，灭瘢痕。（时珍）

附方

远年咳嗽。羊胰三具，大枣百枚，酒五升，渍七日，饮之。（《肘后方》）

痘疮瘢痕。羊胰二具，羊乳一

升，甘草末二两，和匀涂之。明旦，以猪蹄汤洗去。（《千金》）

【主治】补中益气。（《正要》用羊舌二枚，羊皮二具，蘑菰，糟姜，作羹、肉汁食之）

已下并用殺羊者良。

【气味】甘，平，无毒。

【主治】风眩瘦疾，小儿惊痫。（苏恭）

【气味】甘，热，无毒。

【主治】虚劳寒中羸瘦。（《别录》）

补肾虚，通督脉，治腰痛下痢。（时珍）

附方

老人虚弱。白羊脊骨一具锉碎，水煮取汁，枸杞根锉一斗，水五斗，煮汁一斗五升，合汁同骨煮至五升，去骨，瓷盒盛之。每以一合，和温酒一盏调服。（《多能鄙事》）

虚劳白浊。羊骨为末，酒服方寸匕，日三。（《千金》）

小便膏淋。羊骨烧研，榆白皮煎汤，服二钱。（《圣惠方》）

【主治】益肾明目，补下焦虚冷。（《正要》）

附方

虚损昏聋。大羊尾骨一条，水五碗，煮减半，入葱白五茎，荆芥一握，陈皮一两，面三两，煮熟，取汁搜面作索饼，同羊肉四两煮熟，和五味食。（《多能鄙事》）

【气味】甘，温，无毒。

【主治】虚冷劳。（孟诜）

脾弱，肾虚不能摄精，白浊，除湿热，健腰脚，固牙齿。（时珍）

附方

面体黧黑，皮厚状丑。用羖羊胫骨为末，鸡子白和敷，旦以白粱米泔洗之。三日如素，神效。（《肘后》）

[释名] ［时珍曰］按许慎云：牛，件也。牛为大牲，可以件事分理也。其文象角头三、封及尾之形。

[集解] ［藏器曰］牛有数种，《本经》不言黄牛、乌牛、水牛，但言牛尔。南人以水牛为牛，北人以黄牛、乌牛为牛。牛种既殊，入用当别。

【气味】甘，温，无毒。

【主治】安中益气，养脾胃。（《别录》）

补益腰脚，止消渴及唾涎。（孙思邈）

【发明】［时珍曰］韩懋言：牛肉补气，与黄芪同功。

附方

腹中痞积。牛肉四两切片，以风化石灰一钱擦上，蒸熟食。常食痞积自下。（《经验秘方》）

牛皮风癣。每五更炙牛肉一片食，以酒调轻粉敷之。（《直指方》）

【气味】甘，平，无毒。

【主治】消渴，止啘泄，安中益气，养脾胃。（《别录》）

补虚壮健，强筋骨，消水肿，除湿

气。（藏器）

附方

水肿尿涩。牛肉一斤熟蒸，以姜、醋空心食之。（《心镜》）

手足肿痛，伤寒时气，毒攻手足，肿痛欲断。牛肉裹之，肿消痛止。（《范汪方》）

水牛者良。

【气味】凉。

【主治】下热风。（孟诜）

附方

水肿胀满，小便涩者。用水牛蹄一具去毛，煮汁作羹，切食之。或以水牛尾一条，切作腊食。或煮食亦佳。（《食医心镜》）

水牛者良。

【主治】治妇人无乳，作羹食之，不过两日，乳下无限，气壮人尤效。（孟诜）

疗口眼㖞斜。不拘干湿者，以火炙热，于不患处一边熨之，即渐正。（宗奭）

水牛者良。

【主治】水气浮肿、小便涩少。以皮蒸熟，切入豉汁食之。（《心镜》）

【气味】甘，微寒，无毒。

【主治】补虚羸，止渴。（《别录》）

养心肺，解热毒，润皮肤。（《日华》）

冷补，下热气。和酥煎沸食，去冷气痃癖。（藏器）

患热风人宜食之。（孟诜）

老人煮食有益。入姜、葱，止小儿吐乳，补劳。（思邈）

治反胃热哕，补益劳损，润大肠，治气痢，除疸黄，老人煮粥甚宜。（时珍）

【发明】［震亨曰］反胃噎膈，大便燥结，宜牛、羊乳时时咽之，并服四物汤为上策。不可用人乳，人乳有饮食之毒，七情之火也。

［时珍曰］乳煎荜茇，治痢有效。盖一寒一热，能和阴阳耳。按《独异志》云：唐太宗苦气痢，众医不效，下诏访问。金吾长宝张宝藏曾困此疾，即具疏以乳煎荜茇方上，服之立愈。宣下宰臣与五品官。魏征难之，逾月不拟。上疾复发，复进之又平。因问左右曰：进方人有功，未见除授何也。征惧曰：未知文武二吏。上怒曰：治得宰相，不妨授三品，我岂不及汝耶？即命与三品文官，授鸿胪寺卿。其方用牛乳半斤，荜茇三钱，同煎减半，空腹顿服。

附方

风热毒气。煎过牛乳一升，生牛乳一升，和匀。空腹服之，日三服。（《千金方》）

下虚消渴，心脾中热、下焦虚冷、小便多者。牛羊乳，每饮三四合。（《广利方》）

脚气痹弱。牛乳五升，硫黄三两，煎取三升，每服三合。羊乳亦可。或以牛乳五合，煎调硫黄末一两服，取汗尤良。（《肘后》）

重舌出涎。特牛乳饮之。（《圣惠》）

【气味】咸，平，无毒。

【主治】解毒利肠，治金疮折伤垂死，又下水蛭。煮拌醋食，治血痢便血。（时珍）

【发明】［时珍曰］按《元史》云：布智儿从太祖征回回，身中数矢，血流满体，闷仆几绝。太祖命取一牛剖其腹，纳之牛腹中，浸热血中，移时遂苏。

黄牛者良，炼过用。

【气味】甘，温，微毒。

【主治】诸疮疥癣白秃，亦入面脂。（时珍）

附方

消渴不止。栝楼根煎：用生栝楼根（切）十片，以水三斗，煮至一斗，滤净，入炼净黄牛脂一合，慢火熬成膏，瓶收。每酒服一杯，日三。（《总录》）

腋下狐臭。牛脂和胡粉涂之，三度永瘥。（姚氏）

黑牛、黄牛者良，炼过用。

【气味】甘，温，无毒。

【主治】补中，填骨髓。久服增年。（《本经》）

安五脏，平三焦，续绝伤，益气力，止泄利，去消渴，皆以清酒暖服之。（《别录》）

平胃气，通十二经脉。（思邈）

治瘦病，以黑牛髓、地黄汁、白蜜等分，煎服。（孟诜）

润肺补肾，泽肌悦面，理折伤，擦损痛，甚妙。（时珍）

附方

补精润肺，壮阳助胃。用炼牛髓四两，胡桃肉四两，杏仁泥四两，山药末半斤，炼蜜一斤，同捣成膏，以瓶盛汤煮一日。每服一匙，空心服之。（《瑞竹方》）

劳损风湿。陆抗膏：用牛髓、羊脂各二升，白蜜、姜汁、酥各三升，煎三上三下，令成膏。随意以温酒和服之。（《经心录》）

水牛、黄牛者良。

【气味】甘，温，微毒。

【主治】风眩消渴。（苏恭）

脾积痞气。润皱裂，入面脂用。（时珍）

附方

吐血咯血，五劳七伤。用水牛脑一枚（涂纸上阴干），杏仁（煮去皮）、胡桃仁、白蜜各一斤，香油四两，同熬干为末。每空心烧酒服二钱匕。（《乾坤秘韫》）

已下黄牛者良。

【主治】虚忘，补心。（《别录》）

【主治】补脾。（藏器）

腊月淡煮，日食一度，治痔瘘。和朴消作脯食，消痞块。（时珍。出《千金》、《医通》）

已下水牛者良。

【主治】补肺。（藏器）

【主治】补肝，明目。（《别录》）治疟及痢，醋煮食之。（孟诜）

【主治】补肾气，益精。（《别录》）治湿痹。（孙思邈）

黄牛、水牛俱良。

【气味】甘，温，无毒。

【主治】消渴风眩，补五脏，醋煮食之。（诜）

补中益气，解毒，养脾胃。（时珍）

一名百叶。

【主治】热气水气，治痢，解酒毒药毒、丹石毒发热，同肝作生，以姜、醋食之。（藏器）

腊月黄牛、青牛者良。

［弘景曰］胆原附黄条中，今拔出于此，以类相从耳。

【气味】苦，大寒，无毒。

【主治】除心腹热渴，止下痢及口焦燥，益目精。（《别录》）

腊月酿槐子服，明目，治痔湿弥佳。（苏恭）

除黄杀虫，治痈肿。（时珍）

【气味】苦，寒，无毒。

【主治】水牛者燔之，治时气寒热头痛。（《别录》）

煎汁，治热毒风及壮热。（《日华》）治淋破血。（时珍）

附方

石淋破血。牛角烧灰，酒服方寸匕，日五服。（《普济》）

赤秃发落。牛角、羊角烧灰等分，猪脂调涂。（《圣惠方》）

【气味】甘，温，无毒。

【主治】烧灰，治吐血鼻洪，崩中带下，肠风泻血，水泻。（《日华》）

治邪疟。烧灰同猪脂，涂痔疮蚀人口鼻，有效。（时珍。出《十便》）

【发明】［时珍曰］东夷以牛骨占卜吉凶，无往不中。牛非含智之物，骨有先事之灵，宜其可入药治病也。

附方

鼻中生疮。牛骨、狗骨烧灰，腊猪脂和敷。（《千金》）

黄牛、乌牛、水牛并良。

【主治】妇人漏下赤白，无子。（苏恭）

马

本 经 中 品

释名 ［时珍曰］按许慎云：马，武也。其字象头、髦、尾、足之形。

集解 ［时珍曰］《别录》以云中马为良。云中，今大同府也。大抵马以西北方者为胜，东南者劣弱不及。马应月，故十二月而生。其年以齿别之。在畜属火，在辰属午。

 肉

以纯白牡马者为良。

【气味】辛、苦，冷，有毒。

【主治】伤中，除热下气，长筋骨，强腰脊，壮健，强志轻身，不饥。作脯，治寒热痿痹。（《别录》）

煮汁，洗头疮白秃。（时珍。出《圣惠》）

附方

豌豆疮毒。马肉煮清汁，洗之。（《兵部手集》）

 乳

【气味】甘，冷，无毒。

【主治】止渴治热。（《别录》）

作酪，性温，饮之消肉。（苏恭）

 眼

白马者，生杀取之。

【气味】平，无毒。

【主治】惊痫腹满疟疾。（《本经》）

 牙 齿

已下并用白马者良。

【气味】甘，平，有小毒。

【主治】小儿马痫。水磨服。（《别录》）

烧灰唾和，涂痈疽疔肿，出根效。（藏器）

附方

肠痈未成。马牙烧灰，鸡子白和，涂之。（《千金方》）

 骨

【气味】有毒。

【主治】烧灰和醋，敷小儿头疮及身上疮。（孟诜）

烧灰和油，敷小儿耳疮、头疮、阴疮、瘰疬有浆如火灼。敷乳头饮儿，止夜啼。（时珍。出《小品》《外台》诸方）

 头 骨

【气味】甘，微寒，有小毒。

【主治】喜眠，令人不睡。烧灰，水服方寸匕，日三夜一。作枕亦良。（《别录》）

治齿痛。烧灰，敷头、耳疮。（《日华》）

附方

胆虚不眠。用马头骨灰、乳香各一两，酸枣仁（炒）二两，为末。每服二钱，温酒服。（《圣惠》）

【气味】甘，寒，无毒。

【主治】煅存性，降阴火，中气不足者用之，可代黄芩、黄连。（朱震亨）

皮

【主治】妇人临产，赤马皮催生，良。（孟诜）

治小儿赤秃，以赤马皮、白马蹄烧灰，和腊猪脂敷之，良。（时珍。出《圣惠》）

【主治】女人崩中，小儿客忤。（时珍）

【发明】［时珍曰］马尾，《济生方》治崩中，十灰散中用之。又《延寿书》云：刷牙用马尾，令齿疏损。近人多用烧灰揩拭，最腐齿龈。不可不知。

脑

【气味】有毒。

【主治】断酒。腊月者温酒服之。（孙思邈）

驴 唐本草

释名 ［时珍曰］驴，胪也。胪，腹前也。马力在膊，驴力在胪也。

集解 ［时珍曰］驴，长颊广额，磔耳修尾，夜鸣应更，性善驮负。有褐、黑、白三色，入药以黑者为良。

已下通用乌驴者良。

【气味】甘，凉，无毒。

【主治】解心烦，止风狂。酿酒，治一切风。（《日华》）

主风狂，忧愁不乐，能安心气。同五味煮食，或以汁作粥食。（孟诜）

补血益气，治远年劳损，煮汁空心

饮。疗痔引虫。（时珍）

【发明】［宗奭曰］驴肉食之动风，脂肥尤甚，屡试屡验。日华子以为止一切风狂，未可凭也。

【主治】煮汁，服二三升，治多年消渴，无不瘥者。又以渍曲酝酒服，去大风动摇不休者。（孟诜）

亦洗头风风屑。（《日华》）

同姜蓝煮汁日服，治黄疸百药不治者。（时珍。出《张文仲方》）

附方

中风头眩。心肺浮热，肢软骨疼，语謇身颤。用乌驴头一枚，如食法，豉汁煮食。（《心镜》）

脂

【主治】敷恶疮疥癣及风肿。（《日华》）

和酒等分服，治卒咳嗽。和盐、涂身体手足风肿。（时珍。出《千金》）

附方

滴耳治聋。乌驴脂少许，鲫鱼胆一个，生油半两，和匀，纳缕葱管中，七日取滴耳中，日二。（《圣惠》）

眼中息肉。驴脂、白盐等分，和匀，注两目眦头，日三次，一月瘥。（《千金方》）

血

［时珍曰］热血，以麻油一盏，和搅去沫，煮熟即成白色。此亦可异，昔无言及者。

【气味】咸，凉，无毒。

【主治】利大小肠，润燥结，下热气。（时珍）

阴 茎

【气味】甘，温，无毒。

【主治】强阴壮筋。（时珍）

皮

【主治】煎胶食之，治一切风毒，骨节痛，呻吟不止。和酒服更良。其生皮，覆疟疾人，良。（孟诜）

煎胶食，主鼻洪吐血，肠风血痢，崩中带下。（《日华》）

附方

中风喎僻，骨疼烦躁者。用乌驴皮烊毛，如常治净蒸熟，入豉汁中，和五味煮食。（《心镜》）

牛皮风癣。生驴皮一块，以朴消腌过，烧灰，油调搽之。名一扫光。（李楼《奇方》）

毛

【主治】头中一切风病，用一斤炒黄，投一斗酒中，渍三日。空心细饮令醉，暖卧取汗。明日更饮如前。忌陈仓米、面。（孟诜）

骨

【主治】煮汤，浴历节风。（孟诜）

牝驴骨煮汁服，治多年消渴，极效。（时珍）

悬 蹄

【主治】烧灰，傅痈疽，散脓水。和油，傅小儿解颅，以瘥为度。（时珍）

附方

肾风下注生疮。用驴蹄二十片（烧灰），密陀僧、轻粉各一钱，麝香半钱，为末，敷之。（《奇效方》）

阿胶

本经上品

释名 傅致胶。[弘景曰]出东阿，故名阿胶。

集解 [时珍曰]凡造诸胶，自十月至二三月间，用水牛、驴皮者为上，猪、马、骡、驼皮者次之，其旧皮、鞋、履等物者为下。俱取生皮，水浸四五日，洗刮极净。熬煮，时时搅之，恒添水。至烂，滤汁再熬成胶，倾盆内待凝，近盆底者名坌胶，煎胶水以咸苦者为妙。大抵古方所用多是牛皮，后世乃贵驴皮。

【气味】甘，平，无毒。

【主治】心腹内崩，劳极洒洒。如疟状，腰腹痛，四肢酸痛，女子下血，安胎。久服，轻身益气。（《本经》）

丈夫小腹痛，虚劳羸瘦，阴气不足，脚酸不能久立，养肝气。（《别录》）

坚筋骨，益气止痢。（《药性》）

男女一切风病，骨节疼痛，水气浮肿，虚劳咳嗽喘急，肺痿唾脓血，及痈疽肿毒。和血滋阴，除风润燥，化痰清肺，利小便，调大肠，圣药也。（时珍）

【发明】[藏器曰]诸胶皆主风、止泄、补虚，而驴皮主风为最。

[宗奭曰]驴皮煎胶，取其发散皮肤之外也。用乌者，取乌色属水，以制热则生风之义，如乌蛇、乌鸦、乌鸡之类皆然。

[时珍曰]阿胶大要只是补血与液，故能清肺益阴而治诸证。按陈自明云：补虚用牛皮胶，去风用驴皮胶。成无己云：阴不足者补之以味，阿胶之甘以补阴血。杨士瀛云：凡治喘嗽，不论肺虚肺实，可下可温，须用阿胶以安肺润肺。其性和平，为肺经要药。小儿惊风后瞳仁不正者，以阿胶倍人参煎服最良。阿胶育神，人参益气也。又痢疾多因伤暑伏热而成，阿胶乃大肠之要药。有热毒留滞者，则能疏导；无热毒留滞者，则能平安。数说足以发明阿胶之蕴矣。

附方

老人虚秘。阿胶（炒）二钱，葱白三根，水煎化，入蜜二匙，温服。（《千金方》）

月水不调。阿胶一钱，蛤粉炒成珠，研末，热酒服即安。（《秘韫》）

月水不止。阿胶炒焦为末，酒服二钱。（《秘韫》）

妊娠尿血。阿胶炒黄为末，食前粥饮下二钱。（《圣惠》）

妊娠胎动。用阿胶（炙研）二两，香豉一升，葱一升，水三升，煮取一升，入胶化服。（《删繁》）

久嗽经年。阿胶（炒）、人参各二两，为末。每用三钱，豉汤一盏，葱白少许，煎服，日三次。（《圣济总录》）

牛黄

本经上品

释名　丑宝。[时珍曰]牛属丑，故隐其名。《金光明经》谓之瞿卢折娜。

集解　[颂曰]今出登、莱州。他处或有，不甚佳。凡牛有黄者，身上夜有光，眼如血色，时复鸣吼，恐惧人。又好照水，人以盆水承之，伺其吐出，乃喝迫，即堕下水中，取得阴干百日。一子如鸡子黄大，重叠可揭折，轻虚而气香者佳。然人多伪之，试法但揩摩手甲上，透甲黄者为真。

【气味】苦，平，有小毒。

【主治】惊痫寒热，热盛狂痉，除邪逐鬼。（《本经》）

疗小儿百病，诸痫热，口不开，大人狂癫，又堕胎。久服，轻身增年，令人不忘。（《别录》）

主中风失音口噤，妇人血噤惊悸，天行时疾，健忘虚乏。（《日华》）

安魂定魄，辟邪魅，卒中恶，小儿夜啼。（甄权）

益肝胆，定精神，除热，止惊痫，辟恶气，除百病。（思邈）

清心化热，利痰凉惊。（宁原）

痘疮紫色，发狂谵语者可用。（时珍。出《王氏方》）

【发明】[李杲曰]牛黄入肝，治筋病。凡中风入脏者，必用牛、雄、脑、麝之剂，入骨髓，透肌肤，以引风出。若风中腑及血脉者用之，恐引风邪流入于骨髓，如油入面，莫之能出也。

[时珍曰]牛之黄，牛之病也。故有黄之牛，多病而易死。诸兽皆有黄，人之病黄者亦然。因其病在心及肝胆之间，凝结成黄，故还能治心及肝胆之病。正如人之淋石，复能治淋也。按《宋史》云：宗泽知莱州，使者取牛黄。泽云：方春疫疠，牛饮其毒则结为黄。今和气流行，牛无黄矣。观此，则黄为牛病，尤可征矣。

附方

初生三日去惊邪，辟恶气。以牛黄一豆许，以赤蜜如酸枣许，研匀，绵蘸令儿吮之，一日令尽。（《姚和众方》）

七日口噤。牛黄为末，以淡竹沥化一字，灌之。更以猪乳滴之。（《外台》）

初生胎热或身体黄者。以真牛黄一豆大，入蜜调膏，乳汁化开，时时滴儿口中。形色不实者，勿多服。（《钱氏

小儿热惊。牛黄一杏仁大，竹沥、姜汁各一合，和匀与服。（《总微论》）

惊痫嚼舌，迷闷仰目。牛黄一豆许

研，和蜜水灌之。（《广利方》）

痘疮黑陷。牛黄二粒，朱砂一分，研末。蜜浸胭脂，取汁调搽，一日一上。（《王氏痘疹方》）

熊

李经上品

[释名] ［时珍曰］熊者雄也。熊字篆文象形。《述异记》云：在陆曰熊，在水曰能（即鲧所化者）。故熊字从能。《续搜神记》云：熊居树孔中，东土人击树，呼为"子路"则起，不呼则不动也。

[集解] ［时珍曰］熊如大豕而竖目，人足黑色。春夏膘肥时，皮厚筋弩，每升木引气，或堕地自快，俗呼跌膘，即《庄子》所谓熊经鸟申也。冬月蛰时不食，饥则舐其掌，故其美在掌，谓之熊蹯。

附方

今发长黑。熊脂、蔓荆子（末）等分和匀，醋调涂之。（《圣惠方》）

脂

【释名】熊白。［弘景曰］脂即熊白，乃背上肪，色白如玉，味甚美，寒月则有，夏月则无。

【气味】甘，微寒，无毒。

【主治】风痹不仁筋急，五脏腹中积聚，寒热羸瘦，头疡白秃，面上奸疱。久服强志不饥，轻身长年。（《本经》）

治风，补虚损，杀劳虫，酒炼服之。（《日华》）

长发令黑，悦泽人面。（苏恭）

肉

【气味】甘，平，无毒。

【主治】风痹，筋骨不仁。功与脂同。（孙思邈）

补虚羸。（孟诜）

【发明】［时珍曰］按刘河间云：熊肉振羸，兔目明视。因其气有余，以补不足也。

附方

中风痹疾，心肺风热，手足风痹不随，筋脉五缓，恍惚烦躁。熊肉一斤切，入豉汁中，和葱姜椒盐作腌腊，空腹食之。（《食医心镜》）

掌

【主治】食之可御风寒，益气力。（《日华》）

胆

【气味】苦，寒，无毒。

【主治】时气热盛，变为黄疸，暑月久痢。（苏恭）

治诸疳、耳鼻疮、恶疮，杀虫。（《日华》）

小儿惊痫瘛疭，以竹沥化两豆许服之，去心中涎，甚良。（孟诜）

退热清心，平肝明目，去翳，杀蛔、蛲虫。（时珍）

【发明】［时珍曰］熊胆，苦入心，寒胜热，手少阴、厥阴、足阳明经药也。故能凉心平肝杀虫，为惊痫痓忤、翳障疳痔、虫牙蛔痛之剂焉。

附方

赤目障翳。熊胆丸：每以胆少许化开，入冰片一二片，铜器点之，绝奇。或泪痒，加生姜粉些须。（《齐东野语》）

十年痔疮。熊胆涂之神效，一切方不及也。（《外台》）

脑 髓

【主治】诸聋。（苏恭）

疗头旋。摩顶，去白秃风屑，生发。（《日华》）

骨

【主治】作汤，浴历节风，及小儿客忤。（孟诜）

鹿 本经中品

|释名| 斑龙。［时珍曰］鹿字篆文，象其头、角、身、足之形。

|集解| ［时珍曰］鹿，处处山林中有之。马身羊尾，头侧而长，高脚而行速。牡者有角，夏至则解，大如小马，黄质白斑，俗称马鹿。牝者无角，小而无斑，毛

杂黄白色，俗称麚鹿，孕六月而生子。

鹿茸

【气味】甘，温，无毒。

【主治】漏下恶血，寒热惊痫，益气强志，生齿不老。（《本经》）

疗虚劳，洒洒如疟，羸瘦，四肢酸疼，腰脊痛，小便数利，泄精溺血，破瘀血在腹，散石淋痈肿，骨中热疽，养骨，安胎下气，杀鬼精物，久服耐老。不可近丈夫阴，令痿。（《别录》）

补男子腰肾虚冷，脚膝无力，夜梦鬼交，精溢自出，女人崩中漏血，赤白带下，炙末，空心酒服方寸匕。（甄权）

生精补髓，养血益阳，强筋健骨，治一切虚损，耳聋目暗，眩运虚痢。（时珍）

【发明】［时珍曰］按《澹寮方》云：昔西蜀市中，尝有一道人货斑龙丸，一名茸珠丹。每大醉高歌曰：尾闾不禁沧海竭，九转灵丹都漫说。惟有斑龙顶上珠，能补玉堂关下穴。朝野遍传之。其方盖用鹿茸、鹿角胶、鹿角霜也。又戴原礼《证治要诀》：治头眩运，甚则屋转眼黑，或如物飞，或见一为二，用茸珠丹甚效。或用鹿茸半两，无灰酒三盏，煎一盏，入麝香少许，温服亦效。云茸生于头，类之相从也。

附方

鹿茸酒。治阳事虚痿，小便频数，面色无光。用嫩鹿茸一两（去毛切片），山药（末）一两，绢袋裹，置酒坛中，七日开瓶，日饮三盏。将茸焙作丸服。（《普济方》）

阴虚腰痛不能反侧。鹿茸（炙）、菟丝子各一两，舶茴香半两，为末，

以羊肾二对，去脂煮烂，捣泥和，丸梧子大，阴干。每服三五十丸，温酒下，日三服。（《本事方》）

精血耗涸，面色黧黑，耳聋目昏，口渴腰痛，白浊，上燥下寒，不受峻补者。鹿茸（酒蒸）、当归（酒浸）各一两，焙为末，乌梅肉煮膏捣，丸梧子大。每米饮服五十丸。（《济生方》）

角

【气味】咸，温，无毒。

【主治】恶疮痈肿，逐邪恶气，留血在阴中。除少腹血痛，腰脊痛，折伤恶血，益气。（《别录》）

水磨汁服，治脱精尿血，夜梦鬼交。醋磨汁涂疮疡痈肿热毒。火炙热，熨小儿重舌、鹅口疮。（《日华》）

蜜炙研末酒服，轻身强骨髓，补阳道绝伤。又治妇人梦与鬼交者，清酒服一撮，即出鬼精。烧灰，治女子胞中余血不尽欲死，以酒服方寸匕，日三，甚妙。（孟诜）

【发明】［时珍曰］鹿角，生用则散热行血，消肿辟邪；熟用则益肾补虚，强精活血；炼霜熬膏，则专于滋补矣。

附方

肾消尿数。鹿角一具，炙捣筛，温酒每服方寸匕，日二。（《外台》）

妇人白浊滑数虚冷者。鹿角屑炒黄为末，酒服二钱。（《妇人良方》）

面上风疮。鹿角尖磨酒涂之。（《圣惠》）

肾虚腰痛，如锥刺不能动摇。鹿角屑三两，炒黄研末。空心温酒服方寸匕，日三。（《肘后方》）

【气味】甘,微热,无毒。

【主治】安胎下气,杀鬼精物,久服耐老,可酒浸服之。(孟诜)

作酒,主内虚,续绝伤,补骨除风。(思邈)

烧灰水服,治小儿洞注下痢。(时珍)

附方

补益虚羸。鹿骨煎:用鹿骨一具,枸杞根二升,各以水一斗,煎汁五升,和匀,共煎五升,日二服。(《千金》)

【气味】甘,温,无毒。

【主治】补中益气力,强五脏。生者疗中风口僻,割片薄之。(《别录》)

补虚瘦弱,调血脉。(孟诜)

养血生容,治产后风虚邪僻。(时珍)

【发明】[时珍曰]邵氏言:鹿之一身皆益人,或煮,或蒸,或脯,同酒食之良。大抵鹿乃仙兽,纯阳多寿之物,能通督脉,又食良草,故其肉、角有益无损。

【气味】平。

【主治】消渴,夜梦鬼物,煎汁服,作胶弥善。(苏恭)

附方

老人消渴。鹿头一个,去毛煮烂,和五味,空心食,以汁咽之。(《�事》)

【主治】阴痿,补虚,止腰痛、鼻衄,折伤,狂犬伤。(苏恭)

和酒服,治肺痿吐血,及崩中带下。(《日华》)

大补虚损,益精血,解痘毒、药毒。(时珍)

【发明】[颂曰]近世有服鹿血酒者,云得于射生者,因采捕入山失道,数日饥渴将委顿。惟获一生鹿,刺血数升饮之,饥渴顿除。及归,遂觉血气充盛异人。有效而服之者,刺鹿头角间血,酒和饮之更佳。

犀 本经中品

| 释名 [时珍曰]犀字,篆文象形。其牸名兕,亦曰沙犀。

| 集解 [时珍曰]犀出西番、南

番、滇南、交州诸处。有山犀、水犀、兕犀三种，又有毛犀似之。山犀居山林，人多得之，水犀出入水中，最为难得。并有二角，鼻角长而额角短。水犀皮有珠甲，而山犀无之。兕犀即犀之牸者，亦曰沙犀，止有一角在顶，文理细腻，斑白分明，不可入药。

犀角

【气味】苦、酸、咸，寒，无毒。

【主治】伤寒温疫，头痛寒热，诸毒气。令人骏健。（《别录》）

治心烦，止惊，镇肝明目，安五脏，补虚劳，退热消痰，解山瘴溪毒。（《日华》）

主风毒攻心，毷氉热闷，赤痢，小儿麸豆，风热惊痫。（《海药》）

烧灰水服，治卒中恶心痛，饮食中毒，药毒热毒，筋骨中风，心风烦闷，中风失音，皆瘥。以水磨服，治小儿惊热。山犀、水犀，功用相同。（孟诜）

磨汁，治吐血、衄血、下血，及伤寒畜血，发狂谵语，发黄发斑，痘疮稠密，内热黑陷，或不结痂，泻肝凉心，清胃解毒。（时珍）

【发明】[时珍曰]犀角，犀之精灵所聚，足阳明药也。胃为水谷之海，饮食药物必先受之，故犀角能解一切诸毒。五藏六府，皆禀气于胃，风邪热毒，必先干之。故犀角能疗诸血，及惊狂斑痘之证。《抱朴子》云：犀食百草之毒，及众木之棘，所以能解毒。凡蛊毒之乡，有饮食，以此角搅之，有毒则生白沫，无毒则否。以之煮毒药，则无复势也。《北户录》云：凡中毒箭，以犀角刺疮中，立愈。由犀食百毒棘刺也。昔温峤过武昌牛渚矶，下多怪物。峤然犀角照之，而水族见形。《淮南子》云：犀角置穴，狐不敢归。则犀之精灵辟邪不惑，于此益可见矣。

吐血不止。用生犀角、生桔梗各一两为末。每酒服二钱。（《总录》）

小儿惊痫不知人，嚼舌仰目者。犀角浓磨水服之，立效。为末亦可。（《广利方》）

痘疮稠密，不拘大人小儿。生犀，于涩器中，新汲水磨浓汁，冷饮服之。（《钱氏小儿方》）

消毒解热。生犀角尖，磨浓汁，频饮之。（同上）

下痢鲜血。犀角、地榆、生地黄各一两，为末，炼蜜丸弹子大。每服一丸，水一升，煎五合，去滓温服。（《圣惠方》）

卧忽不寤，若以火照之则杀人。但唾其面，痛啮其踵及大趾甲际，即活。以犀角为枕，即令不魇。（《广利方》）

服药过剂。犀角烧末，水服方寸匕。（《外台》）

中毒烦困。（方同上）

食雉中毒，吐下不止。用生犀角末方寸匕，新汲水调服，即瘥。（《圣惠方》）

蝼蛄尿疮，状如茱萸，中央白脓，恶寒壮热。磨犀角汁涂之。（《千金方》）

瘭疽毒疮，喜着十指，状如代指，根深至肌，能坏筋骨，毒气入脏杀人。宜烧铁烙之，或灸百壮，日饮犀角汁取瘥。（《千金方》）

山岚瘴气。犀角磨水服之。良。（《集简方》）

麝

本经上品

释名 射父、香獐［时珍曰］麝之香气远射，故谓之麝。

集解 ［时珍曰］麝居山，獐居泽，以此为别，麝出西北者香结实，出东南者谓之土麝，亦可用，而力次之。

 麝脐香

【气味】 辛，温，无毒。

【主治】 疗诸凶邪鬼气，中恶，心腹暴痛，胀急痞满，风毒，去面䵟、目中肤翳，妇人产难堕胎，通神仙。（《别录》）

纳子宫，暖水脏，止冷带下。（《日华》）

通诸窍，开经络，透肌骨，解酒毒，消瓜果食积，治中风、中气、中恶、痰厥，积聚症瘕。（时珍）

【发明】 ［李杲曰］麝香入脾治内病。凡风病在骨髓者宜用之，使风邪得出。若在肌肉用之，反引风入骨，如油入面之不能出也。

［严用和曰］中风不省者，以麝香、清油灌之，先通其关，则后免语謇瘫痪之证，而他药亦有效也。

［时珍曰］严氏言风病必先用麝香，而丹溪谓风病、血病必不可用，皆非通论。盖麝香走窜，能通诸窍之不利，开经络之壅遏。若诸风、诸气、诸血、诸痛、惊痫、症瘕诸病，经络壅闭，孔窍不利者，安得不用为引导以开之、通之耶？非不可用也，但不可过耳。《济生方》治食瓜果成积作胀者用之，治饮酒成消渴者用之，云果得麝则坏，酒得麝则败，此得用麝之理者也。

附方

中风不省。麝香二钱研末，入清油二两和匀，灌之，其人自苏也。（《济生方》）

小儿惊啼，发歇不定。真麝香一字，清水调服，日三。（《广利》）

破伤风，水毒肿痛不可忍。麝香末一字纳疮中，出尽脓水，便效。（《普济方》）

偏正头痛久不除者。晴明时，将发分开，用麝香五分，皂角末一钱，薄纸裹置患处。以布包炒盐于上熨之，冷则易。如此数次，永不再发。（《简便单方》）

 肉

【气味】 甘，温，无毒。

【主治】 腹中症病。（时珍）

附方

小儿症病。麝肉二两，切焙，蜀椒三百枚，炒捣末，以鸡子白和，丸小豆大。每服二三丸，汤下，以知为度。（《范汪方》）

李时珍曰：水者，坎之象也。其文横则为三，纵则为|||。其体纯阴，其用纯阳。上则为雨露霜雪，下则为海河泉井。流止寒温，气之所钟既异；甘淡咸苦，味之所入不同。是以昔人分别九州水土，以辨人之美恶寿夭。盖水为万化之源，土为万物之母。饮资于水，食资于土。饮食者，人之命脉也，而营卫赖之。故曰：水去则营竭，谷去则卫亡。然则水之性味，尤慎疾卫生者之所当潜心也。

水部

本草纲目

雨水

拾 遗

释名 ［时珍曰］地气升为云，天气降为雨，故人之汗，以天地之雨名之。

【气味】咸，平，无毒。

【主治】宜煎发散及补中益气药。（时珍）

【发明】［时珍曰］虞抟《医学正传》云：立春节雨水，其性始是春升生发之气，故可以煮中气不足、清气不升之药。古方妇人无子，是日夫妇各饮一杯，还房有孕，亦取其资始发育万物之义也。

【主治】洗疮疥，灭瘢痕，入酱易熟。（藏器）

【发明】［藏器曰］江淮以南，地气卑湿，五月上旬连下旬尤甚。月令土润溽暑，是五月中气。过此节以后，皆须曝书画。梅雨沾衣，便腐黑。浣垢如灰汁，有异他水。但以梅叶汤洗之乃脱，余并不脱。

［时珍曰］梅雨或作霉雨，言其沾衣及物，皆生黑霉也。芒种后逢壬为入梅，小暑后逢壬为出梅。又以三月为迎梅雨，五月为送梅雨。此皆湿热之气，郁遏熏蒸，酿为霏雨。人受其气则生病，物受其气则生霉，故此水不可造酒醋。其土润溽暑，乃六月中气，陈氏之说误矣。

露水

拾 遗

释名 ［时珍曰］露者，阴气之液也，夜气着物而润泽于道傍也。

【气味】甘，平，无毒。

【主治】禀肃杀之气，宜煎润肺杀祟之药，及调疥癣虫癞诸散。（虞抟）

百草头上秋露，未晞时收取，愈百疾，止消渴，令人身轻不饥，肌肉悦泽。别有化云母作粉服法。（藏器）

八月朔日收取，摩墨点太阳穴，止头痛，点膏肓穴，治劳瘵，谓之天灸。（时珍）

百花上露，令人好颜色。（藏器）

【发明】［藏器曰］薛用弱《续齐谐记》云：司农邓绍，八月朝入华山，见一童子，以五采囊盛取柏叶下露珠满囊。

绍问之。答云：赤松先生取以明目也。今人八月朝作露华囊，象此也。又郭宪《洞冥记》云：汉武帝时，有吉云国，出吉云草，食之不死。日照之，露皆五色。东方朔得玄、青、黄三露，各盛五合，以献于帝。赐群臣服之，病皆愈。

［时珍曰］秋露造酒最清冽。姑射神人吸风饮露。汉武帝作金盘承露，和玉屑服食。杨贵妃每晨吸花上露，以止渴解醒。番国有蔷薇露，甚芬香，云是花上露水，未知是否。

［藏器曰］凡秋露春雨着草，人素有疮及破伤者触犯之，疮顿不痒痛，乃中风及毒水，身必反张似角弓之状。急以盐豉和面作碗子，于疮上灸一百壮，出恶水数升，乃知痛痒而瘥也。

冬霜

拾遗

释名　［时珍曰］阴盛则露凝为霜，霜能杀物而露能滋物，性随时异也。

【气味】甘，寒，无毒。

【主治】食之解酒热，伤寒鼻塞，酒后诸热面赤者。（藏器）

和蚌粉，傅暑月痱疮，及腋下赤肿，立瘥。（陈承）

附方

寒热疟疾。秋后霜一钱半，热酒服之。（《集玄方》）

腊雪

宋嘉祐

释名　［时珍曰］按刘熙《释名》云：雪，洗也。洗除瘴疠虫蝗也。凡花五出，雪花六出，阴之成数也。冬至后第三戌为腊，腊前三雪，大宜菜麦，又杀虫蝗。

【主治】解一切毒，治天行时气温疫，小儿热痫狂啼，大人丹石发动，酒后暴热，黄疸，仍小温服之。（藏器）

洗目，退赤。（张从正）

煎茶煮粥，解热止渴。（吴瑞）

宜煎伤寒火喝之药，抹痱亦良。（时珍）

【发明】［宗奭曰］腊雪水，大寒之水也，故治已上诸病。

热汤

宋 嘉祐

| 释名 百沸汤、麻沸汤、太和汤。

【气味】甘，平，无毒。

【主治】助阳气，行经络。（宗奭）熨霍乱转筋入腹及客忤死。（《嘉祐》）

【发明】[宗奭曰]热汤能通经络，患风冷气痹人，以汤淋脚至膝上，厚覆取汗周身，然别有药，亦假阳气而行尔。四时暴泄痢，四肢冷，脐腹疼，深汤中坐，浸至腹上，频频作之，生阳诸药，无速于此。虚寒人始坐汤中必颤，仍常令人伺守之。

[张从正曰]凡伤寒伤风伤食伤酒，初起无药，便饮太和汤碗许，或酸齑汁亦可，以手揉肚，觉恍惚，再饮再揉，至无所容，探吐，汗出则已。

[时珍曰]张仲景治心下痞，按之濡，关上脉浮，大黄黄连泻心汤，用麻沸汤煎之，取其气薄而泄虚热也。朱真人《灵验篇》云：有人患风疾数年，掘坑令坐坑内，解衣，以热汤淋之，良久以箪盖之，汗出而愈。此亦通经络之法也。时珍常推此意，治寒湿加艾煎汤，治风虚加五枝或五加煎汤淋洗，觉效更速也。

附方

初感风寒，头痛憎寒者。用水七碗，烧锅令赤，投水于内，取起再烧再投，如此七次，名沸汤，乘热饮一碗，以衣被覆头取汗，神效。（《伤寒蕴要》）

暑月暍死。以热汤徐徐灌之，小举其头，令汤入腹，即苏。（《千金方》）

冻疮不瘥。热汤洗之。（陈藏器）

火眼赤烂紧闭目。以热汤沃之，汤冷即止，频沃取安，妙在闭目。或加薄荷、防风、荆芥煎汤沃之，亦妙。（赵原阳《济急方》）

金疮血出不止。以故布蘸热汤盦之。（《延寿书》）

忤恶卒死。铜器或瓦器盛热汤，隔衣熨其腹上，冷即易，立愈。陈藏器（《本草》）

痈肿初起。以热汤频沃之，即散也。（《集简方》）

李时珍曰：石者，气之核，土之骨也。大则为岩岩，细则为砂尘。其精为金为玉，其毒为礜为砒。气之凝也。则结而为丹青；气之化也，则液而为矾汞。其变也：或自柔而刚，乳卤成石是也；或自动而静，草木成石是也；飞走含灵之为石，自有情而之无情也；雷震星陨之为石，自无形而成有形也。大块资生，鸿钧炉辅，金石虽若顽物，而造化无穷焉。身家攸赖，财剂卫养，金石虽曰死瑶，而利用无穷焉。是以《禹贡》《周官》列其土产，《农经》、轩典详其性功，亦良相、良医之所当注意者也。

金石部

纲目 本草

雄黄

本经中品

[释名] 黄金石、石黄、熏黄。[普曰]雄黄生山之阳，是丹之雄，所以名雄黄也。

[集解] [《别录曰》]雄黄生武都山谷、敦煌山之阳，采无时。[时珍曰]武都水窟雄黄，北人以充丹砂，但研细色带黄耳。《丹房镜源》云：雄黄千年化为黄金。武都者上，西番次之。铁色者上，鸡冠次之。

【气味】 苦，平、寒，有毒。

【主治】 寒热，鼠瘘恶疮，疽痔死肌，杀精物恶鬼邪气百虫毒，胜五兵。炼食之，轻身神仙。（《本经》）

疗疥虫䘌疮，目痛，鼻中息肉，及绝筋破骨，百节中大风，积聚癖气，中恶腹痛鬼疰，杀诸蛇虺毒，解藜芦毒，悦泽人面。饵服之者，皆飞入脑中，胜鬼神，延年益寿，保中不饥。得铜可作金。（《别录》）

主疥癣风邪，癫痫岚瘴，一切虫兽伤。（《大明》）

搜肝气，泻肝风，消涎积。（好古）

治疟疾寒热，伏暑泄痢，酒饮成癖惊痫，头风眩运，化腹中瘀血，杀劳虫疳虫。（时珍）

【发明】 [权曰]雄黄能杀百毒，辟百邪，杀蛊毒。人佩之，鬼神不敢近；入山林，虎狼伏；涉川水，毒物不敢伤。

[《抱朴子》曰]带雄黄入山林，即不畏蛇。若蛇中人，以少许傅之，登时愈。吴楚之地，暑湿郁蒸，多毒虫及射工、沙虱之类，但以雄黄、大蒜等分，合捣一丸佩之。或已中者，涂之亦良。

[宗奭曰]焚之，蛇皆远去。治蛇咬方，见五灵脂下。《唐书》云：甄立言究习方书，为太常丞。有尼年六十余，患心腹鼓胀，身体羸瘦，已二年。立言诊之，曰：腹内有虫，当是误食发而然。令饵雄黄一剂，须臾吐出一蛇，如拇指，无目，烧之犹有发气，乃愈。又《明皇杂录》云：有黄门奉使交广回。太医周顾曰：此人腹中有蛟龙。上惊问黄门有疾否？曰：臣驰马大庾岭，热困且渴，遂饮涧水，竟腹中坚痞如石。周遂以消石、雄黄煮服之。立吐一物，长数寸，大如指，视之鳞甲皆具。此皆杀蛊毒之验也。

[颂曰]雄黄治疮疡尚矣。《周礼》：疡医，疗疡以五毒攻之。郑康成注云：今医方有五毒之药，作之，合黄堥，置石胆、丹砂、雄黄、矾石、慈石其中，烧之三日三夜，其烟上着，鸡羽扫取以注疮，恶肉破骨则尽出也。杨亿《笔记》载：杨嵎少时，有疡生于颊，连齿辅车，外肿若覆瓯，内溃出脓血，痛楚难忍，百疗弥年不瘥。人令依郑法烧药注之，少

顷，朽骨连牙溃出，遂愈。信古方攻病之速也。黄螯音武。即今有盖瓦合也。

[时珍曰] 五毒药，《范汪东阳方》变为飞黄散，治缓疽恶疮，蚀恶肉。其法取瓦盆一个，安雌黄于中，丹砂居南。慈石居北，曾青居东，白石英居西，礜石居上，石膏次之，钟乳居下，雄黄覆之，云母布于下，各二两末。以一盆盖之，羊毛泥固济，作三隅灶，以陈苇烧一日，取其飞黄用之。夫雄黄乃治疮杀毒要药也，而入肝经气分，故肝风肝气、惊痫痰涎、头痛眩运、暑疟泄痢、积聚诸病，用之有殊功。又能化血为水。而方士乃炼治服饵，神异其说，被其毒者多矣。按洪迈《夷坚志》云：虞雍公允文感暑痢，连月不瘥。忽梦至一处，见一人如仙官，延之坐。壁间有药方，其辞云：暑毒在脾，湿气连脚；不泄则痢，不痢则疟。独炼雄黄，蒸饼和药；别作治疗，医家大错。公依方。用雄黄水飞九度，竹筒盛，蒸七次，研末，蒸饼和丸梧子大。每甘草汤下七丸，日三服。果愈。《太平广记》载成都刘无名服雄黄长生之说，方士言尔，不可信。

附方

小儿诸痫。雄黄、朱砂等分为末。每服一钱，猪心血入齑水调下。（《直指方》）

伤寒咳逆，服药无效。雄黄二钱，酒一盏，煎七分，乘热嗅其气，即止。（《活人书》）

小腹痛满，不得小便。雄黄末蜜丸，塞阴孔中。（《伤寒类要》）

白秃头疮。雄黄、猪胆汁和傅之。（《圣济录》）

眉毛脱落。雄黄末一两，醋和涂之。（《圣济录》）

偏头风病。至灵散：用雄黄、细辛等分为末。每以一字吹鼻，左痛吹右，右痛吹左。（《博济方》）

饮酒成癖。酒症丸：治饮酒过度，头旋恶心呕吐，及酒积停于胃间，遇饮即吐，久而成癖。雄黄皂角子大六个，巴豆连皮油十五个，蝎梢十五个，同研，入白面五两半，滴水丸豌豆大，将干，入麸内炒香。将一粒放水试之，浮则取起收之。每服二丸，温酒下。（《和剂局方》）

骨蒸发热。雄黄末一两，入小便一升，研如粉。乃取黄理石一枚，方圆一尺者，炭火烧之三食顷，浓淋汁于石上。置薄毡于上，患人脱衣坐之，衣被围住，勿令泄气，三、五度瘥。（《外台秘要》）

腹胁痞块。雄黄一两，白矾一两，为末，面糊调膏摊贴，即见功效。未效再贴，待大便数百斤之状乃愈，秘方也。（《集玄方》）

阴肿如斗，痛不可忍。雄黄、矾石各二两，甘草一尺，水五升，煮二升，浸之。（《肘后方》）

中饮食毒。雄黄、青黛等分，为末。每服二钱。新汲水下。（《邓笔峰方》）

中风舌强。正舌散：用雄黄、荆芥穗等分，为末。豆淋酒服二钱。（《卫生宝鉴》）

破伤中风。雄黄、白芷等分，为末。酒煎灌之，即苏。（《邵真人经验方》）

风狗咬伤。雄黄五钱，麝香二钱，为末，酒下，作二服。（《救急良方》）

蜘蛛伤人。雄黄末傅之。（《朝野佥载》）

雌黄

本经中品

释名 ［时珍曰］生山之阴，故曰雌黄。《土宿本草》云：阳石气未足者为雌，已足者为雄，相距五百年而结为石。造化有夫妇之道，故曰雌雄。

集解 ［《别录》曰］雌黄生武都山谷，与雄黄同山生。其阴山有金，金精熏则生雌黄。采无时。

［弘景曰］今雌黄出武都仇池者，谓之武都仇池黄，色小赤。出扶南林邑者，谓之昆仑黄，色如金，而似云母甲错，画家所重。既有雌雄之名，又同山之阴阳，合药便当以武都为胜。仙经无单服法，惟以合丹砂、雄黄飞炼为丹尔。金精是雌黄，铜精是空青，而服空青反胜于雌黄，其义难了。

【气味】辛，平，有毒。

【主治】恶疮头秃痂疥，杀毒虫虱身痒邪气诸毒。炼之久服，轻身增年不老。（《本经》）

蚀鼻内息肉，下部䘌疮，身面白驳，散皮肤死肌，及恍惚邪气，杀蜂蛇毒。久服令人脑满。（《别录》）

治冷痰劳嗽，血气虫积，心腹痛，癫痫，解毒。（时珍）

【发明】［保升曰］雌黄法土，故色黄而主脾。

［时珍曰］雌黄、雄黄同产，但以山阳山阴受气不同分别。故服食家重雄黄，取其得纯阳之精也；雌黄则兼有阴气故尔。若夫治病，则二黄之功亦仿佛，大要皆取其温中、搜肝杀虫、解毒祛邪焉尔。

附方

反胃吐食。雌黄一分，甘草生半分，为末，饭丸梧子大。以五叶草、糯米煎汤，每服四丸。（《圣济录》）

停痰在胃，喘息不通，呼吸欲绝。雌黄一两，雄黄一钱，为末，化蜡丸弹子大。每服一丸，半夜时投热糯米粥中食之。（《济生方》）

心痛吐水，不下饮食，发止不定。雌黄二两，醋二斤，慢火煎成膏，用干蒸饼和丸梧子大，每服七丸，姜汤下。（《圣惠方》）

妇人久冷，血气攻心，痛不止。以叶子雌黄二两，细研，醋一升，煎浓，和丸小豆大，每服十五丸，醋汤下。（《圣惠方》）

小腹痛满，天行病，小腹满，不得小便。雌黄末蜜丸，纳尿孔中，入半寸。（《肘后方》）

肾消尿数。干姜半两，以盐四钱炒黄成颗，雌黄一两半，为末，蒸饼和丸绿豆大。每服十丸至三十丸，空心盐汤下。（《圣济录》）

小便不禁。颗块雌黄一两半研，干姜半两、盐四钱同炒姜色黄，为末，水和蒸饼丸绿豆大。每服十丸至二十丸，空心盐汤下之。（《经验方》）

食盐

▌释名▍ 醝。［时珍曰］盐字象器中煎卤之形。许慎《说文》云：盐，咸也。东方谓之斥，西方谓之卤，河东谓之咸。

▌集解▍ ［时珍曰］盐品甚多：海盐取海卤煎炼而成，今辽冀、山东、两淮、闽浙、广南所出是也。井盐取井卤煎炼而成，今四川、云南所出是也。池盐出河东安邑、西夏灵州，今惟解州种之。

【气味】甘、咸，寒，无毒。

【主治】肠胃结热喘逆，胸中病，令人吐。（《本经》）

伤寒寒热，吐胸中痰癖，止心腹卒痛，杀鬼蛊邪疰毒气，坚肌骨。（《别录》）

除风邪，吐下恶物，杀虫，去皮肤风毒。调和脏腑，消宿物，令人壮健。（藏器）

助水脏，及霍乱心痛，金疮，明目，止风泪邪气，一切虫伤疮肿火灼疮，长肉补皮肤，通大小便，疗疝气，滋五味。（《大明》）

空心揩齿，吐水洗目，夜见小字。（甄权）

解毒，凉血润燥，定痛止痒，吐一切时气风热、痰饮关格诸病。（时珍）

【发明】［弘景曰］五味之中，惟此不可缺。西北方人食不耐咸，而多寿少病好颜色；东南方人食绝欲咸，而少寿多病，便是损人伤肺之效。然以浸鱼肉，则能经久不败，以沾布帛，则易致朽烂，所施各有所宜也。

［宗奭曰］《素问》云：咸走血。故东方食鱼盐之人多黑色，走血之验可知。病喘嗽人及水肿者，宜全禁之。北狄用以淹尸，取其不坏也。其烧剥金银熔汁作药，仍须解州大盐为佳。

［时珍曰］《洪范》：水曰润下作咸。《素问》曰：水生咸。此盐之根源也。夫水周流于天地之间，润下之性无所不在，其味作咸，凝结为盐，亦无所不在。在人则血脉应之。盐之气味咸腥，人之血亦咸腥。咸走血，血病无多食咸，多食则脉凝泣而变色，从其类也。煎盐者用皂角收之，故盐之味微辛。辛走肺，咸走肾。喘嗽水肿消渴者，盐为大忌。或引痰吐，或泣血脉，或助水邪故也。然盐为百病之主，百病无不用之。故服补肾药用盐汤者，咸归肾，引药气入本脏也。补心药用炒盐者，心苦虚，以咸补之也。补脾药用炒盐者，虚则补其母，脾乃心之子也。

治积聚结核用之者，咸能软坚也。诸痈疽眼目及血病用之者，咸走血也。诸风热病用之者，寒胜热也。大小便病用之者，咸能润下也。骨病齿病用之者，肾主骨，咸入骨也。吐药用之者，咸引水聚也。能收豆腐与此同义。诸蛊及虫伤用之者，取其解毒也。

[颂曰]唐柳柳州《纂救三死方》云：元和十一年十月，得霍乱，上不可吐，下不可利，出冷汗三大斗许，气即绝。河南房伟传此方，入口即吐，绝气复通。一法用盐一大匙，熬令黄，童子小便一升，合和温服，少顷吐下，即愈也。

附方

中风腹痛。盐半斤，熬水干，着口中，饮热汤二斤，得吐愈。（《肘后方》）

一切脚气。盐三升，蒸热分裹，近壁，以脚踏之，令脚心热。又和槐白皮蒸之，尤良。夜夜用之。（《食疗本草》）

脚气疼痛。每夜用盐擦腿膝至足甲，淹少时，以热汤泡洗。有一人病此，曾用验。（《救急方》）

风热牙痛。槐枝煎浓汤二碗，入盐一斤，煮干炒研，日用揩牙，以水洗目。（《唐瑶经验方》）

风病耳鸣。盐五升蒸热，以耳枕之，冷复易之。（《肘后方》）

疮癣痛痒初生者。嚼盐频擦之。妙。（《千金翼》）

脱阳虚证，四肢厥冷，不省人事，或小腹紧痛，冷汗气喘。炒盐熨脐下气海，取暖。（《救急方》）

心腹胀坚，痛闷欲死。盐五合，水一升，煎服。吐下即定，不吐更服。（《梅师方》）

血痢不止。白盐，纸包烧研，调粥吃，三四次即止也。（《救急方》）

金疮中风。煎盐令热，以匙抄。沥却水，热泻疮上。冷更着，一日勿住，取瘥，大效。（《肘后方》）

齿疼出血。每夜盐末厚封龈上，有汁沥尽乃卧。其汁出时，叩齿勿住。不过十夜，疼血皆止。忌猪、鱼、油菜等。极验。（《肘后方》）

丹砂

本经上品

释名 朱砂。[时珍曰]丹乃石名，其字从井中一点，象丹在井中之形，义出许慎《说文》。后人以丹为朱色之名，故呼朱砂。

集解 [时珍曰]丹砂以辰、锦者为最。麻阳即古锦州地。佳者为箭镞砂，

结不实者为肺砂,细者为末砂。色紫不染纸者为旧坑砂,为上品;色鲜染纸者为新坑砂,次之。

【修治】[时珍曰]今法惟取好砂研末,以流水飞三次用。其末砂多杂石末、铁屑,不堪入药。又法:以绢袋盛砂,用荞麦灰淋汁,煮三伏时取出,流水浸洗过,研粉飞晒用。又丹砂以石胆、消石和埋土中,可化为水。

【气味】甘,微寒,无毒。

【主治】身体五脏百病,养精神,安魂魄,益气明目,杀精魅邪恶鬼。久服通神明不老。能化为汞。(《本经》)

通血脉,止烦满消渴,益精神,悦泽人面,除中恶腹痛,毒气疥瘘诸疮。轻身神仙。(《别录》)

镇心,主尸疰抽风。(甄权)

润心肺,治疮痂息肉,并涂之。(《大明》)

治惊痫,解胎毒痘毒,驱邪疟,能发汗。(时珍)

【发明】[保升曰]朱砂法火色赤而主心。

[杲曰]丹砂纯阴,纳浮溜之火而安神明,凡心热者非此不能除。

[好古曰]乃心经血分主药,主命门有余。

[青霞子曰]丹砂外包八石,内含金精,禀气于甲,受气于丙,出胎见壬,结块成庚,增光归戊,阴阳升降,各本其原,自然不死。若以气衰血败,体竭骨枯,八石之功,稍能添益。若欲长生久视,保命安神,须饵丹砂。且丹石见火,悉成灰烬;丹砂伏火,化为黄银。能重能轻,能神能灵,能黑能白,能暗能明。一斛人擎,力难升举;万斤遇火,轻速上腾。鬼神寻求,莫知所在。

[时珍曰]丹砂生于炎方,禀离火之气而成,体阳而性阴,故外显丹色而内含真汞。其气不热而寒,离中有阴也。其味不苦而甘,火中有土也。是以同远志、龙骨之类,则养心气;同当归、丹参之类,则养心血;同枸杞、地黄之类,则养肾;同厚朴、川椒之类,则养脾;同南星、川乌之类,则祛风。可以明目,可以安胎,可以解毒,可以发汗,随佐使而见功,无所往而不可。夏子益《奇疾方》云:凡人自觉本形作两人,并行并卧,不辨真假者,离魂病也。用辰砂、人参、茯苓,浓煎日饮,真者气爽,假者化也。《类编》云:钱丕少卿夜多噩梦,通宵不寐,自虑非吉。遇邓州推官胡用之曰:昔常如此。有道士教戴辰砂如箭镞者,涉旬即验,四五年不复有梦。因解髻中一绛囊遗之。即夕无梦,神魂安静。道书谓丹砂辟恶安魂,观此二事可征矣。

[《抱朴子》曰]临沅县廖氏家,世世寿考。后徙去,子孙多夭折。他人居其故宅,复多寿考。疑其井水赤,乃掘之,得古人埋丹砂数十斛也。饮此水而得寿,况炼服者乎。

[颂曰]郑康成注《周礼》,以丹砂、石胆、雄黄、礜石、慈石为五毒。古人惟以攻疮疡,而《本经》以丹砂为无毒,故多炼治服食,鲜有不为药患者,岂五毒之说胜乎?当以为戒。

[宗奭曰]朱砂镇养心神,但宜生使。若炼服,少有不作疾者。一医疾,服伏火者数粒,一旦大热,数夕而毙。沈存中云:表兄李胜炼朱砂为丹,岁余,沐浴再入鼎,误遗一块。其徒丸服之,遂发懵冒,一夕而毙。夫生朱砂,初生小儿便可服;因火力所变,遂能杀人,不可不谨。

[陈文中曰]小儿初生,便服朱砂、轻粉、白蜜、黄连水,欲下胎毒。此皆伤脾败阳之药,轻粉下痰损心,朱砂下涎损

神，儿实者服之软弱，弱者服之易伤，变生诸病也。

［时珍曰］叶石林《避暑录》载：林彦振、谢任伯皆服伏火丹砂，俱病脑疽死。张杲《医说》载：张悫服食丹砂，病中消数年，发鬂疽而死。皆可为服丹之戒。而周密《野语》载：临川周推官平生孱弱，多服丹砂、乌、附药，晚年发背疽。医悉归罪丹石，服解毒药不效。疡医老祝诊脉曰：此乃极阴证，正当多服伏火丹砂及三建汤。乃用小剂试之，复作大剂，三日后用膏敷贴，半月而疮平，凡服三建汤一百五十服。此又与前诸说异。盖人之脏腑禀受万殊，在智者辨其阴阳脉证，不以先入为主。非妙入精微者，不能企此。

附方

明目轻身，去三尸，除疮癫。美酒五升，浸朱砂五两，五宿，日干研末，蜜丸小豆大。每服二十丸，白汤下，久服见效。（《卫生易简方》）

神注丹方。白茯苓四两，糯米酒煮，软竹刀切片，阴干为末，入朱砂末二钱，以乳香水打糊丸梧子大，朱砂末二钱为衣。阳日二丸，阴日一丸。要秘精，新汲水下；要逆气过精，温酒下。并空心。（王好古《医垒元戎》）

乌髭变白。小雌鸡二只，只与乌油麻一件同水饲之。放卵时，收取先放者打窍，以朱砂末填入糊定，同众卵抱出鸡取出，其药自然结实，研粉，蒸饼和丸绿豆大。每酒下五七丸。不惟变白，亦且愈疾。（《张潞方》）

小儿初生六日，解胎毒，温肠胃，壮气血。朱砂豆大，细研，蜜一枣大，调与吮之，一日令尽。（姚和众《至宝方》）

预解痘毒，初发时或未出时。以朱砂末半钱，蜜水调服。多者可少，少者可无，重者可轻也。（《丹溪方》）

小儿惊热，夜卧多啼。朱砂半两，牛黄一分，为末。每服一字，犀角磨水调下。（《普济方》）

惊忤不语，打扑惊忤，血入心窍，不能言语。朱砂为末，以雄猪心血和，丸麻子大。每枣汤下七丸。（《直指方》）

产后癫狂，败血及邪气入心，如见祟物，癫狂。用大辰砂一二钱，研细飞过，用饮儿乳汁三四茶匙调湿，以紫项地龙一条入药，滚三滚，刮净，去地龙不用，入无灰酒一盏，分作三四次服。（《何氏方》）

心虚遗精。猪心一个，批片相连，以飞过朱砂末掺入，线缚，白水煮熟食之。（《唐瑶经验方》）

男妇心痛。朱砂、明矾枯等分，为末。沸汤调服。（《摘玄方》）

诸般吐血。朱砂、蛤粉等分，为末。酒服二钱。又方：丹砂半两，金箔四片，蚯蚓三条，同研，丸小豆大。每冷酒下二丸。（《圣济录》）

妊妇胎动。朱砂末一钱，和鸡子白三枚，搅匀顿服。胎死即出，未死即安。（《普济方》）

目生障翳。生辰砂一块，日日擦之，自退。王居云病此，用之如故。（《普济方》）

目生弩肉及珠管。真丹、贝母等分，为末。点注，日三四度。（《肘后方》）

木蛭疮毒。南方多雨，有物曰木蛭，大类鼻涕，生于古木之上，

闻人气则闪闪而动。人过其下，堕人体间，即立成疮，久则遍体。惟

以朱砂、麝香涂之，即愈。（张杲《医说》）

石膏

释名 细理石、寒水石。[时珍曰]其文理细密，故名细理石。其性大寒如水，故名寒水石。

集解 [时珍曰]石膏有软、硬二种。软石膏，大块生于石中，作层如压扁米糕形，每层厚数寸。硬石膏，作块而生，直理起棱，如马齿坚白，击之则段段横解，光亮如云母、白石英，有墙壁，烧之亦易散，仍硬不作粉。

【修治】[时珍曰]古法惟打碎如豆大，绢包入汤煮之。近人因其性寒，火煅过用，或糖拌炒过，则不妨脾胃。

【气味】辛，微寒，无毒。

【主治】中风寒热，心下逆气惊喘，口干舌焦，不能息，腹中坚痛，除邪鬼，产乳金疮。（《本经》）

除时气头痛身热，三焦大热，皮肤热，肠胃中结气，解肌发汗，止消渴烦逆，腹胀暴气，喘息咽热，亦可作浴汤。（《别录》）

治伤寒头痛如裂，壮热皮如火燥。和葱煎茶，去头痛。（甄权）

治天行热狂，头风旋，下乳，揩齿益齿。（《大明》）

除胃热肺热，散阴邪，缓脾益气。（李杲）

止阳明经头痛，发热恶寒，日晡潮热，大渴引饮，中暑潮热，牙痛。（元素）

【发明】[元素曰]石膏性寒，味辛而淡，气味俱薄，体重而沉，降也阴也，乃阳明经大寒之药。善治本经头痛牙痛，止消渴、中暑、潮热。然能寒胃，令人不食，非腹有极热者，不宜轻用。

[杲曰]石膏，足阳明药也。故仲景治伤寒阳明证，身热、目痛、鼻干、不得卧。身以前，胃之经也。胸前，肺之室也。邪在阳明，肺受火制，故用辛寒以清肺气，所以有白虎之名。又治三焦皮肤大热，入手少阳也。凡病脉数不退者，宜用之；胃弱者，不可用。

附方

雀目夜昏，百治不效。石膏末每服一钱，猪肝一片薄批，掺药在上缠定，沙瓶煮熟，切食之，一日一服。（《明目方》）

小便卒数，非淋，令人瘦。石膏半斤捣碎，水一斗，煮五升。每服五合。（《肘后方》）

乳汁不下。石膏三两，水二升，煮三沸。三日饮尽妙。（《子母秘录》）

口疮咽痛，上膈有热。寒水石煅三两，朱砂三钱半，脑子半字，为末，掺之。（《三因方》）

热盛喘嗽。石膏二两，甘草炙半两，为末。每服三钱，生姜、蜜调下。（《普济方》）

蓬砂

日华

释名 鹏砂、盆砂。[时珍曰]名义未解。一作硼砂。或云：炼出盆中结成，谓之盆砂，如盆消之义也。

集解 [时珍曰]硼砂生西南番，有黄白二种。西者白如明矾，南者黄如桃胶，皆是炼结成，如硇砂之类。西者柔物去垢，杀五金，与消石同功，与砒石相得也。

【气味】苦、辛，暖，无毒。

【主治】消痰止嗽，破癥结喉痹。（《大明》）

上焦痰热，生津液，去口气，消障翳，除噎膈反胃，积块结瘀肉，阴㿉骨鲠，恶疮及口齿诸病。（时珍）

【发明】[颂曰]今医家用硼砂治咽喉，最为要切。

[宗奭曰]含化咽津，治喉中肿痛，膈上痰热，初觉便治，不能成喉痹，亦缓取效可也。

[时珍曰]硼砂，味甘微咸而气凉，色白而质轻，故能去胸膈上焦之热。《素问》云，热淫于内，治以咸寒，以甘缓之，是也。其性能柔五金而去垢腻，故治噎膈积聚、骨哽结核、恶肉阴㿉用之者，取其柔物也；治痰热、眼目障翳用之者，取其去垢也。洪迈《夷坚志》云：鄱阳汪友良，因食误吞一骨，哽于咽中，百计不下。恍惚梦一朱衣人曰：惟南蓬砂最妙。遂取一块含化咽汁，脱然而失。此软坚之征也。日华言其苦辛暖，误矣。

附方

鼻血不止。硼砂一钱，水服立止。（《集简方》）

咽喉谷贼肿痛。蓬砂、牙消等分为末，蜜和半钱，含咽。（《直指方》）

朴消

释名 消石朴、盐消、皮消。[时珍曰]此物见水即消，又能消化诸物，故谓之消。生于盐卤之地，状似末盐，凡牛马诸皮须此治熟，故今俗有盐消、皮消之称。煎炼入盆，凝结在下，粗朴者为朴消，在上有芒者为芒硝，有牙者为马牙消。

集解 [时珍曰]消有三品：生西蜀者，俗呼川消，最胜；生河东者，俗呼盐消，次之；生河北、青、齐者，俗呼土消。

《本经》

【气味】苦，寒，无毒。

【主治】百病，除寒热邪气，逐六腑积聚，结固留癖。能化七十二种石。炼饵服之，轻身神仙。（《本经》）

胃中食饮热结，破留血闭绝，停痰痞满，推陈致新。（《别录》）

疗热胀，养胃消谷。（皇甫谧）

治腹胀，大小便不通。女子月候不通。（甄权）

通泄五脏百病及症结，治天行热疾，头痛，消肿毒，排脓，润毛发。（《大明》）

《别录》。

【气味】辛、苦，大寒，无毒。

【主治】五脏积聚，久热胃闭，除邪气，破留血，腹中痰实结搏，通经脉，利大小便及月水，破五淋，推陈致新。（《别录》）

下瘰疬黄疸病，时疾壅热，能散恶

血，堕胎。傅漆疮。（甄权）

宋《嘉祐》

【气味】甘，大寒，无毒。

【主治】除五脏积热伏气。（甄权）

末筛点眼赤，去赤肿障翳涩泪痛，亦入点眼药中用。（《大明》）

功同芒硝。（时珍）

【发明】[时珍曰]朴消澄下，消之粗者也，其质重浊。芒硝、牙消结于上，消之精者也，其质清明。故朴消止可施于卤莽之人，及傅涂之药；若汤散服饵，必须芒硝、牙消为佳。张仲景《伤寒论》只用芒硝，不用朴消，正此义也。

附方

骨蒸热病。芒硝末，水服方寸匕，日二，神良。（《千金方》）

食物过饱不消，遂成痞膈。马牙消一两，吴茱萸半斤，煎汁投消，乘热服之。良久未转，更进一服，立效。窦群在常州，此方得效也。（《经验方》）

关格不通，大小便闭，胀欲死，两三日则杀人。芒硝三两，泡汤一升

服，取吐即通。（《百一方》）

食蟹龈肿。朴消傅之，即消。（《普济方》）

小儿鹅口。马牙消擦舌上，日五度。（《简要济众》）

豌豆毒疮未成脓者。猪胆汁和芒硝末涂之。（《梅师》）

一切风疹。水煮芒硝汤拭之。（《梅师》）

漆疮作痒。芒硝汤涂之。（《千金》）

消石

李经上品

释名 芒硝、苦消、焰消、火消、地霜、生消、北帝玄珠。［志曰］以其消化诸石，故名消石。初煎炼时有细芒，而状若朴消，故有芒硝之号。不与朴消及《别录》芒硝同类。

集解 ［时珍曰］生消石，诸卤地皆产之，而河北庆阳诸县及蜀中尤多。秋冬间遍地生白，扫取煎炼而成。货者苟且，多不洁净，须再以水煎化，倾盆中，一夜结成，澄在下者，状如朴消，又名生消，谓炼过生出之消也。结在上者，或有锋芒如芒硝，如有圭棱如马牙消，故消石亦有芒硝、牙消之名，与朴消之芒、牙同称，而水火之性则异也。

【气味】苦，寒，无毒。

【主治】五脏积热，胃胀闭，涤去蓄结饮食，推陈致新，除邪气。炼之如膏，久服轻身。（《本经》）

疗五脏十二经脉中百二十疾，暴伤寒，腹中大热，止烦满消渴，利小便，及瘘蚀疮。天地至神之物，能化七十二种石。（《别录》）

破积散坚，治腹胀，破血，下瘰疬，

泻得根出。（甄权）

含咽，治喉闭。（《大明》）

治伏暑伤冷，霍乱吐利，五种淋疾，女劳黑疸，赤眼，头痛牙痛。（时珍）

【气味】苦，大寒，无毒。

【主治】风热癫痫，小儿惊邪瘛疭，风眩头痛，肺壅耳聋，口疮喉痹咽塞，牙颔肿痛，目赤热痛，多眵泪。（《开宝》）

【发明】［土宿真君曰］消石感海卤之气所产，乃天地至神之物，能寒能热，能滑能涩，能辛能苦，能酸能咸，入地千年，其色不变，七十二石，化而为水，制服草木，柔润五金，制炼八石，虽大丹亦不舍此也。

［时珍曰］土宿所说，乃消石神化之妙。《别录》列于朴消之下，误矣。朴消属水，味咸而气寒，其性下走，不能上升，阴中之阴也。故惟荡涤肠胃积滞，折

治三焦邪火。消石属火,味辛带苦微咸,而气大温,其性上升,水中之火也。故能破积散坚,治诸热病,升散三焦火郁,调和脏腑虚寒。

附方

头痛欲死。消石末吹鼻内,即愈。(《炮炙论》)

重舌鹅口。竹沥同焰消点之。(《普济》)

女劳黑疸,膀胱急,少腹满,身尽黄,额上黑,足下热,因作黑疸。消石、矾石烧等分,为末。以大麦粥汁和服方寸匕,日三。病随大小便去,小便黄,大便黑,是其候也。(《金匮》)

硫黄

本经中品

释名 石硫黄、黄硇砂、黄牙、阳侯、将军。[时珍曰]硫黄秉纯阳火石之精气而结成,性质通流,色赋中黄,故名硫黄。含其猛毒,为七十二石之将,故药品中号为将军。外家谓之阳侯,亦曰黄牙,又曰黄硇砂。

集解 [时珍曰]凡产石硫黄之处,必有温泉,作硫黄气。《庚辛玉册》云:硫黄有二种:石硫黄,生南海琉球山中;土硫黄,生于广南。以嚼之无声者为佳,舶上倭硫黄亦佳。今人用配消石作烽燧烟火,为军中要物。

【修治】[时珍曰]凡用硫黄,入丸散用,须以萝卜剜空,入硫在内,合定,稻糠火煨熟,去其臭气;以紫背浮萍同煮过,消其火毒;以皂荚汤淘之,去其黑浆。一法:打碎,以绢袋盛,用无灰酒煮三伏时用。又消石能化硫为水,以竹筒盛硫埋马粪中一月亦成水,名硫黄液。

【气味】酸,温,有毒。

【主治】妇人阴蚀,疽痔恶血,坚筋骨,除头秃。能化金银铜铁奇物。(《本经》)

疗心腹积聚,邪气冷痛在胁,咳逆上气,脚冷疼弱无力,及鼻衄恶疮,下部䘌疮,止血,杀疥虫。(《别录》)

治妇人血结。(吴普)

下气,治腰肾久冷,除冷风顽痹,寒热。生用治疥癣,炼服主虚损泄精。(甄权)

壮阳道,补筋骨劳损,风劳气,止嗽,杀脏虫邪魅。(《大明》)

长肌肤,益气力,老人风秘,并宜炼服。(李珣)

主虚寒久痢,滑泄霍乱,补命门不足,阳气暴绝,阴毒伤寒,小儿慢惊。(时珍)

【发明】[弘景曰]俗方用治脚弱及痼冷甚效。仙经颇用之,所化奇物,并是黄白术及合丹法。

[颂曰]古方未有服饵硫黄者。《本

经》所用，止于治疮蚀、攻积聚、冷气脚弱等，而近世遂火炼治为常服丸散。观其治炼服食之法，殊无本源，非若乳石之有论议节度。故服之其效虽紧，而其患更速，可不戒之？土硫黄辛热腥臭，止可治疥杀虫，不可服。

[宗奭曰] 今人治下元虚冷，元气将绝，久患寒泄，脾胃虚弱，垂命欲尽，服之无不效。中病当便已，不可尽剂。世人盖知用而为福，而不知其为祸，此物损益兼行故也。如病势危急，可加丸数服，少则不效，仍加附子、干姜、桂。

[好古曰] 如太白丹、来复丹，皆用硫黄佐以消石，至阳佐以至阴，与仲景白通汤佐以人尿、猪胆汁大意相同。所以治内伤生冷、外冒暑热、霍乱诸病，能去格拒之寒，兼有伏阳，不得不尔。如无伏阳，只是阴虚，更不必以阴药佐之，何也？硫黄亦号将军，功能破邪归正，返滞还清，挺出阳精，消阴化魄。

[时珍曰] 硫黄秉纯阳之精，赋大热之性，能补命门真火不足，且其性虽热而疏利大肠，又与躁涩者不同，盖亦救危妙药也。但炼制久服，则有偏胜之害。况服食者，又皆假此纵欲，自速其咎，于药何责焉？按孙升《谈圃》云：硫黄，神仙药也。每岁三伏日饵百粒，去脏腑积滞有验。但硫黄伏生于石下，阳气溶液凝结而就，其性大热，火炼服之，多发背疽。方勺《泊宅编》云：金液丹，乃硫黄炼成，纯阳之物，有痼冷者所宜。今夏至人多服之，反为大患。韩退之作文戒服食，而晚年服硫黄而死，可不戒乎？夏英公有冷病，服硫黄、钟乳，莫之纪极，竟以寿终，此其禀受与人异也。洪迈《夷坚志》云：唐与正亦知医，能以意治疾。吴巡检病不得溲，卧则微通，立则不能涓滴，遍用通利药不效。唐问其平日自制黑锡丹常

服，因悟曰：此必结砂时，硫飞去，铅不死。铅砂入膀胱，卧则偏重，犹可溲；立则正塞水道，故不通。取金液丹三百粒，分为十服，煎瞿麦汤下。铅得硫气则化，累累水道下，病遂愈。硫之化铅，载在经方，苟无通变，岂能臻妙？《类编》云：仁和县一吏，早衰齿落不已。一道人令以生硫黄入猪脏中煮熟捣丸，或入蒸饼丸梧子大，随意服之。饮啖倍常，步履轻捷，年逾九十，犹康健。后醉牛血，遂洞泄如金水，尪悴而死。内医官管范云：猪脏能制硫黄，此用猪脏尤妙。王枢使亦常服之。

附方

硫黄杯。此杯配合造化，调理阴阳，夺天地冲和之气，乃水火既济之方。不冷不热，不缓不急，有延年却老之功，脱胎换骨之妙。大能清上实下，升降阴阳。通九窍，杀九虫，除梦泄，悦容颜，解头风，开胸膈，化痰涎，明耳目，润肌肤，添精髓，蠲疝坠。又治妇人血海枯寒，赤白带下。其法用瓷碗以胡桃擦过，用无砂石硫黄生熔成汁，入明矾少许，则尘垢悉浮，以杖掠去，绵滤过，再入碗熔化，倾入杯内，荡成杯，取出，埋土中一夜，木贼打光用之。欲红入朱砂，欲青则入葡萄，研匀同煮成。每用热酒二杯，清早空心温服，则百病皆除，无出此方也。（《惠民和剂局方》）

阴证伤寒极冷，厥逆烦躁，腹痛无脉，危甚者。舶上硫黄为末，艾汤服三钱，就得睡汗出而愈。（《本事方》）

一切冷气，积块作痛。硫黄、焰消各四两结砂，青皮、陈皮各四两，为末，糊丸梧子大。每空心米饮下三十丸。（《鲍氏方》）

元脏冷泄，腹痛虚极。硫黄一两，黄蜡化丸梧子大。每服五丸，新汲水下。一加青盐二钱，蒸饼和丸，酒下。（《普济方》）

伤暑吐泻。硫黄、滑石等分为末。每服一钱，米饮下，即止。（《救急良方》）

下痢虚寒。硫黄半两，蓖麻仁七个，为末。填脐中，以衣隔，热汤熨之，止乃已。（《仁存方》）

肾虚头痛。《圣惠方》：用硫黄一两，胡粉为末，饭丸梧子大。痛时冷水服五丸，即止。《本事方》：用硫黄末、食盐等分，水调生面糊丸梧子大。每薄荷茶下五丸。《普济方》：用生硫黄六钱，乌药四钱，为末，蒸饼丸梧子大。每服三五丸，食后茶清下。

小儿口疮糜烂。生硫黄水调，涂手心、足心。效即洗去。（《危氏得效方》）

耳卒声闭。硫黄、雄黄等分研末。绵裹塞耳，数日即闻人语也。（《千金方》）

诸疮弩肉，如蛇出数寸。硫黄末一两，肉上薄之，即缩。（《圣惠方》）

痈疽不合。石硫黄粉，以箸蘸插入孔中，以瘥为度。（《外台秘要》）

一切恶疮。真君妙神散：用好硫黄三两，荞麦粉二两，为末，井水和捏作小饼，日干收之。临用细研，新汲水调傅之。痛者即不痛，不痛则即痛而愈。（《坦仙皆效方》）

疥疮有虫。硫黄末，以鸡子煎香油调搽，极效。（《救急良方》）

疠风有虫。硫黄末酒调少许，饮汁。或加大风子油更好。（《直指方》）

女子阴疮。硫黄末傅之，瘥乃止。（《肘后方》）

小儿夜啼。硫黄二钱半，铅丹二两，研匀，瓶固煅过，埋土中七日取出，饭丸黍米大。每服二丸，冷水下。（《普济方》）

阴湿疮疱。硫黄傅之，日三。（《梅师方》）

麦饭石

宋图经

[释名] ［时珍曰］象形。

[集解] ［时珍曰］李迅云：其石大小不等，或如拳，或如鹅卵，或如盏，或如饼，大略状如握聚一团麦饭，有粒点如豆如米，其色黄白。

【气味】 甘，温，无毒。

【主治】 一切痈疽发背。（时珍）

【发明】 ［颂曰］大凡石类多主痈疽。世传麦饭石膏，治发背疮甚效。北齐马嗣明治杨遵彦背疮，取粗黄石如鹅卵大者，猛火烧赤，纳浓醋中，当有屑落醋中，再烧再淬，石至尽，取屑日干捣筛极细末，和醋涂之，立愈。